Promotion

**Die medizinische Doktorarbeit –
von der Themensuche bis zur Dissertation**

Christel Weiß, Axel W. Bauer

4. vollständig überarbeitete Auflage

48 Abbildungen

Georg Thieme Verlag
Stuttgart • New York

Prof. Dr. med. Axel W. **Bauer**
Medizinische Fakultät Mannheim der Universität Heidelberg
Universitätsmedizin Mannheim (UMM)
Fachgebiet Geschichte, Theorie und Ethik der Medizin
Ludolf-Krehl-Str. 7-11
68167 Mannheim
Deutschland

Prof. Dr. sc. hum. Christel **Weiß**
Medizinische Fakultät Mannheim
Abt. für Med. Statistik, Biomathematik und Informationsverarbeitung
Ludolf-Krehl-Str. 13-17
68167 Mannheim
Deutschland

Bibliografische Information der Deutschen Nationalbibliothek
Die Deutsche Nationalbibliothek verzeichnet diese Publikation in der Deutschen Nationalbibliografie; detaillierte bibliografische Daten sind im Internet über http://dnb.d-nb.de abrufbar.

Ihre Meinung ist uns wichtig! Bitte schreiben Sie uns unter
www.thieme.de/service/feedback.html

Wichtiger Hinweis: Wie jede Wissenschaft ist die Medizin ständigen Entwicklungen unterworfen. Forschung und klinische Erfahrung erweitern unsere Erkenntnisse, insbesondere was Behandlung und medikamentöse Therapie anbelangt. Soweit in diesem Werk eine Dosierung oder eine Applikation erwähnt wird, darf der Leser zwar darauf vertrauen, dass Autoren, Herausgeber und Verlag große Sorgfalt darauf verwandt haben, dass diese Angabe **dem Wissensstand bei Fertigstellung des Werkes** entspricht.
Für Angaben über Dosierungsanweisungen und Applikationsformen kann vom Verlag jedoch keine Gewähr übernommen werden. **Jeder Benutzer ist angehalten,** durch sorgfältige Prüfung der Beipackzettel der verwendeten Präparate und gegebenenfalls nach Konsultation eines Spezialisten festzustellen, ob die dort gegebene Empfehlung für Dosierungen oder die Beachtung von Kontraindikationen gegenüber der Angabe in diesem Buch abweicht. Eine solche Prüfung ist besonders wichtig bei selten verwendeten Präparaten oder solchen, die neu auf den Markt gebracht worden sind. **Jede Dosierung oder Applikation erfolgt auf eigene Gefahr des Benutzers.** Autoren und Verlag appellieren an jeden Benutzer, ihm etwa auffallende Ungenauigkeiten dem Verlag mitzuteilen.
Geschützte Warennamen (Warenzeichen ®) werden nicht immer besonders kenntlich gemacht. Aus dem Fehlen eines solchen Hinweises kann also nicht geschlossen werden, dass es sich um einen freien Warennamen handelt.

© 2001, 2015 Georg Thieme Verlag KG
Rüdigerstr. 14
70469 Stuttgart
Deutschland
www.thieme.de

Printed in Germany

Zeichnungen: Christine Lackner, Ittlingen
Umschlaggestaltung: Thieme Verlagsgruppe
Umschlagsfoto: © Daniel M Ernst – Shutterstock.com
Umschlagsgrafik: Martina Berge, Stadtbergen
Satz: Druckhaus Götz GmbH, Ludwigsburg
Druck: AZ Druck und Datentechnik GmbH, Kempten

ISBN 978-3-13-127214-0   1 2 3 4 5 6

Auch erhältlich als E-Book:
eISBN (PDF) 978-3-13-152804-9
eISBN (epub) 978-3-13-169214-6

Das Werk, einschließlich aller seiner Teile, ist urheberrechtlich geschützt. Jede Verwendung außerhalb der engen Grenzen des Urheberrechtsgesetzes ist ohne Zustimmung des Verlages unzulässig und strafbar. Das gilt insbesondere für Vervielfältigungen, Übersetzungen, Mikroverfilmungen oder die Einspeicherung und Verarbeitung in elektronischen Systemen.

Vorwort zur 4. Auflage

Wir freuen uns, die 4. Auflage unseres Promotionsratgebers vorlegen zu können. Diese Auflage wurde in allen Kapiteln grundlegend überarbeitet und aktualisiert.

Dieses Buch ist kein medizinisches oder wissenschaftstheoretisches Lehrbuch, das spezielles Fachwissen vermittelt. Es ist auch keine Anleitung, die Sie zu einem perfekten Autor wissenschaftlicher Texte macht. Es soll Ihnen vielmehr mit konkreten Hinweisen und praktischen Tipps beim Erstellen Ihrer Dissertation behilflich sein und dazu beitragen, dass Ihnen diese Arbeit Spaß macht und in angemessener Zeit erfolgreich abgeschlossen werden kann.

Die Basis für dieses Buch bilden die Erfahrungen, die wir während unserer Tätigkeit an der Medizinischen Fakultät Mannheim der Universität Heidelberg gesammelt haben. Wir haben zahlreiche Studenten in Medizinischer Statistik bzw. in Geschichte, Theorie und Ethik der Medizin unterrichtet und vielen von ihnen beim Erstellen ihrer Doktorarbeit geholfen, nicht zuletzt im Rahmen eines gemeinsam abgehaltenen Proseminars mit dem Titel „Die medizinische Promotion: Themensuche, Arbeitsplanung, Textgestaltung", das uns ursprünglich die Anregung zu diesem Buch gab.

In der Regel beginnt ein Student seine Dissertation mit sehr viel Enthusiasmus und merkt dann irgendwann, dass er (oder sie)* alleine nicht mehr weiterkommt. Es gibt einige typische Situationen: Der Doktorand verfügt über eine Fülle unterschiedlichster Daten und weiß nicht, wie er sie analysieren soll. Er findet sich in der Literatur nicht zurecht, weil diese unübersehbar scheint. Er ist bei einer klinischen Studie auf die Beobachtung von Patienten angewiesen, wird aber über wichtige Untersuchungen nicht informiert. Er müsste Laborwerte messen und hat dazu keine Möglichkeit. Messgeräte funktionieren nicht oder sind nicht vorhanden. Kompetentes Personal ist nicht verfügbar oder nicht hilfsbereit. Der Statistiker ist der Meinung, dass die Bedingungen für die Datenanalyse nicht erfüllt sind, fühlt sich für dieses Problem aber nicht zuständig. Derweil erwartet der Betreuer Ergebnisse und verweist gerne darauf, dass der Doktorand selbstständig arbeiten müsse. Schließlich merkt er beim Schreiben, dass sich dies bei Weitem schwieriger gestaltet, als er sich das ursprünglich vorgestellt hat.

Oft hat der Doktorand neben der Dissertation noch andere zeitraubende Verpflichtungen – sei es aufgrund des Studiums, des Berufs oder der familiären Situation. Meist (aber keineswegs immer!) wird die Arbeit irgendwie beendet – der Doktorand und der Betreuer sind dann zwar erleichtert; ihre Erwartungen sind jedoch keineswegs immer erfüllt.

Es ist das Ziel dieses Buches, Ihnen über solche Stolpersteine hinwegzuhelfen. Die Lektüre sei auch Ihren Betreuern empfohlen! Schließlich profitieren alle Beteiligten davon, wenn eine Dissertation erfolgreich abgeschlossen, eventuell sogar veröffentlicht wird und die medizinische Wissenschaft ein wenig voranbringt.

Zahlreiche Doktoranden der Universitätsmedizin Mannheim haben zum Gelingen dieses Buches beigetragen, indem sie uns ihre vielfältigen Erfahrungen – positiver und negativer Art – zukommen ließen. Dozenten aus diversen Fachgebieten schilderten die Dinge aus ihrer Sicht. Ihnen allen sei ganz herzlich gedankt! Wir waren somit in der Lage, die Problematik aus unterschiedlichen Positionen zu betrachten und zu bewerten.

Besonders hilfreich sind in diesem Zusammenhang die Erlebnisse jener Studenten, die eine Doktorarbeit begonnen hatten und nach langer Zeit zu der bitteren Erkenntnis gelangten, dass die ganze Mühe niemals zum erhofften Ziel führen würde. Es möge Ihnen ein kleiner Trost sein, dass sich ihre leidvollen Erfahrungen im Nachhinein doch noch als nützlich erweisen (wenn auch auf ganz andere Weise, als sie ehemals gedacht hatten) und hoffentlich dazu beitragen, Kommilitonen vor ähnlichen Enttäuschungen zu bewahren.

Die Rückmeldungen zu den ersten drei Auflagen haben auch gezeigt, dass unser Buch nicht nur Doktoranden der Medizin anspricht, sondern darüber hinaus auch Leser findet, die ihre Promotion noch gar nicht begonnen oder diese bereits abgeschlossen haben. Es eignet sich also nicht nur als Ratgeber für promotionswillige Studierende, sondern zugleich als Nachschlagewerk für Ärzte und an der Medizin Interessierte, die sich einen kompakten und kompetenten Einblick in die wissenschaftlichen Grundlagen des Faches, in medizinische Studiendesigns sowie in statistische Analysemethoden verschaffen möchten. Die 10 Kapitel sind aufeinander abgestimmt und enthalten ent-

---

* Übrigens: Bezeichnungen wie „Doktorand", „Betreuer" oder „Arzt" werden in diesem Buch geschlechtsneutral verwendet. In jedem Fall kann damit eine Dame oder ein Herr gemeint sein. Das ausdrückliche Formulieren jeweils beider Bezeichnungen (etwa der Doktorand und die Doktorandin) ist in der deutschen Sprache unschön, in anderen Sprachen unüblich und wird daher in diesem Buch nicht verwendet.

Vorwort zur 4. Auflage

sprechende Querverweise, sie können jedoch auch einzeln durchgearbeitet werden.

Wir bedanken uns bei unserem Kollegen Herrn Dipl.-Bibl. (FH) Volker Braun, der uns bei der Aktualisierung des Kapitels 6 mit sehr wertvollen Hinweisen zur Seite stand. Danken möchten wir auch Frau Dr. Bettina Horn-Zölch vom Thieme Verlag für ihre große Geduld und die hervorragende Zusammenarbeit.

Anregungen und Verbesserungsvorschläge sind uns auch weiterhin sehr willkommen.

Mannheim, im Frühjahr 2015

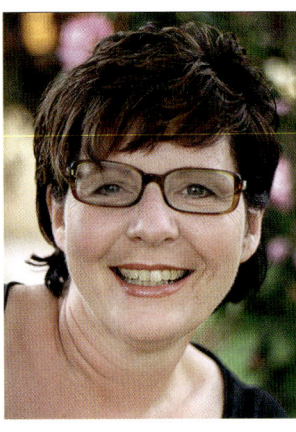

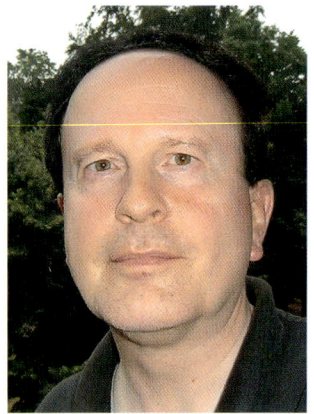

Geleitwort zur 4. Auflage

Viele Medizinstudierende möchten ihre Ausbildung mit einer Promotion abrunden. Etwa zwei Drittel der angehenden Ärztinnen und Ärzte verfolgen dieses Ziel. Da die meisten Medizinstudierenden ihre Dissertation schon während des Studiums beginnen und – falls möglich – auch abschließen wollen, stellt die wissenschaftliche Arbeit in der medizinischen Forschung eine ganz besondere Herausforderung dar. Im Medizinstudium selbst werden systematische Vorgehensweise, Versuchsplanung und ergebnisorientierte Datenauswertung sowie weitere Besonderheiten des wissenschaftlichen Arbeitens nur am Rande thematisiert. Damit erfordert die Promotionsarbeit sehr viel Eigeninitiative der Studierenden. Mit der Planung und Durchführung eines geeigneten Projekts und dem anschließenden Verfassen einer wissenschaftlichen Arbeit liegt die Latte für promotionswillige Studierende hoch. Doktorarbeiten werden oft mit großem Eifer und Enthusiasmus begonnen, der Studierende realisiert dann aber nach einiger Zeit, dass die Anforderungen im Studium und eine anspruchsvolle Arbeit, zum Beispiel in einem Forschungslabor, nicht einfach unter einen Hut zu bringen sind. Steigende formale Anforderungen, wie sie etwa im neuen Landeshochschulgesetz des Landes Baden-Württemberg verankert sind, kommen erschwerend hinzu. Um Frust und Enttäuschung und schlussendlich den Abbruch des Promotionsvorhabens zu vermeiden, sollte der Studierende das Promotionsthema entsprechend seinen Neigungen sorgfältig auswählen, das Vorhaben gezielt planen und eventuell auch ein zusätzliches Semester dafür vorsehen.

Dieser nun schon in der 4. Auflage erscheinende Leitfaden möchte den Doktoranden eine kompetente Hilfestellung geben, ihre Arbeit systematisch zu planen und durchzuführen. Den beiden Autoren ist es gelungen, wesentliche Aspekte der medizinischen Promotion zu beleuchten. Dieses Buch regt dazu an, sich für wissenschaftliches Arbeiten zu interessieren. Es erleichtert, ein geeignetes Promotionsthema zu finden und das Vorhaben erfolgreich zu Ende zu bringen.

Mein Dank gilt den Verfassern für die gelungene Zusammenstellung. Allen, die ihre Dissertation mit diesem Kompendium vorbereiten, wünsche ich viel Erfolg.

Mannheim, im Mai 2015
Prof. Dr. Thomas Wieland
Vorsitzender des Promotionsausschusses der Medizinischen Fakultät Mannheim

Inhaltsverzeichnis

1 Überlegungen vor der Promotion 14

1.1 Die Motivation zur Promotion .. 14

1.1.1 Lohnt sich eine Promotion? 14
1.1.2 Oder soll man's bleiben lassen? ... 15
1.1.3 Die Promotion ist eine Erfahrung fürs Leben! 16

1.2 Einige Formalitäten 17

1.2.1 Voraussetzungen 17
1.2.2 Für ehrgeizige Kandidaten: Das Bewertungssystem 17
1.2.3 Die günstigste Zeit für den Beginn . 18

2 Die Themensuche 21

2.1 Wichtig: Die Beurteilung der eigenen Person 21

2.2 Ein passendes Thema – wie finde ich das? 22

2.3 Für jeden etwas: Wählen Sie! ... 23

2.3.1 Beliebt: klinisch-retrospektive Arbeiten 23
2.3.2 Praxisbezogen: klinisch-prospektive Arbeiten 24
2.3.3 Aufschlussreich: epidemiologische Arbeiten 24
2.3.4 Anspruchsvoll: experimentelle Arbeiten 25
2.3.5 Außergewöhnlich: Literaturarbeiten 26
2.3.6 Weiteres 26

2.4 Der Doktorand und sein Betreuer 27

2.4.1 Bei wem und wo kann man promovieren? 27
2.4.2 Promotion an einer anderen Universität 27
2.4.3 Der ideale Betreuer 28
2.4.4 Der ideale Doktorand 29

2.5 Das erste Gespräch mit dem Betreuer 29

2.5.1 Bereiten Sie sich vor! 29
2.5.2 Stellen Sie präzise Fragen! 30
2.5.3 Ziehen Sie ein Resümee! 32

2.6 Wie kommt man an ein Stipendium? 33

2.7 Thema gefunden – jetzt geht's los! 34

3 Wissenschaftstheoretische Grundlagen 37

3.1 Die Wissenschaft und ihre Komponenten 37

3.1.1 Was ist eine Wissenschaft? 37
3.1.2 Gegenstände der medizinischen Wissenschaft 39
3.1.3 Methoden der medizinischen Wissenschaft 39

3.2 Was ist Wissenschaftlichkeit? Die Einstellung prägt den Wissenschaftler 40

3.3 Logische Schlüsse in der Wissenschaft oder: Alle Kater sind schwarz 40

3.3.1 Wissenschaftliche Verfahren 40
3.3.2 Deduktion 40
3.3.3 Induktion 41
3.3.4 Abduktion 41

3.4	**Hypothesenbildung**	41	3.6	**Hempels Rabe oder Münchhausens Zopf: Wann habe ich meine Hypothese ausreichend bestätigt?**	44
3.4.1	Der Forscher wird kreativ	41			
3.5	**Hypothesenprüfung: Von der cleveren Idee zum empirischen Beleg.**	42	3.6.1	Bestätigung durch positive Einzelfälle	44
			3.6.2	Bestätigung durch die Bayes-Analyse	45
			3.6.3	Bestätigung nach dem Münchhausen-Prinzip	45
			3.7	**Vom Schluss zum Trugschluss: Vorsicht vor der Lieblingshypothese!**	46

4 Ein Exkurs in die medizinische Forschung 49

4.1	**Die Methodik in der medizinischen Forschung**	49	4.3.7	Prognosestudien	59
			4.4	**Das A & O: eine ordentliche Versuchsplanung**	59
4.1.1	Historische Betrachtungen.	49			
4.1.2	Die Phasen einer Studie	50			
4.1.3	Beispiel: Die Untersuchungen von Semmelweis.	51	4.4.1	Bestandteile der Versuchsplanung .	59
			4.4.2	Das Studienprotokoll	60
4.2	**Unterschiedliche Studientypen.** . .	52	4.5	**Der Umgang mit dem Versuchsfehler**	61
4.2.1	Kriterien zur Kategorisierung	52			
4.2.2	Retrospektive Studien.	52	4.5.1	Vermeiden Sie systematische Fehler!.	61
4.2.3	Prospektive Studien	53	4.5.2	Minimieren Sie zufällige Fehler! . . .	62
4.3	**Spezielle Studien.**	53	4.6	**Die Aufgaben der Ethikkommission**	62
4.3.1	Fallberichte und Fallserien.	53			
4.3.2	Fall-Kontroll-Studien	53			
4.3.3	Kohortenstudien	54	4.7	**Einige Bemerkungen zu Tierversuchen**	63
4.3.4	Kontrollierte klinische Therapiestudien	55			
4.3.5	Cross-over-Studien	58	4.7.1	Formale Voraussetzungen	63
4.3.6	Diagnosestudien	58	4.7.2	Die Beteiligung eines Doktoranden	64

5 Die statistische Analyse – ein Kapitel für sich 66

5.1	**Wozu benötigt man Statistik?** . .	66	5.2	**Am Anfang stehen die Daten – Schnellkurs in deskriptiver Statistik**	67
5.1.1	Die Bedeutung der Statistik für die Medizin.	66			
5.1.2	Anwendungen in Studium und Beruf	66	5.2.1	Grundgesamtheit, Stichproben und Merkmale.	67
5.1.3	Die Methoden der Statistik	66	5.2.2	Etwas fürs Auge: grafische Darstellungen.	68

5.2.3	Die Charakterisierung eines einzelnen Merkmals	70
5.2.4	Die Beschreibung eines Zusammenhangs	72
5.3	**Der Schluss über die Stichprobe hinaus – Schnellkurs in induktiver Statistik**.	**73**
5.3.1	Grundlagen eines statistischen Tests	73
5.3.2	Standardtests, die (fast) jeder kennt	75
5.3.3	Das Problem des multiplen Testens	76
5.3.4	Multivariable Analysemethoden . .	77
	Wozu dienen multivariable Verfahren und wie lassen sich deren Ergebnisse sinnvoll interpretieren?.	78
5.3.5	Konfidenzintervalle	78
5.3.6	Auf die Interpretation kommt's an!	79
5.4	**Die Zusammenarbeit mit dem Biometriker**	**80**
5.4.1	Konflikte und deren Ursachen	80
5.4.2	Wie findet man einen kompetenten Berater?	80
5.4.3	Was ist beim ersten Gespräch zu klären?	81
5.4.4	Spezielle Problematiken	82
	Retrospektive Studien.	82
	Prospektive Studien	83
5.4.5	Die Wahl eines Statistikprogramms	83

6 Ein wesentlicher Teil: das Literaturstudium. 86

6.1	**Literatur zum Einstieg**	**86**
6.2	**Die Dienste einer modernen Bibliothek**.	**86**
6.2.1	Allgemeine Einrichtungen.	86
6.2.2	Einstieg in die Benutzung der Bibliothek.	87
6.2.3	Auf der Suche nach einer Monografie	88
6.2.4	Auf der Suche nach einem Paper . .	89
6.2.5	Fernleihen und Lieferdienste	90
6.3	**Recherchieren, lesen und ordnen**.	**91**
6.3.1	Klassisch recherchieren	91
6.3.2	Online recherchieren	92
6.3.3	Tipps für das Lesen von Papers. . . .	94
6.3.4	Wie trennt man die Spreu vom Weizen?.	95
6.3.5	Die persönliche Literaturdatenbank	96
6.4	**Weitere Dienste des Internets** . .	**97**

7 Die Hauptsache: das Schreiben. 100

7.1	**Bereiten Sie sich vor!**.	**100**
7.2	**Das Gelbe vom Ei: der Inhalt der Arbeit**.	**101**
7.2.1	Am Anfang steht das Titelblatt	101
7.2.2	Das Inhaltsverzeichnis	102
7.2.3	Einleitung	103
7.2.4	Material und Methoden.	103
7.2.5	Ergebnisse	105
7.2.6	Dazwischen: Abbildungen und Tabellen	106
7.2.7	Diskussion	106
7.2.8	Zusammenfassung	108
7.2.9	Literaturverzeichnis	109
7.2.10	Der Lebenslauf	110
7.2.11	Ganz am Ende: die Danksagung . . .	111
7.3	**Ein Hoch auf die Technik: der Computer**	**111**
7.3.1	Hardware und Software.	111
7.3.2	Tipps für das Arbeiten am Computer.	112
7.4	**Ein paar formale Dinge**.	**113**
7.4.1	Hinweise zur Rechtschreibung	113
7.4.2	Die Gestaltung der Arbeit	114
7.4.3	Tipps zum Schreiben	114
7.4.4	Worauf Sie sonst noch achten sollten.	115

8 Stolpersteine – und wie man sie umgeht ... 118

8.1 Einige Bemerkungen vorab ... 118
- 8.1.1 Vermeiden Sie Probleme im Vorfeld! ... 118
- 8.1.2 Wägen Sie Risiken ab! ... 118
- 8.1.3 Das erste Resümee ... 119
- 8.1.4 Ihr Status als Doktorand ... 119

8.2 Zwischenmenschliche Probleme ... 119
- 8.2.1 Uninteressierte Betreuer ... 119
- 8.2.2 Unkooperative Mitarbeiter ... 121
- 8.2.3 Konkurrierende Doktoranden ... 122
- 8.2.4 Der Betreuer verlässt die Universität ... 122

8.3 Schwierigkeiten beim Schreiben ... 123
- 8.3.1 Allgemeine Hinweise ... 123
- 8.3.2 Das Überwinden von Schreibblockaden ... 124

8.4 Die Zeit läuft davon ... 125
- 8.4.1 Ursachen ... 125
- 8.4.2 Folgen ... 126
- 8.4.3 Gegenmaßnahmen ... 127

8.5 Zu guter Letzt noch ein paar Tipps ... 129

9 Ende gut – alles gut ... 132

9.1 Der Ablauf des Promotionsverfahrens ... 132
- 9.1.1 Die offizielle Abgabe der Dissertation ... 132
- 9.1.2 Ausdruck und Vervielfältigung ... 133
- 9.1.3 Die mündliche Prüfung ... 134
  - Vorstellung der Dissertation mittels Kurzvortrag ... 134
  - Einige Bemerkungen zu den Prüfungsfächern ... 135
  - Die Note ... 135
- 9.1.4 Die Bewertung ... 136

9.2 Die Veröffentlichung der Dissertation ... 137

10 Beispiele von Doktorarbeiten ... 140

10.1 Allgemeines ... 140

10.2 Erfahrungsberichte ... 140
- 10.2.1 Klinisch-retrospektive Arbeit in der Chirurgie ... 140
- 10.2.2 Klinisch-retrospektive Arbeit in der Dermatologie ... 141
- 10.2.3 Klinisch-prospektive Arbeit in der Notfallmedizin ... 142
- 10.2.4 Klinisch-prospektive Arbeit in der Anästhesiologie ... 143
- 10.2.5 Klinisch-prospektive Arbeit in der Anästhesiologie ... 144
- 10.2.6 Klinisch-prospektive Arbeit in der Gynäkologie ... 145
- 10.2.7 Therapiestudie in der Anästhesiologie ... 146
- 10.2.8 Diagnostische Studie in der Gerontopsychiatrie ... 147
- 10.2.9 Epidemiologische Arbeit in der Inneren Medizin ... 148
- 10.2.10 Experimentelle Arbeit in der Pathologie ... 150
- 10.2.11 Tierexperimentelle Arbeit ... 151
- 10.2.12 Literaturarbeit im Fach Geschichte der Medizin ... 153
- 10.2.13 Literaturarbeit im Fach Medizinische Ethik ... 154
- 10.2.14 Literaturarbeit im Fach Klinische Ökonomik ... 155
- 10.2.15 Epidemiologisch-prospektive Arbeit am Institut für Public Health ... 156
- 10.2.16 Fragebogenstudie im Fach Allgemeinmedizin ... 157

11	**Anhang**				160
11.1	**Literaturverzeichnis**	160	11.2.2	Literaturdienste	160
			11.2.3	Software	160
11.2	**Internet-Adressen**	160	11.2.4	Suchmaschinen	160
			11.2.5	Verlage	160
11.2.1	Angebote und Informationen zu Doktorarbeiten	160	11.2.6	Sonstige Informationen	160

Sachverzeichnis 161

Kapitel 1

Überlegungen vor der Promotion

1.1	Die Motivation zur Promotion	14
1.2	Einige Formalitäten	17

1 Überlegungen vor der Promotion

1.1 Die Motivation zur Promotion

Auch eine Reise von tausend Meilen beginnt mit einem Schritt.
(Laotse, Philosoph, 6. Jahrhundert v. Chr.)

1.1.1 Lohnt sich eine Promotion?

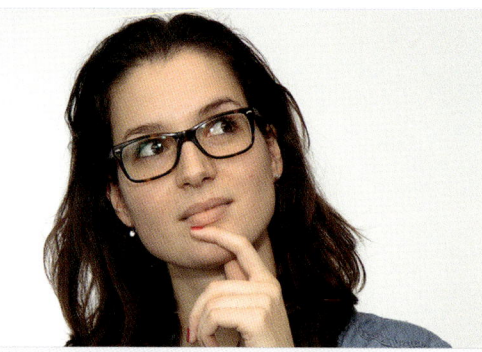

Abb. 1.1 Promotion ja oder nein?
(© Kirsten Oborny/Thieme Verlagsgruppe)

In der Medizin gehört der **Doktorgrad** wesentlich stärker als in jedem anderen Studienfach zum Berufsbild eines Hochschulabsolventen dazu. Korrekt bezeichnet der „Dr." einen akademischen *Grad*, keinen Titel, auch wenn der Begriff „Doktortitel" umgangssprachlich häufig verwendet wird. Derzeit sind nahezu 80 % aller Mediziner promoviert. Offenbar legen sowohl die Ärzte selbst als auch die Gesellschaft, in der sie leben und arbeiten, immer noch großen Wert auf diesen akademischen Grad.

Dennoch ist eine Promotion in der Medizin keineswegs selbstverständlich. Schließlich müssen die Doktoranden neben ihrem Studium oder ihrem Beruf in der Regel sehr viel Zeit und Mühe investieren, um den begehrten Grad eines „Dr. med." oder „Dr. med. dent." zu erwerben. Vor diesem Hintergrund darf sehr wohl gefragt werden: Lohnt sich die Promotion wirklich – oder geht es dabei nur um einen „Titel", auf den man ebenso gut verzichten kann? Gibt es darüber hinaus irgendeinen erkennbaren Nutzen, der die damit verbundenen Strapazen rechtfertigt? Die Antwort ist eindeutig:

Ja, die Promotion ist der Mühe wert, und zwar aus mehreren Gründen.

Für Sie als Doktoranden bedeutet die Promotion einen **Erkenntnisgewinn** in vielfacher Hinsicht.

- Sie müssen nachweisen, dass Sie in der Lage sind, eine **wissenschaftliche Fragestellung** selbstständig zu bearbeiten. Dadurch gewinnen Sie Einblicke in die medizinische Forschung, die Ihnen anderweitig kaum möglich wären. Sie erkennen, wie schwierig und mühsam es ist, zu neuen wissenschaftlichen Erkenntnissen zu gelangen. Aufgrund dieser Erfahrungen werden Sie in Ihrem späteren Beruf neu entwickelte Methoden ganz anders beurteilen als jene Kolleginnen und Kollegen, die niemals in ein Forschungsvorhaben involviert waren. Darüber hinaus lernen Sie **systematisch zu arbeiten**, üben sich im **Schreiben wissenschaftlicher Texte**, in **Literaturrecherche** und trainieren ggf. das **Arbeiten im Team**.
- Außerdem haben Sie die Möglichkeit, eine Klinik oder ein Institut sowie dessen Mitarbeiter, Arbeitsmethoden und Einrichtungen von Grund auf kennenzulernen. Dies kann Ihnen später bei der Entscheidung für ein berufliches Spezialgebiet hilfreich sein. Insofern dient die Promotion auch der **Berufsfelderkundung**. Für Studenten, die eine akademische Karriere anstreben (dazu gehört in der Regel die Habilitation), ist die Promotion die Basis für den beruflichen Werdegang und damit eine unabdingbare Voraussetzung.
- Ferner ist die Promotion bei **Bewerbungen** auf eine berufliche Position innerhalb wie außerhalb der Klinik und bei der Facharztweiterbildung hilfreich. Auch Chefärzte legen Wert auf den Doktorgrad, und zwar nicht nur wegen des Renommees ihrer Klinik und auch nicht unbedingt deshalb, weil der Bewerber detaillierte Kenntnisse in einem kleinen Spezialgebiet erworben hat. Ein promovierter Kandidat hat bewiesen, dass er mit Schwierigkeiten umgehen kann und dass er bereit ist, hart zu arbeiten. Auf diese Eigenschaften legen Chefs oft ganz besonderen Wert.
- Auch die **Erwartungshaltung der Patienten** ist von Bedeutung. Obwohl der Beruf des Arztes längst nicht mehr von dem Nimbus umgeben ist wie in vergangenen Zeiten und obwohl die meisten Patienten wesentlich aufgeklärter sind als früher, wird ein Arzt im Volksmund immer noch

gerne als „Herr Doktor" oder „Frau Doktor" bezeichnet. Dies ist historisch bedingt: Bereits seit dem 17. Jahrhundert ist in Deutschland der Doktor das Synonym für einen Arzt.
Tatsächlich sind in Deutschland etwa zwei Drittel aller promovierten Akademiker Ärzte. Diese Anrede scheint auch heute noch vielen Patienten und deren Angehörigen Respekt einzuflößen. Die wenigsten Patienten wissen, dass der Doktorgrad nicht viel über die klinische Qualifikation eines Arztes besagt – für die meisten ist ein Arzt ohne „Dr. med." auf dem Namens- oder Praxisschild kein „richtiger Doktor". Vielleicht belächeln Sie diese Einstellung, aber es scheint tatsächlich so zu sein, dass ein Doktorgrad vertrauensbildend wirken kann.
- Zudem finden in letzter Zeit zunehmend mehr Mediziner ihr **Betätigungsfeld** im **nicht kurativen** Bereich: also beispielsweise in der Pharmazeutischen Industrie, im Bibliothekswesen, bei einem Verlag, einer Versicherung oder im Verkauf, sei es als Journalist, als Manager oder als Unternehmensberater. In diesen Branchen wird mittlerweile der Doktorgrad bei Akademikern fast immer erwartet – bei Juristen, bei Naturwissenschaftlern und erst recht bei Medizinern. Ohne ein Dr. vor dem Namen ist man hier nahezu chancenlos.

> **Merke**
>
> Die Promotion wird Ihnen in jedem Fall von Nutzen sein – unabhängig davon, welchen beruflichen Werdegang Sie einschlagen. Jede Doktorarbeit behandelt eine neue Fragestellung, und jeder Doktorand darf zu Recht für sich in Anspruch nehmen, dass er ein klein wenig zum Fortschritt in der Medizin beigetragen hat.

1.1.2 Oder soll man's bleiben lassen?

Trotz der oben genannten Argumente, die *für* eine Promotion sprechen, gibt es Studierende, die den Sinn einer Promotion infrage stellen. Zwar bekunden die meisten Studierenden zu Beginn ihres Studiums, dass sie eine Promotion anstreben. Eine Minderheit ist sich jedoch unsicher, ob sie ein solches Wagnis eingehen soll oder lehnt dies ab.
Einige Studierende zweifeln daran, ob sie überhaupt in der Lage sind, eine Dissertation zu verfassen. Und das ist auch nicht so verwunderlich, da das Medizinstudium sehr verschult ist. Die Fähigkeit, selbstständig wissenschaftlich zu arbeiten, wird im Rahmen des Medizinstudiums daher kaum vermittelt. Deshalb trauen sich einige Studierende eine Promotion neben dem Studium, mit allem was dazugehört, einfach nicht zu – angefangen von den oft zeitraubenden Untersuchungen oder Aktendurchsichten über das Besorgen und Lesen von Fachartikeln (die meisten davon in englischer Sprache), die Datenanalyse bis hin zum Schreiben der Arbeit.

▶ **Weitere Einwände.** Es gibt weitere Einwände gegen die Promotion, die nicht von der Hand zu weisen sind:
- Sie ist kein Bestandteil des Studiums,
- sie ist keine Voraussetzung für die Approbation,
- sie ist nicht unbedingt notwendig für die berufliche Weiterentwicklung (abgesehen von den Kandidaten, die sich habilitieren möchten), und
- Honorare der gesetzlichen und privaten Krankenversicherungen werden aufgrund des Doktorgrades nicht höher.

Zudem sind einige Studenten der Meinung, dass das „Getue" um diesen „Titel" und den damit verbundenen höheren Sozialstatus lächerlich sei. Andere haben die Frustrationen von Kommilitonen miterlebt, die an einen schlechten Betreuer geraten waren und nach Jahren erfolglos die Promotionsarbeit abbrechen mussten.
Nach einigen wissenschaftlichen Skandalen in der jüngeren Vergangenheit, die zur Aberkennung des Doktorgrades (nicht nur) bei Prominenten führten, drängen sich fast zwangsläufig Fragen wie diese auf:
- Ist die Dissertation eher ein Risiko mit ungewissem Ausgang als eine sinnvolle Beschäftigung?
- Könnte man die Zeit, die neben dem Studium verbleibt, vielleicht effizienter nutzen, beispielsweise für Praktika oder für einen zusätzlichen Masterstudiengang?

> **Merke**
>
> Eine Promotion ist für den Studierenden in aller Regel **gewinnbringend**, wenn er ein geeignetes Thema und einen kompetenten Betreuer hat. Man muss die Sache allerdings richtig angehen (und sollte dazu dieses Buch lesen ...).

Wer auf den Doktorgrad bewusst verzichtet, sollte sich darüber im Klaren sein, dass er seine Chancen im Berufsleben möglicherweise drastisch reduziert. Das sollten auch diejenigen Studierenden bedenken, die später ein vermeintlich sicheres Auskommen (z. B. durch eine Praxisübernahme) haben. Auch sie werden bis zum Ende ihrer Ausbildung auf das Wohlwollen ihrer Chefs und später auf das ihrer Patienten angewiesen sein, die – wie oben schon erläutert – oft erheblichen Wert auf einen Doktorgrad legen.

Nach unseren Erfahrungen bereuen die meisten nicht promovierten Ärzte dieses „Versäumnis" irgendwann und versuchen dann, die Promotion nachzuholen. Theoretisch ist dies zwar möglich; praktisch ist es aber für einen berufstätigen Arzt, der den Kontakt zur Universität fast verloren hat, aus organisatorischen und zeitlichen Gründen wesentlich schwieriger als für Studierende im klinischen Studienabschnitt.

Die genannten Aspekte sollten Ihren Ehrgeiz anstacheln, das Promotionsprojekt frühzeitig in Angriff zu nehmen. Der chinesische Philosoph Laotse erkannte schon vor 2500 Jahren:

„Nur wer den ersten Schritt wagt, kann das große Ziel erreichen."

1.1.3 Die Promotion ist eine Erfahrung fürs Leben!

▶ **Vorteile einer Promotion.** Bei Ihrer Entscheidung sollten Sie nicht nur die unmittelbaren Vorteile im Auge haben, die sich aufgrund des Titels und der besseren beruflichen Chancen ergeben. Die Promotion ist eine **Herausforderung** und eine Erfahrung fürs Leben!

Sie haben beim Erstellen Ihrer Dissertation eine Menge Dinge zu lernen, mit denen Sie wahrscheinlich vorher nie etwas zu tun hatten:
- Sie müssen **Literaturrecherchen** durchführen sowie **Fachartikel lesen** und kritisch bewerten.
- Sie sollten mit einem **Textverarbeitungsprogramm** und evtl. mit Statistik- oder Grafiksoftware umgehen können, **Daten analysieren**, **Ergebnisse interpretieren** und Ähnliches mehr.
- Eventuell ist es auch erforderlich, sich mit **speziellen Untersuchungs- oder Arbeitsmethoden** vertraut zu machen.
- Schließlich müssen Sie die **Dissertation schreiben**, das heißt, Ihre Gedanken ordnen, die verwendeten Methoden beschreiben, die Ergebnisse sinnvoll zusammenstellen und diskutieren.

Diese Techniken haben teilweise mit Medizin nicht viel zu tun, und ihr Erlernen kostet Zeit. Aber es macht sich auf Dauer bezahlt! Bedenken Sie: Jeder Arzt muss Fachartikel lesen, Literaturrecherchen durchführen und bereit sein, sich neue Untersuchungstechniken anzueignen. Viele Ärzte in den unterschiedlichsten Branchen müssen Texte verfassen – seien es Arztbriefe, Gutachten, Fachartikel oder Kongressbeiträge. Dabei werden Ihnen die Erfahrungen der Promotion von großem Nutzen sein.

▶ **Weitere Vorteile: Kontakte & Co.** Ein weiterer positiver Aspekt sind die **Kontakte**, die Sie während der Promotion knüpfen. Wenn Sie Ihre Dissertation in einer Klinik oder einem Institut anfertigen, müssen Sie mit Mitarbeitern aus unterschiedlichen Bereichen zusammenarbeiten. Dass dies nicht immer reibungslos verläuft, versteht sich von selbst. Sie lernen dabei aber mit **Konflikten** umzugehen, und Sie begreifen, dass Sie auf die Unterstützung anderer Menschen angewiesen sind. Nebenbei müssen Sie versuchen, Ihre Zeit effizient einzuteilen. All diese Erfahrungen sind für das spätere Berufsleben von unschätzbarem Wert.

Darüber hinaus haben Sie eventuell die Möglichkeit, an **Kongressen** teilzunehmen. Möglicherweise können Sie dort ein Poster präsentieren oder sogar selbst einen Vortrag halten. Damit wagen Sie erste Schritte in die „große weite Welt" – eine Option, die sich Ihnen sonst kaum bieten würde. Vielleicht lernen Sie auch die eine oder andere Koryphäe kennen und stellen verwundert fest: Der ist ja auch nur ein Mensch! Sie können sich (bei öffentlichen Veranstaltungen oder abends in gemütlicher Runde) an Diskussionen beteiligen und werden dadurch selbstbewusster und sicherer im Auftreten. Oft ergeben sich aus derlei Kontakten echte Freundschaften oder unerwartete berufliche Chancen. Vielleicht finden Sie durch die Promotion auch eine Stelle oder eine Möglichkeit für einen Auslandsaufenthalt.

▶ **Fazit.** Promovierte Akademiker beurteilen Dinge oftmals gelassener und weisen eine höhere Frustrationsschwelle auf als Akademiker, die „nur" ein verschultes Studium absolviert haben. Als promovierter Akademiker wissen Sie zudem eher, wie man Wissen erwirbt und kritisch bewertet. Sie lassen sich durch – angeblich – sensationelle Befunde nicht so leicht beeindrucken und durch unerwartete Ereignisse weniger erschüttern.

Insofern zahlt sich die Energie, die man in seine Promotion investiert hat, in vielfacher Weise aus. Es ist nicht übertrieben zu behaupten: Man ist nach der Promotion ein anderer Mensch. Sehr viel erfahrener und vielleicht sogar ein klein wenig weiser!

1.2 Einige Formalitäten

1.2.1 Voraussetzungen

Im Allgemeinen wird jeder Bewerber zur Promotion zugelassen, sobald er das Medizinische Staatsexamen erfolgreich abgeschlossen hat. Nach § 30 der derzeit gültigen Approbationsordnung für Ärzte vom 27.6.2002, die zuletzt am 2.8.2013 geändert worden ist, ist dies der mündliche Teil des Zweiten Abschnitts der Ärztlichen Prüfung nach Ende des Praktischen Jahres. Der Doktorgrad kann also erst nach dem Praktischen Jahr verliehen werden; es ist jedoch üblich, zu einem deutlich früheren Zeitpunkt mit der Dissertation zu beginnen (s. Kap. 1.2.3).

Der **Doktorvater** muss Professor oder Privatdozent sein; auch ein Juniorprofessor mit Promotionsberechtigung kann als Doktorvater fungieren.

Weitere Details sind in der jeweiligen **Promotionsordnung** geregelt, die von Ihrer Medizinischen Fakultät herausgegeben wird. Sie umfasst einige Seiten mit „Kleingedrucktem", enthält aber in den seltensten Fällen Bestimmungen, die größere Schwierigkeiten beinhalten.

Im Normalfall gibt es keine formalen Probleme, wenn Sie an der Universität, an der Sie studieren, unter Anleitung eines dort lehrenden Professors oder Privatdozenten von der Medizinischen Fakultät promoviert werden wollen. Eventuelle Unklarheiten sollten aber so früh wie möglich geklärt werden, damit es später nicht „ein böses Erwachen" gibt. Dies gilt insbesondere, wenn bei Ihnen eine der in ▶ Tab. 1.1 genannten Situationen vorliegt.

Besorgen Sie sich die Promotionsordnung so früh wie möglich (spätestens nachdem Sie ein Thema gefunden haben). Diese ist über das Internet, das fakultätseigene Intranet, meistens auch im Promotionsbüro oder in der studentischen Fachschaft Ihrer Fakultät erhältlich. Wenn Sie nicht sicher sind, ob in Ihrem besonderen Fall alle Voraussetzungen erfüllt sind, dann wenden Sie sich am besten an einen Mitarbeiter des Promotionsbüros, einen Vertreter der Fachschaft oder an einen Ihnen bekannten Professor, der Ihnen weiterhelfen kann. Wenn Sie bereits ein Thema für Ihre Arbeit haben, empfiehlt es sich, offene Fragen in einem persönlichen Gespräch mit Ihrem Doktorvater/Ihrer Doktormutter zu klären. Diese(r) kann Ihre Angelegenheit dann auch – falls erforderlich – vor dem Promotionsausschuss vertreten.

1.2.2 Für ehrgeizige Kandidaten: Das Bewertungssystem

In Deutschland lassen sich 5 **Bewertungsstufen** einer Dissertation unterscheiden (siehe ▶ Tab. 1.2).

▶ **Bewertungskriterien.** Die Bewertung richtet sich nach mehreren Gesichtspunkten: Die Sorgfalt, mit der die Untersuchungen durchgeführt wurden, die Darstellung der Ergebnisse, das Engagement

Tab. 1.1 Eventuelle Unklarheiten, die vor einer geplanten Promotion abgeklärt werden sollten

Situation	Lösungsansatz
• Sie sind an der (auswärtigen) Universität, an der Sie promovieren werden wollen, nicht immatrikuliert.	• Vergewissern Sie sich, ob die Immatrikulation vorausgesetzt wird und stellen Sie gegebenenfalls einen Antrag, um sich von dieser Vorschrift befreien zu lassen.
• Sie haben Ihr Examen im Ausland abgelegt.	• In diesem Fall muss nachgewiesen werden, dass diese Prüfung bezüglich ihren Anforderungen dem deutschen Staatsexamen gleichwertig ist. Darüber entscheidet die **Promotionskonferenz**, die sich aus allen Professoren und Privatdozenten zusammensetzt, die dem Fakultätsrat angehören.
• Sie möchten die Dissertationsschrift nicht auf Deutsch schreiben.	• Dies betrifft vor allem Studenten, die eine andere Muttersprache als Deutsch haben. Auch dieser Fall bedarf eventuell der Genehmigung durch die Promotionskonferenz.
• Sie möchten mit einem Kommilitonen zusammen eine Arbeit schreiben.	• Selbst wenn die Promotionsordnung diese Möglichkeit vorsieht (nicht an allen deutschen Universitäten ist dies erlaubt), sollte man sich genau überlegen, ob das sinnvoll ist (s. Kap. 8.2.3).

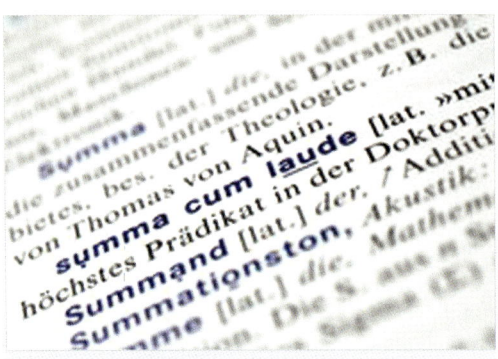

Abb. 1.2 Bestnote: summa cum laude.
(© VRD/Fotolia.com)

über einen längeren Zeitraum beobachtet werden, oder experimentelle Arbeiten, in denen eine neue, bisher nicht etablierte Methode entwickelt wird. Bei diesen Arbeiten kann man bei ordentlicher Bearbeitung des Themas eine sehr gute Bewertung erwarten, ein „magna cum laude" ist dabei durchaus realistisch.

> **Merke**
>
> Für Kandidaten, denen es in erster Linie um den Erwerb des „Titels" geht, spielt die Note eine untergeordnete Rolle. Falls Sie jedoch vorhaben, sich an einem Universitätsklinikum oder einem wissenschaftlichen Institut zu profilieren, darf Ihnen die Bewertung nicht gleichgültig sein. **Welche Ansprüche stellen Sie diesbezüglich?** Diese Frage sollten Sie klären, ehe Sie mit der Themensuche beginnen!

des Doktoranden, die Originalität seiner Ideen, seine Fähigkeit, Lösungswege aufzuzeigen, die Berücksichtigung und Bewertung der aktuellen Literatur, der Aufbau, der Schreibstil und die äußere Form der Arbeit sind entscheidend.

Ein ganz wesentliches Kriterium ist jedoch die **Art des Themas** der Arbeit (siehe auch Kap. 2.3): Bei retrospektiven Studien einfacher Art ist von vornherein nur ein „rite" oder bestenfalls „cum laude" zu erwarten. Andere Arbeiten erfordern einen höheren Arbeits- und Zeitaufwand: so zum Beispiel prospektive Studien, bei denen Patienten

1.2.3 Die günstigste Zeit für den Beginn

Es ist sinnvoll, sich bereits zu **Beginn des klinischen Studienabschnitts** (nach dem Ersten Abschnitt der Ärztlichen Prüfung, also im 3. Studien-

Tab. 1.2 Bewertungsstufen einer Dissertation in Deutschland

Bewertung	Erläuterung
rite	auf Deutsch: in Ordnung, also bestanden – allerdings ohne Pfiff und ohne Bravour. Diese Arbeiten haben keine allzu große Bedeutung für die medizinische Wissenschaft oder Praxis (schlechteste Bewertung für angenommene Arbeiten).
cum laude	auf Deutsch: mit Lob. Diese Bewertung wird vergeben für ordentliche Arbeiten, die aber kein großes Aufsehen erregen – weder im negativen noch im positiven Sinn. Eine solche Arbeit setzt immerhin voraus, dass ein deutliches Maß eigener geistiger Produktivität des Doktoranden erkennbar ist.
magna cum laude	auf Deutsch: mit großem Lob, entspricht der Schulnote „sehr gut". Diese Bewertung wird in der Regel dann vergeben, wenn die Ergebnisse der Arbeit in einer angesehenen medizinischen Fachzeitschrift veröffentlicht werden, wobei der Doktorand mindestens als Co-Autor auftritt.
summa cum laude	auf Deutsch: mit höchstem Lob. Diese Bestnote wird nur für Doktorarbeiten vergeben, aus denen bedeutende wissenschaftliche Erkenntnisse hervorgegangen sind. Diese Arbeiten müssen ebenfalls veröffentlicht sein, und zwar in der Regel mit dem Doktoranden als Erstautor. Bezüglich dieser Bewertung hat jede Fakultät ihre eigenen Richtlinien; sie sind in der Promotionsordnung nachzulesen.
insufficienter (non sufficit, non rite)	Der Vollständigkeit halber sei noch die Bewertung „insufficienter" genannt – also ungenügd. Eine solche Arbeit wird vom Promotionsausschuss abgelehnt. Dem Doktoranden bleibt noch eine Chance: Er kann eine verbesserte Version seiner Dissertation vorlegen. Jeder Betreuer ist indessen bemüht, eine solche, auch für ihn außerordentlich peinliche Situation schon im Vorfeld zu vermeiden.

jahr) nach einem Dissertationsthema umzusehen. Es verbleiben Ihnen dann noch knapp 3 Jahre bis zum Praktischen Jahr, welches nach dem schriftlichen Teil des Zweiten Abschnitts der Ärztlichen Prüfung beginnt. Diese Zeit mit den dazugehörenden Semesterferien lässt sich sinnvoll für die Dissertation nutzen.

Danach ist man deutlich mehr eingespannt: Erst kommt das anstrengende Praktische Jahr in der Klinik, gefolgt vom mündlichen Teil des Zweiten Abschnitts der Ärztlichen Prüfung; danach erhalten Sie die Approbation als Arzt oder Ärztin. In dieser Zeit fallen die Themensuche und auch das Arbeiten an der Dissertation wesentlich schwerer, da man sich auf neue Herausforderungen konzentrieren muss. Durch die Tätigkeit in einer Klinik oder Praxis ist man so sehr in Anspruch genommen, dass für eigene wissenschaftliche Tätigkeiten kaum noch Zeit bleibt. Deshalb sollten zeitraubende Arbeiten für die Dissertation (Untersuchungen im Labor, Schreiben etc.) möglichst nicht in dieser Phase begonnen werden, sondern vor dem Praktischen Jahr weitgehend abgeschlossen sein.

Hin und wieder wird eingewandt, dass ein Student zu Beginn des klinischen Studienabschnitts keine ausreichenden Erfahrungen gesammelt hat und demzufolge gar nicht wissen kann, wo seine Interessensgebiete liegen. Sicherlich ist es von Vorteil, wenn man in dem Fach, in dem man seine Arbeit schreibt, vorher einen Kurs oder ein Praktikum absolviert hat. Man kann sich aber auch, ehe man Interesse für ein spezielles Fachgebiet entwickelt hat, für ein Thema begeistern (vielleicht ergeben sich ja gerade durch dessen Bearbeitung Neigungen in eine bestimmte Richtung). Andere Studenten wiederum sind sich bereits sehr früh sicher, dass für sie nur ein bestimmtes Fach infrage kommt, in dem sie promoviert werden und später arbeiten möchten.

Besonders eifrige Kandidaten sehen sich bereits im 1. Semester des Grundstudiums nach einer Arbeit um. Das ist eindeutig zu früh! Nutzen Sie die Zeit in der „Vorklinik", um sich das für Ihr weiteres Studium erforderliche Basiswissen anzueignen. Für die Wahl eines geeigneten Themas Ihrer Doktorarbeit fehlt Ihnen noch der Überblick!

Es ist auch nicht günstig, unmittelbar vor einem Abschnitt des Staatsexamens mit der Doktorarbeit zu beginnen. Wenn Sie zufällig ein Thema finden, das Sie interessiert, sollten Sie Ihren Betreuer bitten, den Anfangszeitpunkt etwas hinauszögern zu dürfen. Sie sollten auch nicht beginnen, wenn private Änderungen gravierender Art anstehen. Die Promotion ist ein neuer, sehr wichtiger Teil des Studiums, und man sollte sich in der Anfangsphase ganz darauf konzentrieren können.

Doktoranden, die ihr Studium bereits erfolgreich beendet haben und neben ihrer beruflichen Tätigkeit eine Dissertation beginnen möchten, sollten sich darüber im Klaren sein, dass eine Dissertation viel Zeit und Nerven kostet und dies entsprechend einplanen.

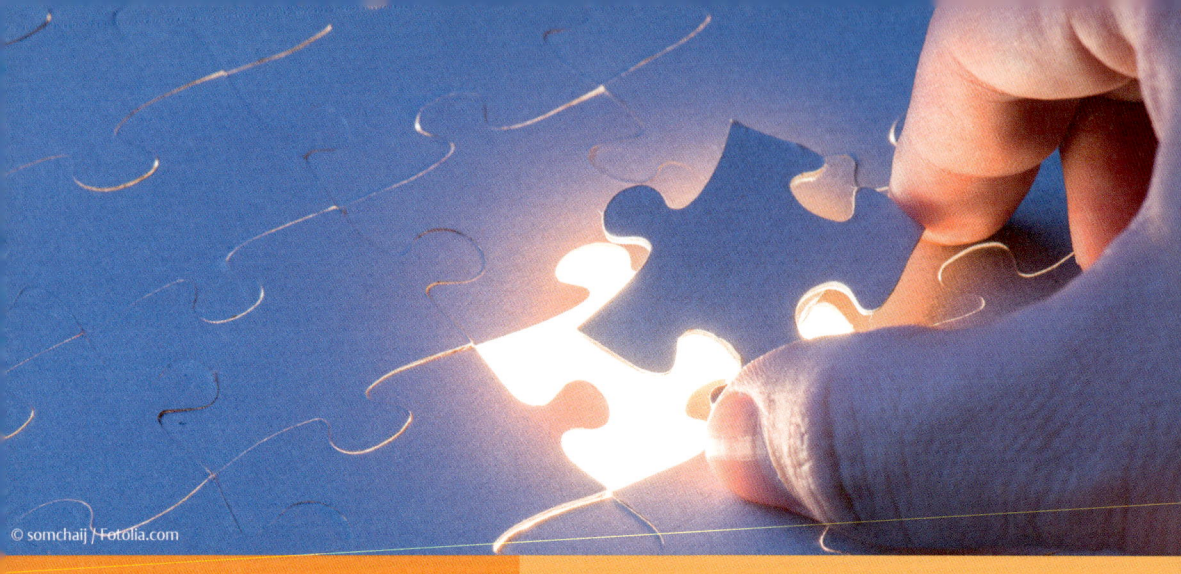

Kapitel 2

Die Themensuche

2.1	Wichtig: Die Beurteilung der eigenen Person	*21*
2.2	Ein passendes Thema – wie finde ich das?	*22*
2.3	Für jeden etwas: Wählen Sie!	*23*
2.4	Der Doktorand und sein Betreuer	*27*
2.5	Das erste Gespräch mit dem Betreuer	*29*
2.6	Wie kommt man an ein Stipendium?	*33*
2.7	Thema gefunden – jetzt geht's los!	*34*

2 Die Themensuche

2.1 Wichtig: Die Beurteilung der eigenen Person

Was ihr nicht tut mit Lust, gedeiht euch nicht.
(William Shakespeare, Dramatiker, 1564–1616)

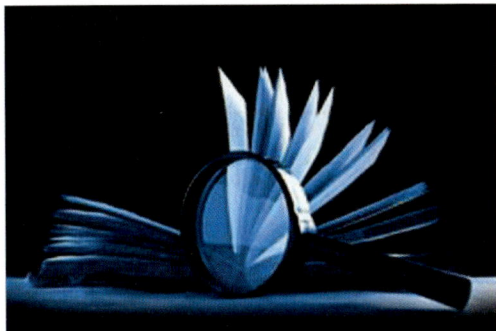

Abb. 2.1 Welches Thema soll ich wählen?
(© Sergey Yarochkin/Fotolia.com)

Die meisten (wenn auch nicht alle) Studierenden haben zunächst nur vage Vorstellungen bezüglich eines geeigneten Themas. Das Angebot ist so breit gefächert wie die wissenschaftliche Medizin.

Bevor Sie sich auf die Suche begeben, sollten Sie sich zumindest über Ihre persönlichen Vorlieben, Schwächen und Ansprüche im Klaren sein.

Versuchen Sie deshalb, die folgenden Fragen zu beantworten:

- **Fachgebiet:** Haben Sie besonderes Interesse für ein bestimmtes Fachgebiet (oder eventuell mehrere)? Gibt es ein Fach, das für Sie keinesfalls infrage kommt? Manche Studenten wissen schon zu Beginn des klinischen Studienabschnitts, worauf sie sich später spezialisieren werden. Dann kann es vorteilhaft sein, ein Thema aus diesem Gebiet zu bearbeiten.
- **Art der Arbeit:** Hätten Sie gerne die Möglichkeit, im Rahmen Ihrer Dissertation Patienten zu untersuchen (S. 24), oder möchten Sie nur Patientendaten auswerten (S. 23), ohne dass Sie selbst in direkten Kontakt zu diesen Patienten treten? Kommt vielleicht eine epidemiologische Studie (S. 24) infrage? Oder arbeiten Sie lieber in der biomedizinischen Grundlagenforschung (S. 25)? Wären Sie bereit, an Tierversuchen (S. 25) mitzuwirken, oder arbeiten Sie am liebsten an einer Literaturarbeit (S. 26), ohne Patienten und ohne Labor?
- **Vorlieben und Abneigungen:** Haben Sie eine Vorliebe für eine der Naturwissenschaften Physik oder Chemie oder für eine Disziplin wie Biomathematik oder Medizinische Informatik? Oder verabscheuen Sie eines dieser Fächer so sehr, dass Sie nach Möglichkeit nichts damit zu tun haben möchten? Können Sie sich eine klinische Arbeit vorstellen, etwa in der Inneren Medizin oder in der Urologie, oder wäre eher eine Geisteswissenschaft wie Geschichte, Theorie und Ethik der Medizin Ihre Sache?
- **Zeiteinteilung:** Sind Sie bereit und in der Lage, auch an Wochenenden bzw. auf Abruf in einer Klinik oder einem Labor zu erscheinen? Können Sie eventuell in den Semesterferien mehrere Wochen nacheinander in einem Institut arbeiten? Oder bevorzugen Sie eine Arbeit, bei der Sie Ihre Zeit weitgehend selbst einteilen können? Wäre es Ihnen lieb oder sind Sie sogar darauf angewiesen, möglichst viel zu Hause erledigen zu können?
- **Innovativer Anspruch:** Möchten Sie gerne innovativ tätig sein und etwas Neues erforschen (wofür in der Regel mehr Zeit und Energie eingeplant werden muss), oder legen Sie Wert darauf, in möglichst kurzer Zeit Ihre Arbeit abschließen zu können?
- **Bewertung:** Ist für Sie die Bewertung zweitrangig (das heißt, geht es Ihnen in erster Linie um den „Titel"?), oder haben Sie gewisse intellektuelle Mindestansprüche? Wenn Sie eine akademische Karriere und die Habilitation nicht ausschließen, darf Ihnen die Bewertung nicht gleichgültig sein. In diesem Fall müssen Sie sich an eine Arbeit heranwagen, bei der ein „magna cum laude" realistisch erscheint.

Es sollte Ihnen, unabhängig davon, welches Thema Sie angehen, von Anfang an klar sein, dass eine Promotion **selbstständiges** und über weite Strecken auch sehr **intensives Arbeiten** erfordert.

Sie sollten auch wissen: Nicht alle Wünsche sind erfüllbar. Bei jeder Doktorarbeit ist es erforderlich, sich in fachfremde Gebiete einzuarbeiten. So muss bei den meisten Arbeiten eine statistische Datenanalyse durchgeführt werden – gleichgültig, ob und wie sehr Ihnen die Biomathematik zusagt. Bei anderen Arbeiten müssen Sie sich in spezielle Software-Produkte oder Untersuchungstechniken einarbeiten. Wenn Sie den Anspruch haben, eine wissenschaftlich hochwertige Arbeit zu erstellen, können Sie nicht erwarten, dass Ihnen dies in kürzester Zeit unter geringstem Aufwand zu Hause am Schreibtisch gelingt.

Noch eine Bemerkung zu **Fremdsprachenkenntnissen:** Es wird vorausgesetzt, dass Sie in der Lage sind, englische Fachtexte zu lesen (ohne dass dies besonders hervorgehoben wird). Wenn bei speziellen Themen darüber hinaus weitere Sprachkenntnisse erforderlich sind, sollte dies in der Themenausschreibung erwähnt werden.

Merke

Manche Doktoranden befürchten, dass sie sich mit dem Thema ihrer Arbeit zwangsläufig auf ihr späteres berufliches Spezialgebiet festlegen. Das ist aber nicht Sinn einer Promotion, und deshalb sind diese Bedenken unbegründet! Nutzen Sie das Studium und die Promotion, um Erfahrungen zu sammeln und ihre Neigungen zu entdecken. Erst dann sollten Sie sich Gedanken über eine Facharztausbildung machen.

2.2 Ein passendes Thema – wie finde ich das?

Hier gilt die Devise: Augen und Ohren offen halten! Achten Sie überall an der Medizinischen Fakultät oder an Ihrem Universitätsklinikum auf entsprechende **Aushänge**. Diese findet man dort, wo viele Studenten verkehren: bei der Fachschaft, in der Mensa, im Dekanat oder in den einzelnen Kliniken und Instituten. Falls Sie schon bestimmte Vorstellungen haben, in welchem Fach Sie Ihre Dissertation schreiben möchten, ist es sinnvoll, sich in der betreffenden Klinik oder dem Institut nach solchen Aushängen umzusehen oder in der Liste des Dekanats gezielt nach Themen zu suchen.

Mittlerweile werden Doktorarbeiten häufig über das **Internet** angeboten. Manche Kliniken oder Institute bieten Doktorarbeiten auf ihrer Webseite an. Viele Medizinische Fakultäten unterhalten ein **Doktorandenforum**, das zu vergebende Themen und andere nützliche Informationen enthält. Mit www.doktorandenboerse.info gibt es seit mehr als 10 Jahren eine Internetadresse, über die man bundesweit medizinische Doktorarbeiten anbieten und suchen kann. Wenn Sie einen Info-Brief abonnieren, erhalten Sie regelmäßig aktuelle Themenangebote.

In vielen Medizinischen Fakultäten und Universitätskliniken kann man sich über das **Promotionsbüro** im Dekanat **Listen** mit den Namen von Dozenten besorgen, die eine Doktorarbeit zu vergeben haben. Oft enthalten diese Listen auch die Arbeitsthemen oder zumindest eine grobe Beschreibung, sodass Sie wählen können, was für Sie infrage kommt.

Auch „**Mundpropaganda**" kann erfolgreich sein: Wenn man sich unter Kommilitonen umhört, erfährt man häufig von Instituten oder Dozenten, die ein Thema zu vergeben haben. Manchmal bieten auch Dozenten von sich aus einzelnen Studenten ein Thema an.

Eher selten hat ein Student einen **eigenen Themenvorschlag** und muss dann jemanden suchen, der seine Arbeit betreut. In diesem Fall sollten Sie sich überlegen, welcher Dozent Ihnen geeignet erscheint und sich dann an diesen wenden. Womöglich findet er Ihr Thema interessant und hat eine Idee, wie man es methodisch angehen und ggf. inhaltlich optimieren könnte.

▶ **Betreuer.** Es gibt Studenten, die sich zuerst ihren Betreuer wählen. Wenn Sie beispielsweise einen Professor aufgrund einer Vorlesung oder einen Dozenten aufgrund eines Seminars kennen und gerne bei ihm promovieren möchten, dann fragen Sie ihn ohne Scheu, ob er ein Thema zu vergeben hat.

Merke

Es ist **nicht empfehlenswert**, eine Person aus Ihrem **privaten Umfeld** um die Betreuung zu bitten.

Wenn Sie beispielsweise einen Medizinprofessor, der zufällig mit Ihren Eltern befreundet ist, wegen eines Themas ansprechen in der irrigen Annahme, dass aufgrund Ihrer privaten Beziehungen die Doktorarbeit schnell und problemlos zu bewältigen sei, werden Sie wahrscheinlich auf wenig Begeisterung stoßen. Eine objektive Betreuung kann in diesen Fällen kaum gewährleistet werden; Kritik ist schwer zu vermitteln und für alle Beteiligten unangenehm. Es wäre unredlich, von Ihrem Betreuer ein Gefälligkeitsgutachten zu erwarten, zumal er nicht alleine über die Note entscheidet. Aber auch wenn Sie eine exzellente Leistung erbrächten und vollkommen zu Recht eine sehr gute Bewertung erhielten, setzten Sie sich dem Verdacht aus, dass Sie es leichter gehabt hätten als andere Kandidaten. Deshalb: Ziehen Sie eine solche Möglichkeit am besten gar nicht in Betracht!

Es kann dagegen zielführend sein, sich an ein **nicht universitäres Forschungsinstitut** zu wenden. Diese Institute suchen manchmal händeringend nach Doktoranden, insbesondere dann, wenn sie in Städten ohne eine Medizinische Fakultät angesiedelt sind (s. Kap. 2.4.1).

Im Übrigen gilt auch für Studenten, die ein Dissertationsthema suchen: Es ist nie zu früh, Kontakte zu knüpfen – beispielsweise als studentische Hilfskraft oder als Famulus in einer klinischen Abteilung. Dabei trifft man in der Regel auf Wissenschaftler, die Doktorarbeiten betreuen. In diesen Fällen ist es günstig, dass man seinen Betreuer vorab persönlich kennt und abschätzen kann, wie sich die Zusammenarbeit mit ihm gestalten wird. Eventuell können auch Kontakte zur Pharmazeutischen Industrie hilfreich sein. Es ist denkbar, in Zusammenarbeit mit der Universität hier eine Dissertation anzufertigen, eventuell sogar gegen Bezahlung. Allerdings muss man darauf achten, nicht in finanzielle und somit auch in inhaltliche Abhängigkeit von dem betreffenden Sponsor zu geraten.

Eine andere Möglichkeit, an ein Thema zu kommen, bieten **Stellenanzeigen** (z. B. über den Stellenmarkt einer Universität oder im Deutschen Ärzteblatt), in denen Doktoranden gesucht werden. Wenn man diese Möglichkeit ins Auge fasst, muss man allerdings zu einem Ortswechsel bereit sein. Hin und wieder werden auch Stellen angeboten, die einen Hochschulabschluss voraussetzen und bei denen die Doktoranden bezahlt werden. Häufig handelt es sich um halbe Stellen, bei denen Einsatz „rund um die Uhr" erwartet wird. Diese Möglichkeit bietet sich für Kandidaten an, die während ihres Studiums – aus welchen Gründen auch immer – kein Thema gefunden haben. Die Konkurrenz ist dennoch groß und die Erwartungen der Arbeitgeber sind entsprechend hoch!

Mit sehr viel Glück kann man ein Doktoranden-Stipendium (S. 33) ergattern und dann – mit finanzieller Unterstützung – im Rahmen eines Forschungsprojektes promovieren. Dabei werden allerdings sehr hohe Ansprüche an die Kandidaten gestellt. Die Arbeiten haben ein entsprechend hohes Niveau und sind daher insbesondere für Doktoranden geeignet, die eine akademische Laufbahn anstreben.

2.3 Für jeden etwas: Wählen Sie!

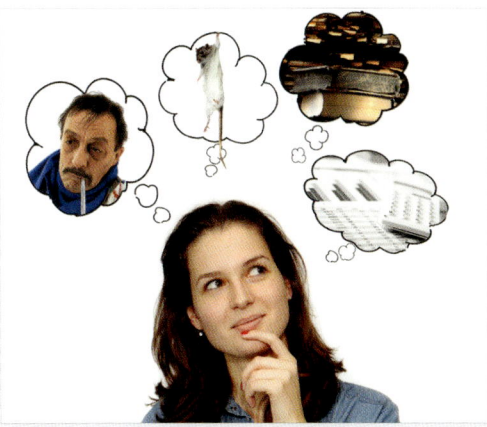

Abb. 2.2 Welche Doktorarbeit-Kategorie passt zu mir? (© Kirsten Oborny/Thieme Verlagsgruppe)

In diesem Abschnitt werden die **Arbeitstypen** klassifiziert (▶ Tab. 2.1) und zwar hauptsächlich bezüglich des Umfelds, in dem die Dissertation erstellt wird. Dies ermöglicht Ihnen eine erste, grobe Orientierung innerhalb der Themenvielfalt.

2.3.1 Beliebt: klinisch-retrospektive Arbeiten

Eine klinisch-retrospektive Studie als Basis für eine Doktorarbeit ist außerordentlich beliebt, und zwar aus folgendem Grund: Die Daten, die auszuwerten sind, sind meistens bereits dokumentiert (z. B. in Krankenakten). Man braucht nicht auf das Eintreten von Ereignissen zu warten, was bei prospektiven Studien monate- oder gar jahrelang dauern kann. Da ein wesentlicher Teil dieser Arbeiten aus statistischer Analyse besteht, werden sie hin und wieder auch als „statistische Arbeiten" bezeichnet. Diese Bezeichnung finden wir allerdings etwas unpassend, da bei anderen Arbeitstypen ebenfalls eine statistische Datenanalyse erforderlich ist.

Tab. 2.1 Kategorien von Doktorarbeiten

Kategorie	Bemerkung
klinisch-retrospektive Arbeit	Daten liegen bereits vor („statistische Arbeit"); eher geringer Zeitaufwand
klinisch-prospektive Arbeit	Daten werden erst im Laufe der Arbeit an Patienten erhoben (diagnostische oder therapeutische Studie); eher hoher Zeitaufwand
epidemiologische Arbeit	zu untersuchender Personenkreis außerhalb eines Klinikums; zeit- und arbeitsintensive Arbeit
experimentelle Arbeit	Laborarbeit, in der Regel sehr anspruchsvolle Arbeit; Sonderform: Tierexperiment
Literaturarbeit	umfassendes Literaturstudium erforderlich

▶ **Vorteile.** Der Vorteil dieser Studien besteht darin, dass sie relativ zügig durchgeführt werden können (wobei jedoch auch hier eine Bearbeitungszeit von 2 Jahren als normal gilt). Ein weiterer Vorteil ist, dass man sich seine Zeit weitgehend selbst einteilen und viel zu Hause erledigen kann. Die Arbeit in der Klinik oder dem Institut beschränkt sich hauptsächlich darauf, relevante Daten zu sammeln. Es ist nicht notwendig, zu bestimmten Zeiten bei Patienten oder im Labor zu erscheinen.

▶ **Nachteile.** Nachteilig ist allerdings, dass man als Doktorand so gut wie keinen Einfluss auf die Art, die Qualität und die Vollständigkeit der Daten hat. So passiert es hin und wieder, dass ein Doktorand mit einer Unmenge von schlampig geführten Patientenakten überhäuft wird und dann immense Schwierigkeiten bei deren Auswertung hat. Häufig muss man auch ehemalige Patienten kontaktieren, um diese nach zurückliegenden Ereignissen zu befragen, was recht mühsam sein kann.

▶ **Fazit.** Retrospektive Studien eignen sich für Doktoranden, die weniger auf wissenschaftliche Leistung Wert legen als vielmehr darauf, dass sie möglichst schnell ihre Arbeit „abhaken" können. Die Bewertung liegt meist bei „rite", seltener bei „cum laude".

2.3.2 Praxisbezogen: klinisch-prospektive Arbeiten

Bei diesen Arbeiten werden die Daten prospektiv erhoben. Sie fallen also erst im Lauf der Studie bei der Untersuchung von Patienten an. Ein klassisches Beispiel bilden die klinischen Therapiestudien (S.55), bei denen 2 Therapieformen (z.B. eine neu entwickelte Therapie und eine Standardtherapie) miteinander verglichen werden. Aber auch diagnostische Studien (S.58) und Prognosestudien (S.59) fallen unter diese Kategorie.

Auch bei diesem Arbeitstyp ist eine statistische Datenanalyse erforderlich. Im Übrigen ist es notwendig, dass Sie sich in die Untersuchungsmethoden einarbeiten. Als Doktorand sind Sie unmittelbar in den Klinikbetrieb involviert. Zu Beispielen sei auf Kapitel „Beispiele von Doktorarbeiten" (S.142) verwiesen.

▶ **Vorteile.** Sie haben die Qualität und die Vollständigkeit Ihrer Daten selbst in der Hand! Diese Arbeiten sind wissenschaftlich anspruchsvoller als retrospektive Studien. Je nach Qualität schwankt die Bewertung zwischen „cum laude" bis hin zur Höchstnote „summa cum laude", wenn die Ergebnisse sehr bedeutend für die Praxis sind.

▶ **Nachteile.** Eventuell müssen Sie auch zu ungünstigen Zeiten (etwa am Wochenende oder nachts) zur Verfügung stehen. Der Knackpunkt bei diesen Studien: Sie müssen abwarten, bis Sie eine hinreichend große Anzahl von Patienten rekrutiert haben. Aus diesen Gründen dauern solche Arbeiten in der Regel länger als klinisch-retrospektive Studien.

▶ **Fazit.** Dieser Typus eignet sich für Kandidaten, die Erfahrungen im Klinikbetrieb sammeln wollen und eine gute bis sehr gute Bewertung anstreben.

2.3.3 Aufschlussreich: epidemiologische Arbeiten

Bei epidemiologischen Studien wird ein Personenkreis außerhalb der Klinik untersucht, etwa Kinder einer Schule oder Bewohner eines bestimmten Gebietes.

Ein typisches Beispiel für diesen Arbeitstypus stellen Risikostudien (S. 54) dar. Deren Ziel ist die Evaluierung eines oder mehrerer ursächlicher Faktoren, die mit einem bestimmten Krankheitsbild assoziiert sind. Im Rahmen einer Doktorarbeit werden derlei Studien fast immer retrospektiv durchgeführt. Dabei kann man allerdings nicht in jedem Fall auf bereits dokumentiertes Datenmaterial zurückgreifen, sondern muss Studienteilnehmer nach zurückliegenden Ereignissen befragen. Ein Beispiel für diesen Arbeitstypus finden Sie in Kap. „Beispiele von Doktorarbeiten" (S. 148).

▶ **Vorteile.** Diese Arbeiten behandeln oftmals sehr **interessante Fragestellungen**. Die Ergebnisse können für die klinische Praxis und Forschung eine große Bedeutung haben.

▶ **Nachteile.** Epidemiologische Arbeiten sind sehr **zeit- und arbeitsintensiv**. Man muss in der Regel einige Wochen investieren, in denen man täglich mit Befragungen oder Untersuchungen befasst ist. Andererseits lässt sich der zeitliche Rahmen gut abschätzen, da diese Aktionen bzw. Befragungen exakt geplant werden müssen.

▶ **Fazit.** Wer eine epidemiologische Arbeit angeht, sollte keine allzu große Abneigung gegen Statistik hegen, da eine **immense Datenmenge** anfällt und analysiert werden muss. Außerdem ist damit zu rechnen, dass man Reisen durchführen oder Studienteilnehmer zu Hause aufsuchen muss, um an Informationen heranzukommen. Eine gute bis sehr gute Bewertung ist (nicht zuletzt wegen des enormen Arbeitsaufwandes) durchaus möglich.

2.3.4 Anspruchsvoll: experimentelle Arbeiten

Diese Arbeiten werden vorwiegend in den **biomedizinischen Grundlagenfächern** (Physiologie, Biochemie, Pharmakologie, Molekularbiologie etc.) erstellt (klinisch-experimentelle Arbeiten zählen im engeren Sinne nicht zu diesem Arbeitstypus). Die Untersuchungen werden in einem **Labor** durchgeführt; man hat keinen direkten Kontakt zu Patienten. Das bedeutet jedoch nicht unbedingt, dass man vollkommen unabhängig von Patienten arbeitet. Bei manchen Arbeiten ist es erforderlich, dass der Doktorand beispielsweise Blutproben kurz nach deren Entnahme untersuchen muss und dann auf Abruf im Labor zu erscheinen hat. Vom

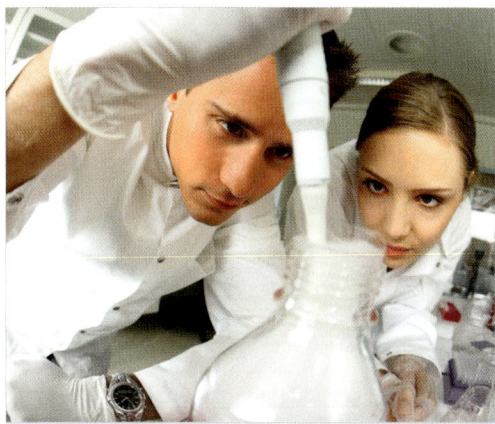

Abb. 2.3 Experimentelles Arbeiten im Labor – Teamarbeit ist hier oft wichtig.
(© Yuri Arcurs/Fotolia.com)

Kandidaten wird erwartet, dass er exakt arbeitet, verlässlich ist und sich als Mitglied einer Arbeitsgruppe sieht. Für Beispiele dazu siehe auch Kap. 10 (S. 150).

Besonders anspruchsvoll sind Arbeiten, die das Modifizieren einer etablierten Methode für einen neuen Untersuchungsgegenstand oder das Entwickeln einer neuen Methode beinhalten. Um eine neue Methode zu validieren, sind zahlreiche Probeläufe und sehr viel Zeit im Labor erforderlich; schnelle Ergebnisse sind nicht unbedingt zu erwarten. Eine solche Arbeit erfordert viel Geduld und Durchhaltevermögen. Andererseits kann der Doktorand für sich in Anspruch nehmen, die Methode entwickelt zu haben, womit er sich mit Sicherheit gute Chancen auf dem akademischen Arbeitsmarkt erwirbt. Bei gutem Gelingen kann er sich Hoffnung auf ein „summa cum laude" machen.

▶ **Sonderform: Tierexperiment.** Eine Sonderform stellen Arbeiten dar, bei denen Tierexperimente durchgeführt werden. Sie kommen natürlich nur für Kandidaten infrage, die Tierversuchen nicht prinzipiell ablehnend gegenüberstehen. Manchmal werden auch Arbeiten vergeben, bei denen tierische Organe oder Gewebe vom Schlachthof verwendet werden. Solche Studien sind weniger umstritten als Arbeiten, bei denen der Doktorand mit lebenden Tieren arbeitet, die anschließend getötet werden. Der Doktorand kann das Tiermodell nicht allein entwickeln (dafür fehlen ihm die erforderlichen Kenntnisse), und er darf die Versuche nicht allein durchführen. Er muss sich jedoch mit dem Modell kritisch auseinandersetzen und sich an den Versuchen aktiv beteiligen. Die Hauptfrage, die sich bei einer tierexperimentellen Arbeit stellt, lautet: Inwieweit sind die Ergebnisse auf den Menschen übertragbar? Bei einem adäquaten Modell liefern die Ergebnisse mitunter wertvolle Erkenntnisse. Mehr zu diesem Thema lesen Sie in Kapitel 4.7 (S. 63), Beispiele für eine solche Arbeit finden Sie in Kapitel 10 (S. 151).

▶ **Vorteile.** Experimentelle Studien haben den Vorteil, dass die Versuche bis zu einem gewissen Grad gut planbar sind und man nicht unbestimmte Zeit auf das Eintreten gewisser Ereignisse warten muss (wie etwa bei klinischen Studien, bei denen man sich zu gedulden hat, bis eine hinreichend große Anzahl von Patienten rekrutiert ist). Vorteilhaft ist außerdem der Erwerb von Kenntnissen bezüglich experimentellen Arbeitens und – insbesondere bei Tierversuchen – das unmittelbare Erkennen der Komplexität biologischer Systeme.

▶ **Nachteile.** Diese Arbeiten sind meist sehr arbeitsintensiv. Wenn der Doktorand eine neue Methode etablieren möchte, geht er ein hohes Risiko ein (der Erfolg ist keineswegs garantiert).

▶ **Fazit.** Experimentelle Arbeiten sind Kandidaten zu empfehlen, die den Ehrgeiz haben, die medizinische Wissenschaft voranzubringen. Diese Arbeiten sind wissenschaftlich hochwertig und lassen eine gute bis sehr gute Bewertung erwarten.

2.3.5 Außergewöhnlich: Literaturarbeiten

Diese Arbeiten gründen sich – mehr als die bisher erwähnten Themengebiete – auf ein umfassendes **Literaturstudium** (deshalb spricht man auch von theoretischen Arbeiten). Der Themenkomplex ist sehr vielfältig und heterogen.

Dieser Typus ist vorrangig in Fächern wie Geschichte, Theorie und Ethik der Medizin oder auch in Medizinischer Informatik oder Biomathematik angesiedelt. Die methodische Einarbeitung in Gebiete jenseits der Medizin, wie etwa Geschichte, Praktische Philosophie oder auch Mathematik und Statistik ist dabei unumgänglich.

Es gibt auch Literaturarbeiten, die sich mit klinischen Fragestellungen befassen. Im weiteren Sinne zählen dazu auch Einzelfallbeschreibungen, bei denen ein einzelner, besonders interessanter Fall beschrieben und mit ähnlich gelagerten Fällen aus der Literatur verglichen und analysiert wird. Andere Arbeiten haben zum Inhalt, die gesamte verfügbare Literatur zu einer bestimmten Fragestellung zu finden und mittels einer Metaanalyse auszuwerten. Dabei fällt eine enorme Datenmenge an; deshalb ist in diesen Fällen die statistische Analyse ein elementarer Bestandteil der Arbeit! Ein Beispiel finden Sie in Kap. 10 (S. 155). Andere Literaturarbeiten erfordern dagegen keine oder wenig Statistik (z. B. Themen aus der Geschichte der Medizin oder Einzelfallbeschreibungen). Ein Beispiel hierzu finden Sie ebenfalls in Kap. 10 (S. 153).

Die Bewertungsskala reicht von „rite" (für Arbeiten mit überwiegend deskriptivem Charakter) bis zu „summa cum laude" (für Arbeiten mit neuen, bahnbrechenden Erkenntnissen).

▶ **Vorteile.** Diese Arbeiten lassen sich unabhängig von einem Labor oder einer Klinik durchführen.

▶ **Nachteile.** Solche Studien werden eher selten vergeben; der Doktorand muss sehr selbstständig arbeiten.

▶ **Fazit.** Literaturarbeiten eignen sich für Kandidaten, die zeitlich und örtlich ungebunden sein möchten, gerne und viel lesen und keinen Wert darauf legen, in einem Team eingebunden zu sein.

2.3.6 Weiteres

Nicht jede Arbeit kann eindeutig einem der genannten Typen zugeordnet werden. Es gibt „Mischformen", z. B. Arbeiten, in denen zunächst Daten retrospektiv ausgewertet werden, um auf dieser Basis prospektiv weitere Untersuchungen durchzuführen. Ein weiteres Beispiel für eine nicht zuordenbare Arbeit finden Sie in Kap. 10 (S. 157): Diese Arbeit behandelt eine Fragebogenstudie unter Hausärzten: Ein retrospektives Design, bei dem jedoch keine Patienten untersucht werden, sondern die Tätigkeit von Hausärzten im Fokus des Interesses steht.

Ein gängiges Vorurteil besagt, dass für die Habilitation eine experimentelle Arbeit vorausgesetzt wird. Das stimmt so nicht. Es gibt genügend Gegenbeispiele! Von einem Kandidaten, der sich habilitieren will, wird allerdings eine sehr gute Dissertation erwartet. Dieses Ziel kann jedoch auch mit einer nicht-experimentellen Arbeit erreicht werden.

Ferner sei darauf hingewiesen, dass aufgrund des Arbeitstypus die Bewertung keineswegs *a priori* feststeht! Wenn etwa in einer experimentellen Arbeit eine bereits etablierte Methode routinemäßig eingesetzt wird, ohne dass daraus grundlegend neue Erkenntnisse hervorgehen, wird die Bewertung nicht exzellent sein! Andererseits kann ein motivierter Doktorand bei einer retrospektiven Studie, wenn geeignetes Datenmaterial gesammelt und effizient analysiert wird, brillante Ideen einfließen lassen und hochinteressante Hypothesen generieren! Der Verfasser einer solchen Arbeit darf dann auch eine angemessene Bewertung seiner Leistungen erwarten.

2.4 Der Doktorand und sein Betreuer

2.4.1 Bei wem und wo kann man promovieren?

Ein Wissenschaftler erwirbt mit der Habilitation das Recht (nicht unbedingt die Fähigkeit), Doktorarbeiten zu betreuen. Der Doktorvater, der für die Themenvergabe verantwortlich ist, kann **Professor, Privatdozent** oder **Juniorprofessor** sein. Im Normalfall ist der Doktorvater ein Mitglied Ihrer Fakultät. Dies hat entscheidende Vorteile: Ihm sind die Spielregeln bestens bekannt, und er wird später die Arbeit vor dem Promotionsausschuss vertreten.

Aber auch ein **Professor im Ruhestand**, ein **Wissenschaftler aus der Industrie** oder einem **nicht universitären Institut**, selbst ein **niedergelassener Arzt** oder ein **Arzt in einem Akademischen Lehrkrankenhaus** kann Doktorarbeiten eigenverantwortlich vergeben, sofern er mindestens Privatdozent oder (außerplanmäßiger) Professor ist. Es ist wohl eher ungewöhnlich, unter der Betreuung eines außeruniversitär tätigen Wissenschaftlers promoviert zu werden. Mit der Promotionsordnung ist dieser Fall jedoch durchaus vereinbar. Eine Arbeit in der Industrie oder einer Forschungseinrichtung (wie z. B. einem Max-Planck-Institut) erfordert meist eine mehrmonatige, ganztägige Anwesenheit (während der Semesterferien oder eines Urlaubssemesters). Die Doktoranden stehen unter einem gewissen Druck, denn es müssen in einem festgelegten zeitlichen Rahmen Ergebnisse produziert werden, nicht zuletzt aus ökonomischen Gründen. Der Vorteil dabei ist, dass die Arbeit dadurch zeitlich gut planbar wird. Ein weiterer Vorteil besteht darin, dass Sie wahrscheinlich der einzige Doktorand sind und nicht in Konkurrenz mit anderen Kommilitonen stehen. Die Betreuung kann dementsprechend intensiver sein. Mitunter sind die Mitarbeiter einer solchen Institution gegenüber einzelnen Doktoranden offener und hilfsbereiter als die Mitarbeiter einer Klinik oder einer universitären Einrichtung, in der zahlreiche Doktoranden verkehren.

Wenn sich für Sie eine solche Gelegenheit ergibt, sollten Sie bedenken, dass Ihr Doktorvater Ihre Arbeit nicht vor der Promotionskonferenz der Universität vertreten kann. Achten Sie also darauf, dass dieser den Kontakt zur Universität nicht verloren hat. Am besten ist es, wenn er in enger Beziehung zu einem Professor Ihrer Universität steht. Diese Fragen sollten unbedingt zu Beginn der Arbeit geklärt werden.

2.4.2 Promotion an einer anderen Universität

Es ist generell auch denkbar, dass Sie nicht an der Universität promovieren, an der Sie immatrikuliert sind. Diese Möglichkeit bietet sich beispielsweise an, wenn Sie über das Internet auf ein interessantes Promotionsthema gestoßen sind, das von einer anderen Universität angeboten wird. Es ist möglich, dass dann ein Professor Ihrer Universität als „offizieller" Betreuer fungiert; es ist aber auch vorstellbar, dass Sie offiziell bei einem Dozenten einer anderen Universität promovieren. Sie sollten in jedem Fall sicherstellen, dass eine ordnungsgemäße Betreuung gewährleistet ist. Bedenken sollten Sie außerdem, dass Sie für eine Arbeit an einer fremden Universität mehr Zeit und Geld einkalkulieren müssen für Reisen oder einen längeren Aufenthalt dort.

Bei speziellen Themen (z. B. bei Untersuchungen zu Tropenkrankheiten) ist ein **Auslandsaufenthalt** sinnvoll oder gar notwendig. Es gibt auch Professoren, die einen guten Kontakt zu einer Universität im Ausland pflegen und ihre Doktoranden ermuntern, dort zu promovieren. Besonders beliebt sind Aufenthalte in den USA. Für viele Studenten ist dies sicherlich eine interessante Alternative – ein solcher Aufenthalt ist nämlich nicht nur nützlich für die Promotion, sondern bietet auch die Möglichkeit, eine fremde Sprache zu erlernen und mit

Land und Leuten in Kontakt zu treten. In jedem Fall sollte der Doktorgrad von einer deutschen Universität verliehen werden, da ausländische Doktortitel (insbesondere aus Staaten außerhalb Europas) nicht unbedingt als gleichwertig angesehen werden und nur nach Genehmigung durch das zuständige Ministerium geführt werden dürfen. Ein kompetenter Ansprechpartner für wissenschaftliche Auslandsaufenthalte ist der **Deutsche Akademische Auslandsdienst** in Bonn mit der Internetadresse www.daad.de.

2.4.3 Der ideale Betreuer

Einige Studenten (insbesondere diejenigen, die eine akademische Karriere anstreben) legen Wert darauf, dass ihr Doktorvater bekannt ist und eine hohe Reputation in seinem wissenschaftlichen Umfeld besitzt. Sie sind später stolz, wenn sie sagen können: „Ich habe bei diesem Professor promoviert." Es kann natürlich nicht schaden, wenn der Doktorvater ein gewisses **Renommee** hat, aber das sollte **nicht der wichtigste Aspekt** bei der Themenwahl sein. Bedenken Sie: Gerade ein bekannter und angesehener Professor will seinem Ruf gerecht werden und fordert von seinen Doktoranden eine besondere Leistung, was jedoch nicht zwangsläufig bedeutet, dass eine adäquate Betreuung gewährleistet ist. Im Übrigen wird der Wert einer Dissertation nicht durch den Namen des Doktorvaters, sondern in erster Linie durch die Arbeit des Doktoranden bestimmt. Auch bei jungen Privatdozenten lassen sich hervorragende Arbeiten schreiben.

Für die meisten Studenten ist das Renommee ihres Doktorvaters bei der Wahl des Themas nicht ausschlaggebend. Ihnen ist vielmehr eine **gute Betreuung** wichtig.

Nun ist der Doktorvater nicht immer identisch mit dem eigentlichen Betreuer der Arbeit. An größeren Instituten oder Kliniken ist es üblich, dass ein erfahrener, noch nicht habilitierter Arzt den Doktoranden betreut – angefangen von der Themenvergabe bis hin zum Schreiben des Gutachtens. Für den Doktoranden kann dies durchaus von Vorteil sein: Diese Betreuer haben in der Regel ebenfalls ein Ziel vor Augen, nämlich ihre eigene Habilitation. Sie sind deshalb auch an den Ergebnissen ihrer Doktoranden interessiert, mit denen sie ja selbst einige Lorbeeren verdienen können (z. B. durch die Autorenschaft eines Papers).

Wie sieht nun der ideale Betreuer aus? Darüber gibt es unterschiedliche Ansichten. In jedem Fall sollte er
- eine gewisse Autorität besitzen,
- Interesse an Ihrer Arbeit zeigen,
- im Idealfall selbst Spezialist mit eigenen Publikationen auf diesem Gebiet sein,
- leicht erreichbar und bei Bedarf kurzfristig ansprechbar sein, damit der Doktorand bei Problemen nicht wochenlang auf sich allein gestellt ist.
- Zudem sollte die Zusammenarbeit von gegenseitiger Sympathie geprägt sein. Schließlich arbeitet man ggf. jahrelang gemeinsam mit einem großen Ziel vor Augen: dem erfolgreichen Abschluss der Doktorprüfung.

Ansonsten kursieren zahlreiche Vorurteile. So hört man öfter, jüngere Betreuer seien kritischer und stellten weit höhere Ansprüche als „alte Hasen", die schon zahlreiche Doktorarbeiten betreut haben. Als Gegenargument lässt sich hier anführen, dass junge Wissenschaftler, die ihre Karriere noch vor sich haben, oft wesentlich motivierter sind als erfahrene Kollegen, für die eine Doktorarbeit nichts Besonderes mehr darstellt. Man sollte sich in jedem Fall davor hüten, Pauschalurteilen zu erliegen, sondern versuchen, sich sein eigenes Urteil zu bilden.

Ob die Betreuung einer Doktorarbeit gut war, lässt sich eigentlich erst nach ihrem Abschluss beurteilen. Dennoch gibt es Möglichkeiten, sich vor der Inangriffnahme einer Arbeit über den Betreuer ein Bild zu machen. Es bietet sich an, seine **jetzigen und ehemaligen Doktoranden** zu **befragen**. Mitunter ist es sinnvoll, sich bei einem Fachschaftsmitglied Rat zu holen; in vielen Fachschaften dokumentiert man nämlich die Erfahrungen von Doktoranden. Sie werden dabei wahrscheinlich nicht nur Positives erfahren, und Sie sollten auch bedenken, dass Ihre Kommilitonen möglicherweise andere Vorstellungen bezüglich der Betreuung haben als Sie. Es ist deshalb wichtig, mehrere Meinungen zu hören. Wenn Ihnen allerdings von verschiedenen Seiten gesagt wird, dass die Betreuung miserabel ist, sollten Sie vorsichtig sein! Es ist dann kaum anzunehmen, dass ausgerechnet Sie zufrieden sein werden. Weitere Hinweise zur Person des Betreuers ergibt das erste Gespräch mit ihm (s. Kap. 2.5).

2.4.4 Der ideale Doktorand

Wie wünscht sich ein Betreuer einen Doktoranden?

Er oder sie:
- ist fleißig,
- ist selbstständig,
- kann sich schnell in ein Thema einarbeiten,
- ist bereit, Probleme anzupacken und eigenständig eine Lösung zu finden,
- ist umgänglich, kooperativ, hilfsbereit
- und fragt nicht wegen jeder kleinen Schwierigkeit, die sich ihm bzw. ihr in den Weg stellt, nach.

Selbstverständlich sollte der Doktorand sicher im Umgang mit den Softwareprodukten Word und Excel sein und auch in der Lage sein, Literaturrecherchen durchzuführen.

Jeder Betreuer erwartet, dass der Doktorand ihn über den Fortgang seiner Arbeit auf dem Laufenden hält und das Gespräch mit ihm sucht (nicht umgekehrt).

Sie sollten sich in jedem Fall darüber im Klaren sein, dass Sie von diversen Leuten abhängig sind – nicht nur von Ihrem Betreuer, sondern auch von Mitarbeitern des Labors, der Klinik oder des Instituts, in dem Sie Ihre Untersuchungen durchführen. Sie sind darauf angewiesen, dass Ihnen jemand hilft, sich in die Methodik einzuarbeiten und dass Sie jemanden finden, der Ihnen bei Schwierigkeiten zur Seite steht. Deshalb sollten Sie sich – soweit es in Ihren Möglichkeiten liegt – um ein **gutes Arbeitsklima** bemühen.

Es passiert leider hin und wieder, dass Doktoranden mit einer unglaublichen Arroganz in einem Institut auftreten, sich als kompetente Akademiker gebärden, langjährige Mitarbeiter belehren wollen und glauben, jeder sei ihnen zu Diensten, damit ihre Doktorarbeit möglichst schnell über die Runden kommt. Bei solchen Verhaltensweisen werden Sie von vornherein auf Ablehnung stoßen. Ein guter Umgang mit den Mitarbeitern Ihres Instituts oder Ihrer Klinik wird Ihnen einiges erleichtern.

> **Merke**
>
> Treten Sie als Doktorand eher bescheiden auf, begegnen Sie allen Mitarbeitern mit Respekt und üben Sie – vor allem zu Beginn Ihrer Tätigkeit – Zurückhaltung. Sie haben Loyalitätspflichten gegenüber der Einrichtung, in der Sie arbeiten. Auch wenn Sie kein fest angestellter Mitarbeiter sind, dürfen Sie Interna keinesfalls ausplaudern.

Ab und an trifft man etwas naiv anmutende Kandidaten, die glauben, dass ihnen andauernd jemand zur Seite steht und sie begleitet. Sie leben in der irrtümlichen Annahme, für Probleme jeder Art seien andere zuständig und kommen gar nicht auf den Gedanken, selbst nach einer Lösung zu suchen. **Bei einer Promotion ist jedoch Eigeninitiative gefragt!**

2.5 Das erste Gespräch mit dem Betreuer

2.5.1 Bereiten Sie sich vor!

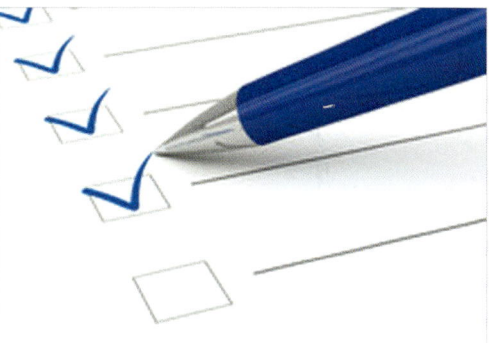

Abb. 2.4 Das Erstgespräch – Vorbereitung ist wichtig! (© You can more/Fotolia.com)

Termin für ein erstes Gespräch. Wenn Sie schließlich ein Thema ins Auge gefasst haben, sollten Sie einen Gesprächstermin mit Ihrem Betreuer vereinbaren. Wenn Sie die Möglichkeit haben, ihn persönlich anzusprechen, dann nehmen Sie diese Gelegenheit wahr. Ansonsten tun Sie dies am besten telefonisch oder über E-Mail. Dabei gewinnt man einen ersten Eindruck: Wenn der Betreuer niemals erreichbar ist, keine Zeit für ein kurzes Telefonat hat, auf Ihre Mail nicht antwortet oder eine Verabredung gar vergisst, ist dies kein gutes Zeichen. Jeder Betreuer, der an einer Doktorarbeit ernsthaft interessiert ist, wird auch Zeit finden, einen Gesprächstermin zu vereinbaren.

Wenn Sie Ihren Betreuer das erste Mal kontaktieren, benutzen Sie in der Anrede bitte dessen höchsten akademischen Grad in der allgemein üblichen Schreibweise. Das sieht dann korrekt so aus: „Sehr geehrter Herr Professor Müller" bei Herrn Prof. Dr. med. Linus Müller, aber „Sehr geehrte Frau Dr. Schultze" bei Frau Privatdozentin Dr. med.

Anna Schultze. Dilettantisch wäre hingegen „Sehr geehrter Herr Prof. Dr. med. Müller" oder „Hallo Frau Priv.-Doz. Anna Schultze". Achten Sie darauf, dass Ihre Mails höflich und fehlerfrei formuliert sind. Auch beim ersten persönlichen Gespräch sollten Sie ihn oder sie korrekt ansprechen (also beispielsweise „Herr Professor Müller" oder „Frau Dr. Schultze").

Bereiten Sie sich gut auf das erste Gespräch vor! Das erste Gespräch dient dem näheren Kennenlernen. Dazu sollten Sie sich vorab informieren, um welches Dissertationsthema es sich handelt (s. Kap. 2.3). Nur dann können Sie die richtigen Fragen stellen. Sie geben ein beschämendes Bild ab, wenn Sie nicht einmal über die wichtigsten Eigenschaften der angebotenen Arbeit Bescheid wissen.

Erfüllen Sie die Anforderungen? Prüfen Sie vorab, ob Sie die Anforderungen, die an Sie als Kandidaten gestellt werden, annähernd erfüllen und ob Sie sich in der Lage sehen, sich in angemessener Zeit in die Thematik einzuarbeiten. Vermitteln Sie durch intelligente Fragen den Eindruck, dass Sie an der angebotenen Arbeit interessiert sind. Es ist außerordentlich wichtig, dass Sie sich diese Fragen im Vorfeld überlegen und notieren (s. Kap. 2.5.2). Achten Sie auf ein gepflegtes Äußeres, da die meisten Professoren und Privatdozenten hierauf Wert legen.

Antworten Sie ehrlich auf Fragen Ihres Betreuers! Es wird ihn mehr beeindrucken, wenn Sie Defizite eingestehen und bereit sind, sich fehlende Kenntnisse anzueignen, als wenn Sie ihm etwas vorflunkern. Es mag zwar enttäuschend sein, wenn er sich letztlich für einen anderen Kandidaten entscheidet. Andererseits ist niemandem (am wenigsten Ihnen) damit gedient, wenn Sie aufgrund unrichtiger Angaben eine Zusage erhalten und später einsehen müssten, dass Ihnen das Thema nicht liegt.

Was reizt Sie an der angebotenen Arbeit? Möglicherweise wird der Betreuer von Ihnen wissen wollen, was Sie an der angebotenen Arbeit reizt. Auf diese Frage sollten Sie eine überzeugende Antwort parat haben! Sind es die Rahmenbedingungen, das Fachgebiet, das spezielle Thema oder die Methodik? Sie sollten zu erkennen geben, dass Sie engagiert sind und das Ihre zu einem erfolgreichen Abschluss beitragen werden. Es gibt Doktoranden, die meinen, jedermann müsse Verständnis dafür aufbringen, dass sie ohne großes Engagement ihren „Titel" erwerben möchten – jede andere Vorstellung sei unrealistisch. Dann dürfen Sie sich nicht wundern, wenn das erste Gespräch sehr schnell beendet ist, ohne dass Sie ein Thema haben.

2.5.2 Stellen Sie präzise Fragen!

Es gibt bei jedem Thema einige allgemeine Punkte, die Sie ansprechen sollten:

- **Fragestellung:** Klären Sie vorab, wie die **konkrete Fragestellung** lautet, die Ihrer Arbeit zugrunde liegt. Lassen Sie sich nicht abspeisen mit lapidaren Hinweisen wie: „Das wird man sehen, wenn alle Daten erhoben sind" oder „Die ergibt sich von selbst im Laufe der Zeit". Damit gehen Sie ein unkalkulierbares Risiko ein! In jedem Fall sollte – wenn noch nicht der genaue Titel – wenigstens die zu behandelnde Fragestellung als Hypothese formuliert sein. Im Rahmen Ihrer Doktorarbeit werden Sie dann versuchen, diese Hypothese zu prüfen.
- **Nicht bestätigte Hypothese:** Was geschieht, wenn sich die Hypothese nicht bestätigen lässt? Auch bei einer optimalen Planung ist dies nicht ausgeschlossen. Fragen Sie, wie dann weiter verfahren wird: Kann man dann trotzdem promoviert werden, oder muss man in ein neues Thema einsteigen und von vorn beginnen?
- **Dauer:** Versuchen Sie zu klären, welcher Zeitraum bis zur Abgabe einzukalkulieren ist. Dies hängt natürlich von sehr vielen Faktoren ab, die teilweise nicht vorhersehbar sind. Seien Sie aber skeptisch, wenn man Ihnen sagt, dass die Arbeit in wenigen Monaten abzuschließen sei. In seltenen Einzelfällen mag dies zutreffen, aber im Allgemeinen ist jede Zeitangabe unter 2 Jahren unrealistisch.
- **Bewertung:** Natürlich kann sich Ihr Betreuer diesbezüglich nicht festlegen. Aber Sie wissen ja selbst, dass die Bewertung auch vom Arbeitstypus abhängt und dass beispielsweise bei retrospektiven Studien einfacher Art eine schlechtere Bewertung zu erwarten ist als bei prospektiven Arbeiten. Sie sollten ihm in jedem Fall sagen, welche Note Sie anstreben und fragen, ob dies realistisch ist. Manche Doktoranden glauben, dem künftigen Doktorvater einen Gefallen zu tun, wenn sie ihm beim ersten persönlichen Kontakt mitteilen, dass sie mit der Bewertung „rite" zufrieden wären. Das Gegenteil trifft eher zu: Aus Sicht des Doktorvaters gibt es nämlich wenig Anlass, sich über eine schlechte Note seines Doktoranden zu freuen. Sein wissenschaftli-

ches Ansehen innerhalb der Fakultät steigt oder fällt unter anderem mit der Qualität der Dissertationen seiner Doktoranden. Ein Doktorvater, der ständig Arbeiten vorlegt, die nur mit „rite" benotet werden, schadet auf lange Sicht seinem eigenen Ruf unter den Kollegen. Weshalb also sollte er ein Interesse daran haben, Ihnen ein Promotionsthema anzubieten, wenn Sie ihm gleich zu Beginn signalisieren, dass Sie sich wissenschaftlich nicht wirklich anstrengen wollen?

- **Kommunikation:** Wie verläuft die Kommunikation zwischen Ihrem Betreuer und Ihnen? Lassen Sie durchblicken, dass Sie an einem regen Informationsaustausch interessiert sind. In größeren Instituten gibt es eventuell eine Arbeitsgruppe aus mehreren Doktoranden, die sich hin und wieder trifft, um Informationen und Erfahrungen auszutauschen. Manche Betreuer bieten Doktorandensprechstunden an, bei denen die Doktoranden ohne Terminabsprache vorsprechen können. Andernfalls liegt es an Ihnen, in regelmäßigen Abständen Kontakt zu suchen.
- **Literatur:** Welche Literatur ist für den Einstieg zu empfehlen? Es müsste für Ihren Betreuer leicht sein, Ihnen einige Fachbücher und Zeitschriftenartikel („Papers") zu nennen, die Sie sich dann schnellstmöglich besorgen sollten. Seien Sie kritisch, wenn Sie Bemerkungen hören wie etwa: „Die Idee zu Ihrem Thema ist so brandneu, dass es dazu noch keine Literatur gibt" oder: „Es gibt zwar einiges, aber für den Anfang wäre dies nur verwirrend". Im Klartext heißt dies: „Ich habe keine Ahnung von der aktuellen Literatur." Ein gutes Zeichen ist dies wahrlich nicht.
- **Verlassen der Universität:** Bei Privatdozenten oder bei Professoren ohne Leitungsfunktion muss man damit rechnen, dass sie die Universität verlassen, wenn sie einen Ruf auf eine planmäßige Professur oder auf eine Chefarztposition erhalten. Wenn Sie vermuten, dass Ihr Betreuer eine solche Möglichkeit ins Auge fasst, sollten Sie ihn darauf ansprechen und ihn fragen, ob er selbst oder welcher seiner Kollegen die weitere Betreuung ggf. übernehmen würde (s. Kap. 8.2.4).

Abhängig von der Themenart ist Folgendes zu erörtern:

- **Retrospektive Studien:** Sind die Daten bereits dokumentiert und (wenn ja) in welcher Form? Kann die spezielle Fragestellung anhand dieser Daten beantwortet werden? Es ist auch denkbar, dass Patienten oder andere Personen nach zurückliegenden Ereignissen befragt werden müssen. In diesem Fall sollten Sie vorsichtig sein. Erfahrungsgemäß muss man damit rechnen, dass man auch mit den allergrößten Bemühungen (freundliche Briefe, insistierende Telefongespräche etc.) nur einen kleinen Teil dieser Personen erreicht.
- **Prospektive Studien:** Wie viele Patienten werden benötigt (dazu bedarf es der Beratung eines Biostatistikers)? In welchem Zeitraum ist diese Anzahl rekrutierbar (diese Frage sollte der Betreuer beantworten können)? Ist die Untersuchungsmethodik etabliert und gibt es einen Ansprechpartner, der Ihnen in der Einarbeitungsphase behilflich ist? Sie sollten auch fragen, ob die Studie von einer Ethikkommission begutachtet worden ist, und ob deren Votum schon vorliegt (dies kann nämlich mehrere Monate dauern).
- **Experimentelle Studien:** Hier sollte vorab geklärt werden, wie viele Experimente durchzuführen sind und wann dies geschehen soll. Außerdem ist abzusprechen, in welcher Arbeitsgruppe Sie eingebunden sein werden und ob es jemanden im Institut oder Labor gibt, der Ihnen bei der Einweisung in die Methodik behilflich ist. Bei Tierexperimenten sollten Sie fragen, welches Modell (insbesondere welche Spezies) verwendet wird und sich nach dem Votum des Regierungspräsidiums erkundigen, das jede Tierversuchsserie genehmigen muss.

Wenn Sie wegen Ihrer Arbeit längere Zeit in einer Klinik oder einem Institut eingebunden sind, sollten Sie folgende Themen ansprechen:

- **Arbeitsplatz:** Gibt es einen Arbeitsplatz für jeden Doktoranden, oder müssen sich mehrere Doktoranden einen Arbeitsplatz teilen? Wie ist dieser zugänglich? Erhalten Sie einen Schlüssel, oder müssen Sie sich an jemanden wenden, um eingelassen zu werden?
- **Ausstattung:** Wie ist dieser Arbeitsplatz ausgestattet? Gibt es einen PC mit Drucker und Internetanschluss, welche Software ist installiert?
- **Probeweise Mitarbeit:** Besteht eventuell die Möglichkeit, in einer Arbeitsgruppe oder einem Labor einige Tage probeweise mitzuarbeiten? Manche Betreuer bieten dies von sich aus an. Dies wäre ideal, da Sie dabei die Mitarbeiter kennenlernen und vorab erkennen können, ob Ihnen das Arbeitsumfeld zusagt.

- **Urlaubssemester:** Ist die Zeit, die man während des Semesters oder in den Semesterferien erübrigen kann, ausreichend für die anstehenden Untersuchungen oder Experimente? Es gibt Betreuer, die vom Doktoranden erwarten, dass er ein oder zwei Semester pausiert und ihm in dieser Zeit sogar ein kleines Gehalt zahlen. Bei aufwendigen Laboruntersuchungen sollten Sie diese Alternative überdenken. Einerseits verzögert sich dadurch zwar das Ende des Studiums, andererseits kann man während dieser Zeit konzentriert an der Dissertation arbeiten.
- **Finanzierung der Studie:** Ist die Finanzierung der Studie gesichert? Es ist schon vorgekommen, dass sich wenige Wochen oder Monate nach der Themenvergabe herausgestellt hat, dass man einen Projektantrag stellen muss, oder dass die Finanzierung ausläuft. Wenn eine Studie von einer Institution, wie beispielsweise der Deutschen Forschungsgemeinschaft (DFG), finanziert wird, existieren in der Regel Projektbeschreibungen. Diese sollten Sie sich zeigen lassen, da sie sehr detaillierte Informationen beinhalten.

Es gibt darüber hinaus einige spezielle Punkte, die eventuell für Sie wichtig sind:
- **Fortbildung:** Gibt es Fortbildungsveranstaltungen (etwa Kolloquien), die für Doktoranden zugänglich sind? Hat man Gelegenheit seine Arbeit vorzustellen? Manchmal bieten diese Veranstaltungen die Möglichkeit, informative Vorträge zu hören und interessante Leute kennenzulernen. Bisweilen sind sie allerdings nur lästige Pflichtveranstaltungen.
- **Publikation:** Können Teile der Arbeit in einer Fachzeitschrift veröffentlicht werden, oder bietet es sich eventuell an, sie auf einem Kongress zu präsentieren? Eine englische Publikation in einer angesehenen wissenschaftlichen Zeitschrift würde Ihre Arbeit mit Sicherheit aufwerten! Wenn Sie die Bewertung „magna cum laude" anstreben, ist eine Publikation an den meisten Fakultäten ohnedies zwingend notwendig.
- **Doktorandenförderung:** Besteht die Möglichkeit einer Doktorandenförderung? Vielleicht können Sie als wissenschaftliche Hilfskraft bei Ihrem Betreuer arbeiten; das wäre die optimale Art, Ihre Doktorarbeit mit der Notwendigkeit des Geldverdienens zu verbinden. Eventuell können Sie sich mit der Hilfe Ihres Betreuers um ein Stipendium (S. 33) bemühen.

2.5.3 Ziehen Sie ein Resümee!

Wenn durch das Gespräch Ihre Neugierde geweckt worden ist und Sie sicher sind, dass Sie das Thema bearbeiten möchten, dann artikulieren Sie dies deutlich! Heucheln Sie jedoch kein Interesse, wenn Sie das Gefühl beschleicht, dass das Thema nicht Ihren Neigungen entspricht. Notfalls sollten Sie sich Bedenkzeit erbitten. Es wäre unklug, vorschnell zuzusagen aus Angst, dass ein anderer Kommilitone Ihnen das Thema vor der Nase wegschnappt. Sie wären unglücklich, wenn Sie nach einigen Monaten feststellen würden, dass Sie sich falsche Vorstellungen gemacht haben. Sie sollten aber auch nicht sofort absagen, wenn Ihre Erwartungen enttäuscht wurden. **Denken Sie über alles in Ruhe nach!**

Vielleicht wenden Sie nun ein, dass Sie die Aussagen des Betreuers gar nicht beurteilen können, weil Sie ja ein akademisch unbeschriebenes Blatt sind. Sie merken aber dennoch, ob der Betreuer Fragen offen und ehrlich beantwortet oder ob er ihnen ausweicht. Lassen Sie sich von niemandem (auch nicht von sich selbst) unter Druck setzen! Sie sollten sich vor allem mit der Fragestellung auseinandersetzen: **Erscheint Ihnen das Thema sinnvoll**, oder haben Sie den Eindruck, es ist nur eine fixe Idee des Professors, der selbst darüber noch nicht ernsthaft nachgedacht hat? Eventuell ist es ratsam, ein weiteres Gespräch zu führen, um sich danach ein Urteil zu bilden.

Die Entscheidung für oder gegen ein Thema (und damit für oder gegen einen Betreuer) fällt meist auf **emotionaler Ebene**. Lassen Sie sich aber besser nicht von allzu großer Sympathie blenden. Wenn der Betreuer Ihnen beim ersten Gespräch Kaffee und Plätzchen serviert und sofort das „Du" anbietet, bedeutet das keineswegs, dass er bei später auftretenden Problemen ebenso freundlich und kooperativ ist.

Wenn Sie zu dem Entschluss gekommen sind, das angebotene Thema zu bearbeiten, sagen Sie so bald wie möglich zu. Auch wenn Sie ein Thema – aus welchen Gründen auch immer – ablehnen, gebietet es die Höflichkeit, den Betreuer zu informieren.

Es kann passieren, dass sich mehrere Kandidaten für ein Thema bewerben. In diesem Fall müssen Sie damit rechnen, dass sich der Betreuer für einen Ihrer Konkurrenten entscheidet. Seien Sie dann nicht zu sehr enttäuscht! Ein Thema kann schließlich nur einmal vergeben werden. Manchmal sind die Gründe ganz profan – so könnte möglicherweise ein Kandidat aus Schleswig-Holstein bei einem eingefleischten Bayern weniger Chancen haben als eine Studentin aus dem Allgäu. Suchen Sie ein anderes Thema! Überdenken Sie noch einmal Ihr Gespräch und fragen Sie sich kritisch, ob Sie sich das nächste Mal anders verhalten sollten.

2.6 Wie kommt man an ein Stipendium?

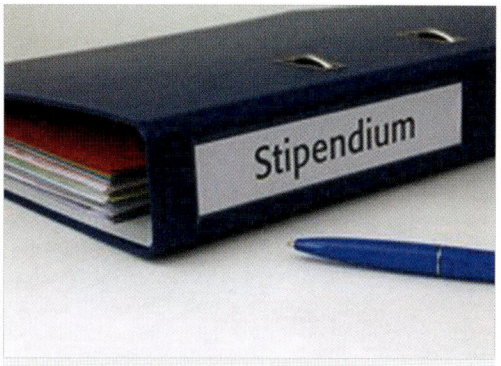

Abb. 2.5 Bekomme ich ein Stipendium?
(© Ideenkoch/Fotolia.com)

Bei den meisten Studenten entstehen aufgrund der Promotion – zumindest in der Anfangsphase – keine zusätzlichen finanziellen Belastungen. Andererseits müssen sich viele Studenten ganz oder teilweise ihr Medizinstudium finanzieren. Dies wird in der Promotionsphase wegen der damit verbundenen zeitlichen Belastungen nicht einfacher. Ein **Stipendium** bietet die Möglichkeit, sich **frei von finanziellen Sorgen** ganz auf die Doktorarbeit konzentrieren zu können.

In Deutschland gibt es eine Vielzahl an **öffentlichen und privaten Stiftungen**, die sich der Förderung des wissenschaftlichen Nachwuchses widmen und **Promotionsstipendien** vergeben. Dazu zählen partei- oder kirchennahe Förderwerke, Einrichtungen aus Wirtschaft und Industrie oder private Stiftungen. Eine Auflistung mit Adressen und näheren Informationen findet man über den Stifterverband für die Deutsche Wissenschaft unter www.stifterverband.org oder über den Bundesverband Deutscher Stiftungen bei www.stiftungsindex.de. Nützliche Hinweise enthält ferner die Website des Bundesministeriums für Bildung und Forschung: www.stipendienlotse.de. Spezielle Angebote für Mediziner gibt es unter www.preise-stipendien.de. Mitunter lohnt sich auch ein Blick auf die Internetseite Ihrer Universität, wo Sie eventuell Hinweise zu universitätsbezogenen Stiftungen finden. Neben Promotionsstipendien bieten manche Universitäten **Abschlussstipendien** an, die sich meist über eine Zeitspanne von 6 Monaten erstrecken, innerhalb der die Promotion dann abgeschlossen sein muss.

Stipendien werden nur unter bestimmten Voraussetzungen und erst nach gründlicher Prüfung des Kandidaten gewährt. Bei manchen Organisationen kann sich der Doktorand **selbst bewerben**, bei anderen muss er ein **Empfehlungsschreiben** vorlegen (z. B. das eines ehemaligen Stipendiaten). Viele Fördereinrichtungen scheiden sofort aus. Bei denjenigen, die ein abgeschlossenes Hochschulstudium voraussetzen, ist eine Bewerbung von vornherein sinnlos, da medizinische Promotionen üblicherweise studienbegleitend durchgeführt werden. Bei fachbezogenen Stipendien ist der Themenbereich stark eingegrenzt, sodass sie nur für einen kleinen Kreis potenzieller Bewerber interessant erscheinen. Eine Bewerbung bei einer parteinahen oder kirchlichen Stiftung ist nur dann sinnvoll, wenn Sie der jeweiligen Partei oder Glaubensgemeinschaft nahe stehen.

In jedem Fall werden sehr hohe Ansprüche an die Kandidaten gestellt. **Neben überdurchschnittlichen akademischen Leistungen wird häufig auch Engagement auf anderen Gebieten erwartet.** Außerdem müssen die Stipendiaten während der gesamten Zeit der Förderungsmaßnahme mit der Stiftung in Kontakt stehen und regelmäßig über den Fortschritt ihrer Arbeit berichten. Von den meisten Stiftungsgremien wird erwartet, dass Sie später, wenn Sie erfolgreich beruflich tätig sind, Ihren Dank durch finanzielle Zuwendungen an die jeweilige Institution zum Ausdruck bringen.

> **Merke**
>
> Wenn Sie eine Bewerbung ins Auge gefasst haben, informieren Sie sich vorab, welches Stipendium für Sie infrage kommt, ob die Bedingungen akzeptabel sind, ob Ihr Doktorvater dieses Vorhaben unterstützt und wie hoch die Erfolgsaussichten sind.

Bedenken Sie, dass der gesamte Bewerbungsprozess (Schreiben und Zusammentragen der verlangten Unterlagen, Gespräche etc.) viel Zeit in Anspruch nimmt. Prüfen Sie daher, ob sich dieser Aufwand in Ihrem Fall lohnt! Bei einem positiven Bescheid gehen Sie die Arbeit mit Sicherheit sehr motiviert an. Ein Stipendium stellt nicht nur eine optimale Möglichkeit zur Verbesserung der finanziellen Situation dar, sondern ist darüber hinaus eine Zierde im Lebenslauf des Doktoranden.

2.7 Thema gefunden – jetzt geht's los!

▶ **Vorstellung.** Nachdem Sie Ihr Thema haben und Ihren Betreuer kennen, sollten Sie den Mitarbeitern der Klinik oder des Instituts vorgestellt werden. Bitten Sie Ihren Betreuer, dass er Sie überall bekannt macht, oder stellen Sie sich selbst vor! Wenn Ihr Betreuer nicht gleichzeitig Klinik- oder Institutsdirektor ist, achten Sie darauf, dass er Sie seinem Chef vorstellt. Dies gilt insbesondere dann, wenn dieser Chef der offizielle Doktorvater ist. Es wäre peinlich, wenn dieser von Ihrer Existenz nichts wüsste und Sie eines Tages erstaunt fragen würde, was Sie in seinem Institut treiben.

▶ **Anmeldung.** Achten Sie darauf, dass Ihre Arbeit schnellstmöglich beim Promotionsausschuss angemeldet wird. Entsprechende Formulare findet man auf der Website des Promotionsbüros. Themen, die wissenschaftliche Mindeststandards vermissen lassen oder inhaltlich nicht relevant sind, können vom Promotionsausschuss abgelehnt werden. Auch thematische Überschneidungen von Arbeiten, für die derselbe Betreuer verantwortlich ist, können zur Ablehnung führen. Erst wenn ein positives Votum des Promotionsausschusses vorliegt, sind Sie offiziell als Doktorand von der Fakultät anerkannt.

▶ **Ordnung halten.** Es ist ferner wichtig, von Anfang an Ordnung zu halten! Legen Sie einen Ordner an, in dem Sie alle wichtigen Unterlagen in gedruckter Form ablegen. Dazu gehören zunächst die Promotionsordnung und das Merkblatt für Doktoranden, das Sie sich spätestens jetzt im Dekanat oder über das Internet besorgen sollten. Unter der Adresse www.medidiss.de finden Sie die Promotionsordnungen zahlreicher Medizinischer Fakultäten sowie nützliche Informationen zum Thema „Doktorarbeit". Gewöhnen Sie sich außerdem an, jedes wichtige Gespräch als Notiz mit Datum und Inhalt festzuhalten und diese aufzubewahren. Auch die Literatur, die Sie sich besorgen, sollten Sie nicht auf Ihrem Schreibtisch stapeln, sondern nach einem festen Prinzip ablegen (etwa nach dem Nachnamen des Erstautors), sodass die Artikel jederzeit auffindbar sind. Je nach Vorlieben bieten sich dazu Ordner in Ihrem PC oder Aktenordner an.

▶ **Doktorandenseminar.** Die Anfangsphase einer Doktorarbeit ist die geeignete Zeit, um ein Doktorandenseminar zu besuchen. Diese Seminare werden an zahlreichen Universitäten angeboten, ihr Besuch ist freiwillig. Sie lernen dort eine Menge Dinge, die für die Doktorarbeit sehr wichtig sind (beispielsweise bezüglich des Literaturstudiums oder des Aufbaus der Arbeit). Außerdem haben Sie die Möglichkeit, Probleme, die sich bei Ihrer Arbeit ergeben, zu besprechen und so – zusammen mit einem Dozenten, der einen gewissen Abstand zu Ihrer Arbeit hat – frühzeitig eine Lösung zu finden. Spätestens jetzt sollten Sie, falls erforderlich, Kurse besuchen, in denen Sie den Umgang mit Softwareprodukten erlernen. Wichtig ist vor allem, dass Sie ein Textverarbeitungsprogramm einigermaßen beherrschen und in der Lage sind, Literaturrecherchen durchzuführen. Eventuell sollten Sie auch eine Statistiksoftware oder ein Literaturverwaltungsprogramm bedienen können. Informieren Sie sich, wann und wo entsprechende Kurse angeboten werden. Aushänge dazu findet man oft im Rechenzentrum, in der Bibliothek oder über das Internet. Achten Sie darauf, dass diese Kurse auf die Bedürfnisse von Doktoranden eingehen.

▶ **Zeitplan.** Planen Sie zunächst, wie viel Zeit Sie im nächsten halben Jahr für Ihre Doktorarbeit investieren können; seien Sie dabei **realistisch**! Viele Studenten haben die löbliche Absicht, während der kommenden Monate Tag und Nacht in ihre Doktorarbeit zu investieren – ahnen dabei aber schon, dass der größte Teil dieser Zeit bereits für Famulaturen, Urlaub, Jobben etc. verplant ist.

Ein **konkretes Ziel vor Augen** hilft Ihnen, das Projekt „Doktorarbeit" entschlossen anzugehen. Ein erstes Etappenziel könnte das Erstellen eines Exposés sein, in dem Sie auf etwa 2 Seiten Ihr Thema beschreiben, den gegenwärtigen Stand der Forschung und das methodische Vorgehen skizzieren sowie einen groben Zeitplan aufstellen. Vorab ist es erforderlich, sich mit der Fragestellung intensiv auseinanderzusetzen, sich Gedanken über das Studiendesign zu machen (s. Kap. 4.2), darüber nachzudenken, welche statistischen Methoden Sie anwenden (s. Kap. 5) und sich einen groben Überblick über die aktuelle Literatur anzueignen (s. Kap. 6). Für dieses Teilprojekt sollten Sie etwa 2 Monate veranschlagen.

Überlegen Sie, welche Aufgaben danach sinnvollerweise in Angriff genommen werden sollten. Je nach Arbeitstypus kann es sich dabei um Datenrekrutierung aus Patientenakten, Patientenuntersuchungen, Arbeiten im Labor oder um ein intensives Literaturstudium handeln.

Natürlich können Sie Ihre Zeit nicht bis ins letzte Detail verplanen, da man immer mit unvorhersehbaren Ereignissen rechnen muss. Ein Zeitplan bietet Ihnen dennoch eine grobe Orientierung. Sie merken schnell, wenn Ihnen die Zeit in den Händen zerrinnt, und können frühzeitig Gegenmaßnahmen ergreifen. Wertvolle Hinweise zum Thema „Zeitmanagement" finden Sie in Kap. 8.4.3.

Halten Sie Ihren Betreuer auf dem Laufenden! Sie müssen dazu nicht jedes Mal einen festen Gesprächstermin vereinbaren; auch bei einem kurzen zwanglosen Zusammensein können Sie ihn über den Fortgang Ihrer Arbeit informieren.

Es ist hilfreich, wenn Sie sich andere Doktorarbeiten ansehen, die bei demselben Betreuer geschrieben wurden. Diese findet man meist in der Instituts- bzw. Klinikbibliothek. So können Sie sich ein Bild machen von dem, was man von Ihnen erwartet.

Sie müssen sich für das Thema begeistern und mit Lust dessen Bearbeitung angehen – dann gedeiht Ihre Arbeit (meint zumindest Shakespeare)!

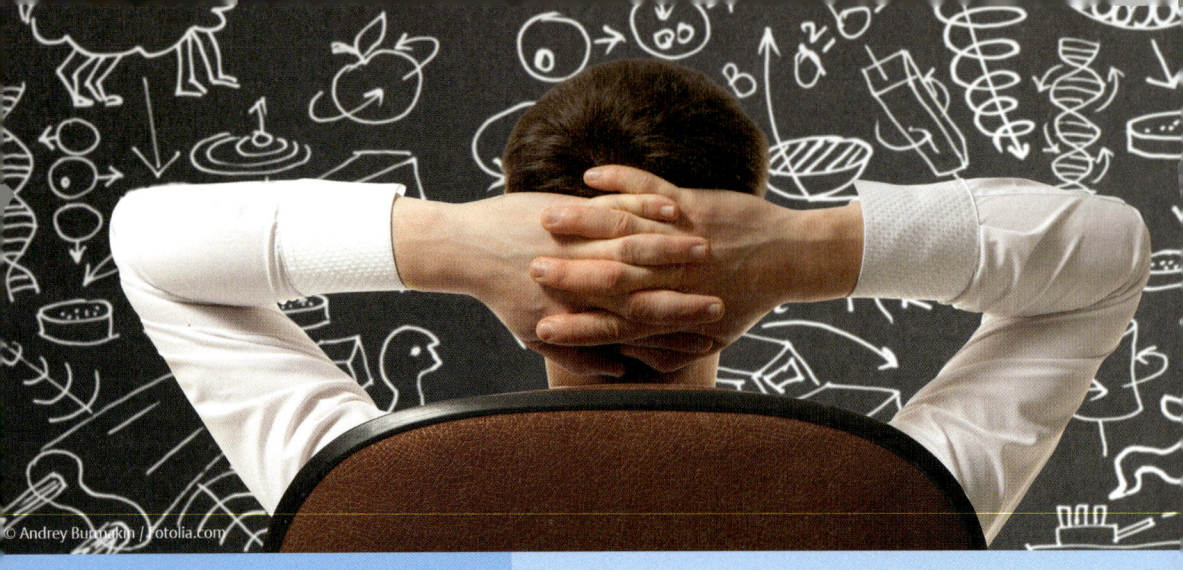

Kapitel 3

Wissenschaftstheoretische Grundlagen

3.1 Die Wissenschaft und ihre Komponenten — 37

3.2 Was ist Wissenschaftlichkeit? Die Einstellung prägt den Wissenschaftler — 40

3.3 Logische Schlüsse in der Wissenschaft oder: Alle Kater sind schwarz — 40

3.4 Hypothesenbildung — 41

3.5 Hypothesenprüfung: Von der cleveren Idee zum empirischen Beleg — 42

3.6 Hempels Rabe oder Münchhausens Zopf: Wann habe ich meine Hypothese ausreichend bestätigt? — 44

3.7 Vom Schluss zum Trugschluss: Vorsicht vor der Lieblingshypothese! — 46

3 Wissenschaftstheoretische Grundlagen

3.1 Die Wissenschaft und ihre Komponenten

Wenn die Begriffe nicht richtig sind, so stimmen die Worte nicht; stimmen die Worte nicht, so kommen die Werke nicht zustande.
(Konfuzius, Philosoph, 551–479 v. Chr.)

3.1.1 Was ist eine Wissenschaft?

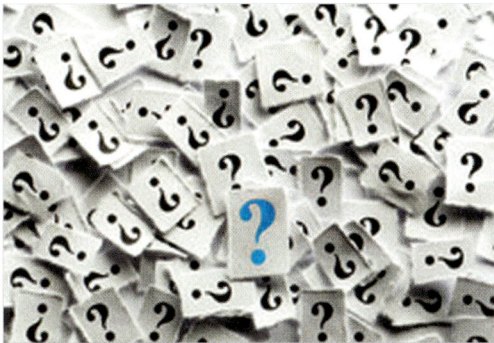

Abb. 3.1 Wissenschaft bedeutet was?
(© Brian Jackson/Fotolia.com)

Wenn Sie sich dafür entschieden haben, eine Dissertation anzufertigen, dann wollen Sie einen eigenständigen Beitrag zur medizinischen Wissenschaft leisten. Doch was kennzeichnet eigentlich eine Wissenschaft? Mit dem Philosophen Joachim Schummer [15] unterscheiden wir 9 Zwecke, die für alle Wissenschaften gültig sein sollen und die sich wechselseitig bedingen:

1. **Wissenschaften leisten einen Beitrag zur Orientierung in der Welt und zu ihrer Verbesserung.** Voraussetzung dafür ist eine ethische Wertreflexion über eine Welt, zu der nicht nur materielle, sondern auch soziale, psychologische, theologische, politische und alle sonstigen Arten von Sinnzusammenhängen gehören.
2. **Jede Wissenschaft entwickelt neue Methoden**, indem sie sich kontinuierlich damit beschäftigt, neue und präzisere Begriffe zu bilden sowie Standards des Argumentierens, Schließens und Schlichtens bei Meinungsdifferenzen weiter zu entwickeln.
3. **Wissenschaft sucht und findet Antworten auf „Warum-Fragen"**, sei es in Form der Ursachenerklärung (in den Natur- und Technikwissenschaften), sei es als Verstehen von Sinnzusammenhängen (in den Geisteswissenschaften) oder sei es als Aufklärung über grundlegende natürliche und gesellschaftliche Verhältnisse (in den Sozialwissenschaften).
4. **Wissenschaft stellt die besten verfügbaren Mittel bereit**, um zukünftige Entwicklungen abzuschätzen und Prognosen jeglicher Art kritisch zu bewerten.
5. **Wissenschaft sucht nach Innovationen, sie bringt also neues Wissen hervor.** Genau dadurch aber wird sie unvorhersehbar, weder planbar noch determinierbar.
6. **Wissenschaft befriedigt die menschliche Neugier** (auf Latein: *Curiositas*), eine ambivalente Eigenschaft, die erst in der Neuzeit (etwa seit dem Beginn des 17. Jahrhunderts) nicht mehr als ein zu vermeidendes Laster, sondern als eine unverzichtbare Tugend des Forschers gilt.
7. **Wissenschaft führt ihre Betreiber zu einer besonderen Lebensform**, die durch eine Vorliebe für Sachbezogenheit, Vorurteilskontrolle, Gleichberechtigung und andere soziale Werte charakterisiert werden kann.
8. **Das Spektrum der Wissenschaften liefert uns ein differenziertes und einmaliges Angebot der Weltorientierung** in ihren natürlichen, technischen, sozialen und ethischen Dimensionen.
9. **Wissenschaft ist interaktiv und kommunikativ**, sie zieht ihren eigenen Nachwuchs heran und vermittelt ihre Ergebnisse der Öffentlichkeit. Wissenschaft trägt dadurch zur Bildung im umfassenden Sinn bei.

Auch wenn das durch Wissenschaft erworbene Wissen nur vorläufige Gültigkeit bis zu seiner grundsätzlich immer möglichen Widerlegung (S. 40) hat, kann man doch immerhin 4 Bedingungen angeben, die alle zugleich erfüllt sein müssen, damit man überhaupt von einigermaßen gesichertem *Wissen* sprechen kann. Schauen wir uns diese Bedingungen einmal näher an:

- **Bedingung 1: Der Wissenschaftler muss von der Richtigkeit seiner Behauptung überzeugt sein.**
Eine noch so gut gesicherte Aussage führt nicht zu wirklichem Wissen, wenn man die Richtigkeit der Aussage am Ende selbst bezweifelt. Die man-

gelnde Überzeugung von der Richtigkeit einer Behauptung kann ihrerseits ein sehr wichtiges Motiv für deren weitere wissenschaftliche Überprüfung sein. Andererseits reicht eine starke Überzeugung selbstverständlich nicht dafür aus, dass man etwas genau weiß. Man kann auch von ziemlich abwegigen Behauptungen subjektiv überzeugt sein, z. B. von der Existenz fliegender Untertassen. Die Überzeugung von der Richtigkeit einer Aussage ist also durchaus ambivalent: Einerseits benötigt man sie, um etwas wirklich zu wissen, andererseits kann uns eine starke Überzeugung auch komplett in die Irre führen. Es handelt sich also lediglich um eine notwendige, keineswegs jedoch um eine hinreichende Bedingung für wissenschaftlich gesichertes Wissen.

- **Bedingung 2: Der Wissenschafter muss für seine Überzeugung eine rationale Begründung angeben können.**
  Zur subjektiven Überzeugung muss eine intersubjektiv plausible rationale Begründung hinzukommen, wenn wir auf dem Weg zu wissenschaftlichem Wissen voranschreiten wollen. Sofern jemand z. B. die Überzeugung hat, dass sich der Mond um die Erde dreht, so mag ihm die Beobachtung, dass der Mond am Osthorizont auf- und einige Stunden später am Westhorizont wieder untergeht, als eine plausible Begründung, als ein vernünftiges Indiz für seinen Glauben erscheinen, der so auch anderen Menschen einleuchten und ihnen vermittelt werden könnte. Doch auch eine noch so plausible Begründung reicht für gesichertes Wissen wiederum keineswegs aus: Sie könnte sich ja am Ende als unzutreffend erweisen. Manche Wissenschaftler argumentieren sogar, Plausibilität sei der Feind jedes wirklichen Erkenntnisgewinns, da wir dazu neigten, eine plausible Begründung erst gar nicht mehr auf ihre Berechtigung hin zu überprüfen. Je plausibler die Begründung sich anhört, umso unsystematischer und nachlässiger könnte der anschließende Test ausfallen. Diese Warnung müssen wir uns merken, denn viele Mythen in der Medizin beruhen auf zwar plausiblen, aber eben ungenügend getesteten Hypothesen. Zum *Wissen* fehlt uns also immer noch eine ganze Menge.

- **Bedingung 3: Die aufgestellte Behauptung muss einer intersubjektiven Prüfung ausgesetzt werden und sich dort empirisch oder experimentell bewähren.**

Nun kommen wir dem Wissen schon einen wesentlichen Schritt näher: Wir glauben nicht mehr nur an unsere Behauptung, und wir haben nicht nur eine gute Begründung für unsere Überzeugung, sondern wir setzen unsere Behauptung einer Überprüfung in der realen Welt aus, sei es in einem streng kontrollierten Experiment oder in einer entsprechend sensitiv angelegten empirischen Studie. Hier muss sich unsere Überzeugung bewähren, sie muss dem Test standhalten. Wir haben in unserem Beispiel etwa mithilfe genauer Messungen vor dem Hintergrund des Fixsternhimmels über mehrere Wochen hinweg festgestellt, dass sich der Mond tatsächlich um die Erde bewegt, und zwar im Durchschnitt einmal in rund 27,3 Tagen. Nun ist das, was wir zuvor bloß glaubten, ein deutliches Stück weit sicherer. Aber noch immer fehlt uns ein entscheidendes Detail zum Wissen.

- **Bedingung 4: Die im Test bestätigte Behauptung muss sich als Folge der vom Wissenschafter angegebenen rationalen Begründung (Bedingung 2) bewährt haben.**
  Es genügt nicht, dass wir an etwas glauben und dafür auch eine einleuchtende Begründung vorbringen können. Es genügt noch nicht einmal, dass sich unsere Behauptung oder Hypothese im Test tatsächlich bewährt hat: Zwar dreht sich der Mond wirklich in 27,3 Tagen einmal um die Erde, aber keineswegs aus dem von uns in Bedingung 2 angegebenen plausiblen Grund: Die scheinbare Bewegung des Mondes von Osten nach Westen ist nämlich überwiegend eine Folge der täglichen Rotation der Erde um ihre eigene Achse. Der in knapp 4 Wochen vollendete siderische Mondumlauf hingegen beruht auf einer gegenläufigen Bewegung des Erdtrabanten von Westen nach Osten. Wir hatten also durchaus etwas Richtiges herausgefunden, aber infolge einer zwar plausiblen, jedoch letztlich falschen Begründung. Erst wenn wir das Testergebnis aus Bedingung 3 mit unserer Begründung aus Bedingung 2 abgeglichen und diese im Licht der durchgeführten Überprüfung gegebenenfalls korrigiert haben, wissen wir wirklich das, was wir vorher nur vermuten konnten. Zumindest wissen wir es so lange, bis unser Wissen durch neue Überprüfungen (Bedingung 3) in Schwierigkeiten gebracht wird.

> **Merke**
>
> Jede Wissenschaft lässt sich durch **3 gleichermaßen wichtige Komponenten** beschreiben:
> 1. Gegenstände,
> 2. Methoden,
> 3. Ergebnisse.
>
> Während die Ergebnisse („wissenschaftliches Wissen") das jeweils nur vorläufige Endprodukt wissenschaftlichen Arbeitens darstellen, das den oben genannten 4 Bedingungen genügen muss, beziehen sie sich immer auch auf einen bestimmten Gegenstand und werden mit bestimmten wissenschaftlichen Methoden erzielt.

3.1.2 Gegenstände der medizinischen Wissenschaft

Der Gegenstand der medizinischen Wissenschaft ist sehr **vielfältig** und deshalb **schwierig zu definieren**, selbst wenn man ihn auf die Erforschung physiologischer und pathologischer Wirkungs- und/oder Sinnzusammenhänge im Bereich biopsychosozialer Strukturen und Prozesse einzugrenzen versucht. Was verbindet inhaltlich eine internistische Doktorarbeit über „Veränderte Isoformexpression der Myosinleichtkette bei Patienten mit dilatativer Kardiomyopathie" mit einer medizinhistorischen Studie zum Thema „Die ärztliche Dimension im Werk Arthur Schnitzlers", und was haben beide Arbeiten schließlich mit einer tierexperimentellen Dissertation gemeinsam, die den Titel „Untersuchungen zur Genregulation des Renin-Angiotensin-Systems bei renaler Ischämie und bei der Post-Transplantations-Hypertonie" trägt? Die Spezialisierung der Medizin als Folge ihres äußerst umfangreichen Gegenstandsbereichs hat dazu geführt, dass man selbst als Mitglied eines Promotionsausschusses nur noch innerhalb gewisser Fächergrenzen in der Lage ist, Arbeiten aus anderen Disziplinen zu verstehen und sie wissenschaftlich beurteilen zu können.

3.1.3 Methoden der medizinischen Wissenschaft

Auch die Methoden, mit denen Mediziner ihre Forschung betreiben, sind entsprechend vielfältig. In der überwiegenden Zahl der Fälle beruht das Methodenspektrum der Medizin heute auf einer **empirisch-analytischen Basis**, vor allem im Bereich der Biowissenschaften. Es geht hier darum, bestimmte **reproduzierbare Ursachen-Wirkungs-Zusammenhänge** herauszufinden und diese nach Möglichkeit zu quantifizieren. Man geht dabei davon aus, dass die zu untersuchenden Phänomene strikt kausalgesetzlich – und in weiten Bereichen deterministisch – ablaufen, genau wie in der klassischen Physik oder Chemie. Diese Denkweise hat zu den Erfolgen der hoch technisierten Medizin im 20. und 21. Jahrhundert beigetragen. Sie dominiert derzeit die Forschungslandschaft und ist infolge ihrer guten Überprüfbarkeit und wenigstens prinzipiellen Transparenz in weiten Bereichen der Biomedizin auch zielführend.

Auf einigen Feldern genügt das empirisch-analytische Methodenrepertoire jedoch nicht; es muss vor allem in Fächern wie Medizinische Psychologie, Psychosomatik, Medizinsoziologie sowie Geschichte, Theorie und Ethik der Medizin um einen **hermeneutischen (verstehenden) Zugang** ergänzt werden. Gerade in den genannten Gebieten geht es ja nicht um physikalische Ursachen und deren Wirkungen, sondern vielmehr um mentale Vorgänge, die sich innerhalb des menschlichen Bewusstseins abspielen und die vom Individuum subjektiv als sinnvoll erlebt werden. Als solche „Sinngebilde" werden die Bewusstseinsinhalte auch Gegenstand der intersubjektiven verbalen wie nonverbalen Kommunikation. Sie müssen verstanden und interpretiert werden, was ihre wissenschaftliche Bearbeitung sehr kompliziert macht. Hermeneutische Verfahren, wie sie in den Geisteswissenschaften seit langer Zeit üblich sind, bringen der Natur ihres Gegenstandes nach stets ein stärkeres Maß an Subjektivität mit sich, als dies bei den empirisch-analytischen Methoden der Fall ist. Gleichwohl muss diese Schwierigkeit akzeptiert werden, denn mechanische Wirkungen und bewusste Sinngebung kennzeichnen beide gleichermaßen den zentralen Gegenstand der Medizin, den gesunden und den kranken Menschen.

3.2 Was ist Wissenschaftlichkeit? Die Einstellung prägt den Wissenschaftler

Nach Ansicht des Kritischen Rationalismus, einer philosophischen Richtung, die auf Sir Karl R. Popper (1902–1994) und auf den Philosophen Hans Albert (geb. 1921) zurückgeht, müssen wir davon ausgehen, dass unser **gesamtes Wissen stets nur vorläufig** ist und dass **es jederzeit an der Wirklichkeit scheitern kann**. Dann **muss** es entsprechend **korrigiert werden**. Diese Einstellung, die man auch als konsequenten Fallibilismus bezeichnen kann, lässt Raum für ein ständiges Wachstum, aber auch für einen stetigen Umbau unseres wissenschaftlichen Wissens. Das heute für richtig Erkannte kann sich schon morgen als ergänzungsfähig, als korrekturbedürftig oder sogar als falsch herausstellen. Der Prüfstein für richtig oder falsch bleibt die Bewährung unseres Wissens in der wirklichen Welt, und in der Medizin ist diese externe Realität der kranke Mensch. Wissenschaftlichkeit ist charakterisiert durch Methoden und Einstellungen. Es handelt sich dabei um eine Denk- und Handlungsweise, die in der prinzipiellen Bereitschaft zur Offenheit und Fähigkeit zur Kritik, zur permanenten emotionalen und rationalen Überprüfung, Korrektur und Veränderung des Erkannten besteht und die eine Festlegung auf Erkanntes und Bewiesenes nur im Sinne der Vorläufigkeit akzeptiert.

> **Merke**
>
> Strenge Methodendisziplin und konsequente Bereitschaft zur Kritik einschließlich Selbstkritik sind demnach die besten Voraussetzungen für einen guten Wissenschaftler.

Paradoxerweise sind gerade diese subjektiven Einstellungen jene Charakteristika, die am ehesten so etwas wie Objektivität oder zumindest Intersubjektivität in der Wissenschaft zu garantieren scheinen. Wie wir am Ende dieses Kapitels (s. Kap. 3.7) noch sehen werden, handelt es sich vor allem bei der Bereitschaft zur Selbstkritik jedoch um eine Tugend, die erstens bei den meisten Wissenschaftlern nur schwach ausgeprägt ist und die zweitens immer in der Gefahr schwebt, dem eigenen Ehrgeiz geopfert zu werden. Es ist viel verführerischer, ein glänzendes Ergebnis zu präsentieren als sich eingestehen zu müssen, dass man die eigene Hypothese nicht seriös bestätigen konnte. Wenn wir – großenteils zu Recht – die Wissenschaftlichkeit der sogenannten „alternativen Medizin" in Zweifel ziehen, dann sollten wir uns klar machen, dass auch die Wissenschaftlichkeit der akademischen Medizin nicht allein schon dadurch garantiert wird, dass sie formal an Universitäten und Medizinischen Hochschulen erforscht und gelehrt wird.

3.3 Logische Schlüsse in der Wissenschaft oder: Alle Kater sind schwarz

3.3.1 Wissenschaftliche Verfahren

Aus dem Gebiet der seit Aristoteles (384–322 v. Chr.) entwickelten klassischen Logik interessieren uns für den Bereich der Wissenschaftstheorie hier vor allem 3 Verfahren, mit deren Hilfe man bestimmte logische Operationen durchführen kann: **Deduktion, Induktion** und **Abduktion**. Zur Erläuterung dieser Verfahren wählen wir im Folgenden ein Beispiel, bei dem wir aus jeweils 2 Voraussetzungen (Prämissen) einen Schluss (Konklusion) ziehen. Wir nehmen dabei der Einfachheit halber an, dass die beiden Prämissen jeweils wahr seien (obwohl sie dies tatsächlich *nicht* sind), denn wir interessieren uns hier *nur* für die Frage des logischen Zusammenhangs zwischen den Prämissen und dem jeweiligen Schluss.

3.3.2 Deduktion

(A) Alle Kater sind schwarz.
(B) Felix ist ein Kater.
(C) Felix ist schwarz. (!)
Dies ist eine **Deduktion**. Aus den als wahr vorausgesetzten Prämissen (A) und (B) folgt nämlich der wahre Schluss (C) zwingend. Diese sichere Form des Schließens finden wir unter anderem in der Mathematik und in der klassischen Logik. Der Deduktionsschluss ist **apodiktisch**, das heißt, notwendig wahr, denn er ist Wahrheit bewahrend und insoweit konservativ. Zu Erkenntnissen, die nicht schon in den Prämissen verborgen liegen, gelangt man mit seiner Hilfe nicht. Wenn tatsächlich alle Kater schwarz sind und wenn Felix wirklich ein Kater ist, dann ist er selbstverständlich schwarz.

Der Deduktionsschluss bringt bisher „**unentfaltetes", implizites Wissen** zutage. Das Wissen, das durch Deduktion erworben wird, liegt also zunächst im Verborgenen. Es ist aber keineswegs stets trivial, dieses Wissen zu entdecken. So hat etwa der Mathematiker Carl Friedrich Gauß (1777–1855) in aller Regel deduktiv gearbeitet und dadurch viele neue Erkenntnisse gewonnen. Die Eigenschaften der Normalverteilung standen theoretisch „immer schon" fest. Aber erst Gauß hat sie durch Deduktion erkannt und mathematisch beschrieben.

3.3.3 Induktion

(A) Felix ist schwarz.
(B) Felix ist ein Kater.
(C) Alle Kater sind schwarz. (?)

Das ist eine **Induktion**. Sofern die Prämissen (A) und (B) richtig sind, ist die Schlussfolgerung (C) zwar durchaus wahrscheinlich, aber eben doch keineswegs zwingend wahr. Sicher gegeben ist nämlich nur ein einziger Fall (der uns persönlich bekannte Kater Felix ist tatsächlich schwarz). Von diesem Einzelfall ausgehend, wurde nun auf alle anderen entsprechenden Fälle durch Verallgemeinerung geschlossen. Dabei bleibt jedoch eine recht erhebliche Unsicherheit zurück, die für jede Induktion charakteristisch ist: Es könnte ja immerhin sein, dass zwar Felix ein schwarzer Kater ist, dass aber dennoch keineswegs auch alle anderen Kater ausnahmslos schwarz sein müssen. Jede Induktion gilt grundsätzlich nur so lange, bis ein Gegenbeispiel gefunden wird. Im Routinebetrieb der empirischen Wissenschaften werden derartige generalisierende, das heißt wenig kreative Hypothesen auf induktivem Weg gewonnen. Der Induktionsschluss ist **dialektisch**, das heißt, nicht zwingend wahr, und er ist (potenziell) Wahrheit erweiternd. Er bedarf zu seiner (so gut wie nie vollständig und abschließend möglichen) Sicherung stets der wissenschaftlichen **Überprüfung durch eine empirische Studie**.

3.3.4 Abduktion

(A) Alle Kater sind schwarz.
(B) Felix ist schwarz.
(C) Felix ist ein Kater. (?)

Hier liegt nun eine **Abduktion** vor. Gemäß den Prämissen (A) und (B) ist die Schlussfolgerung (C) zwar möglich, aber keineswegs überwiegend wahrscheinlich, denn beispielsweise sind auch Kohlen oder Amseln schwarz. Wir haben bei der Annahme, Felix sei ein Kater, mehr oder weniger gut geraten. Der hier formulierte Schluss ist also a priori ziemlich unsicher, er kann richtig sein, aber er muss nicht richtig sein. Es gibt für seine Richtigkeit zunächst keinen einzigen gesicherten Belegfall. Das ist nicht nur ein quantitativer, sondern ein qualitativer Unterschied zur Induktion. Der Abduktionsschluss spekuliert, er verwertet Indizien. Dies entspricht zum Beispiel der Arbeitsweise eines Kriminalbeamten, der einen Tatverdächtigen überführen will oder der Handlungsweise eines Arztes, der aufgrund von bestimmten Symptomen eine vorläufige Krankheitsdiagnose stellt. In den empirischen Wissenschaften werden die besonders kreativen, innovativen und originellen Hypothesen durch Abduktion gewonnen. Nur mit ihrer Hilfe gelangt man schließlich zu substanziell neuen Erkenntnissen. Der Abduktionsschluss ist **rhetorisch**, das heißt, „vielleicht wahr" und potenziell Wahrheit erzeugend. Er bedarf zu seiner Absicherung in jedem Fall der wissenschaftlichen **Überprüfung durch eine empirische Studie** oder durch ein **aussagekräftiges Experiment**.

3.4 Hypothesenbildung

3.4.1 Der Forscher wird kreativ

Verallgemeinernde Induktion und vor allem schöpferische Abduktion sind die beiden unersetzlichen Hilfsmittel bei der Bildung jener wissenschaftlichen Behauptungen, die nun – z. B. im Rahmen Ihrer Doktorarbeit – zur systematischen Überprüfung anstehen.

Wie gelangt man zu solchen vorläufig ungesicherten Behauptungssätzen, den Hypothesen?

Der später weltberühmte Berliner Pathologe Rudolf Virchow (1821–1902) beschrieb das klassische Verfahren der naturwissenschaftlichen Methode im Jahre 1849 wie folgt:

„Die naturwissenschaftliche Methode [...] befähigt uns zunächst zur naturwissenschaftlichen Fragestellung. Jedermann, der eine solche Frage stellen kann, ist Naturforscher. Die naturwissenschaftliche Frage ist die logische Hypothese, welche von einem bekannten Gesetz durch Analogie und Induction weiterschreitet; die Antwort darauf giebt das Experiment, welches in der Frage selbst vorgeschrieben liegt. Jene Hypothese ist also das Facit einer Rechnung mit Thatsachen, und sie setzt daher eine um-

fassende Kenntniss der Thatsachen voraus; das Experiment ist das logisch nothwendige und vollkommen bewusste Handeln zu einem bestimmten Zweck. [...] Die Naturforschung setzt also Kenntniss der Thatsachen, logisches Denken und Material voraus; diese drei, in methodischer Verknüpfung, erzeugen die Naturwissenschaft."

Was Virchow hier mit dem Ausdruck **Analogie** bezeichnete, ist nichts anderes als die **Abduktion**, wie wir sie oben kennengelernt haben. Virchow konnte den Terminus Abduktion nämlich noch gar nicht verwenden, da dieser erst am Ende des 19. Jahrhunderts von dem amerikanischen Philosophen Charles S. Peirce (1839–1914) in die moderne Wissenschaftstheorie eingeführt wurde.

> **Merke**
>
> Besonders gute, das heißt **besonders kreative Hypothesen entstehen** in aller Regel **durch Abduktion**, also durch einen nicht trivialen Prozess der wissenschaftlichen Reflexion.

Man muss dabei Folgendes bedenken: Je kreativer und innovativer eine solche Hypothese ist, desto gewagter und a priori unwahrscheinlicher ist sie auch. Es besteht eine inverse Relation zwischen Kreativität und Originalität auf der einen und Wahrscheinlichkeit und Sicherheit auf der anderen Seite.

Gelingt es einem Forscher, eine zunächst sehr unwahrscheinlich klingende Hypothese experimentell oder im Rahmen einer klinischen Studie zu bestätigen, dann hat er vermutlich nicht nur etwas wissenschaftlich Innovatives geleistet, sondern auch eine spannende Arbeitsphase mit allen Höhen und Tiefen erlebt. Im Falle einer Dissertation winken demjenigen dann die Prädikate „magna cum laude" oder gar „summa cum laude". Allerdings besteht auch das nicht unerhebliche Risiko, dass sich die kreative Hypothese als falsch herausstellt und unser Doktorand im Nachhinein von anderen belächelt wird. Das Unwahrscheinliche ist eben unwahrscheinlich. Auf der anderen Seite sind ziemlich wahrscheinliche und ziemlich sichere Hypothesen, die meistens durch induktive Verallgemeinerung entstehen, in der Regel auch ziemlich langweilig. Sie gehören in den Routinebetrieb des wissenschaftlichen Alltags und führen zu Doktorarbeiten, die mit „rite" oder in günstigen Fällen mit „cum laude" benotet werden. Man kann mit solchen Hypothesen nicht viel gewinnen, aber auch nicht viel verlieren, denn das Wahrscheinliche ist eben wahrscheinlich.

3.5 Hypothesenprüfung: Von der cleveren Idee zum empirischen Beleg

Nun gilt es, unsere Hypothese zu überprüfen, am besten in einem **kontrollierten Experiment**. Im Experiment werden methodisch und planmäßig variable Umstände zum Zweck der wissenschaftlichen Beobachtung herbeigeführt. Das Experiment ist das **wichtigste Hilfsmittel zur Prüfung von Hypothesen** in denjenigen Wissenschaften, bei denen sich Experimentalbedingungen künstlich schaffen und reproduzieren lassen (Laborexperiment). Bei Disziplinen wie Astronomie, Archäologie, Psychologie, Soziologie und Medizin sind diese Bedingungen jedoch nicht immer idealtypisch gegeben (kontrollierte klinische Studie, Feldexperiment). Beim Umgang mit **lebenden Systemen** (Biologie, Medizin, Psychologie, Soziologie) entstehen unter Umständen zudem **Wechselwirkungen** zwischen dem Forscher und seinem Forschungsgegenstand, der in vielen Fällen gerade kein Objekt, keine Sache, sondern ein menschliches Subjekt, eine Person ist.

Die Gültigkeit einer auf induktivem oder abduktivem Weg gewonnenen wissenschaftlichen Hypothese wird dadurch überprüft, dass man zunächst durch logische Deduktion ihre notwendigen Konsequenzen für die externe Realität ableitet. Sodann muss man im Experiment oder mithilfe einer klinischen Studie zeigen, dass eben jene prognostizierten Konsequenzen auch tatsächlich – und nicht nur in der Theorie oder auf dem Papier – eintreten. Deshalb bezeichnet man diese wissenschaftliche Methode zu Recht als **hypothetisch-deduktiv**.

▶ **Beispiel.** Das Vorgehen sei an einem Beispiel erläutert: Es konnte statistisch gezeigt werden, dass eine positive Korrelation zwischen der Anzahl der Störche und der Anzahl der Geburten existiert. Je mehr Störche in einer Region leben, desto mehr Kinder werden dort geboren. Wir könnten nun daraus auf abduktivem Wege – also rein spekulativ – etwa die folgende, einen Kausalzusammenhang postulierende Hypothese ableiten:

3.5 Hypothesenprüfung

▶ **„Störche verursachen die Geburt von Kindern".** Nachdem wir diese durch Abduktion entstandene Hypothese formuliert haben, müssten wir nun im 2. Schritt deduktiv solche notwendigen Konsequenzen aus ihr ableiten, die in der Realität auftreten sollten, falls die Hypothese zuträfe. Eine solche Konsequenz würde lauten: „Erhöht man die Anzahl der Störche, so muss sich die Anzahl der Geburten ebenfalls erhöhen." Diese Situation könnten wir nun in einem 3. Schritt experimentell dadurch herstellen, dass wir zu einer vorgegebenen Storchenpopulation weitere Störche hinzufügen. Nun müssten wir noch alle übrigen Bedingungen konstant halten und abwarten, ob und wie sich nach mindestens neun Monaten die Zahl der Geburten verändert. Vermutlich würde in unserem Beispiel jedoch gar nichts Besonderes geschehen, womit unsere kausale Hypothese zumindest einen empfindlichen Rückschlag erlitten hätte.

Jedes sinnvolle Design für den Test einer wissenschaftlichen Hypothese muss eine gewisse Wahrscheinlichkeit dafür aufweisen, dass sein Ergebnis zu einer Zurückweisung der Hypothese führt, falls diese unzutreffend war. Andernfalls wäre ja der Test keine ernsthafte Hürde für die Hypothese, sondern nur ein Scheingefecht, wie es gerne von Anhängern der sogenannten „alternativen" Medizin geführt wird. Eine wissenschaftliche Hypothese teilt im Grunde alle Tatsachenbehauptungen in 2 Klassen ein:

Auf der einen Seite haben wir die Klasse derjenigen Behauptungen, mit denen unsere Hypothese unverträglich (inkonsistent) ist. Das ist die wichtige Klasse der potenziellen **Falsifikatoren**, also jener experimentellen Ergebnisse oder Aussagen, die gegebenenfalls die Ungültigkeit der Hypothese belegen können. Auf der anderen Seite steht die Klasse derjenigen Behauptungen, denen unsere Hypothese nicht widerspricht. Eine Hypothese besitzt nur dann wissenschaftlichen Wert, wenn die Klasse ihrer potenziellen Falsifikatoren jedenfalls nicht leer ist. Denn eine Hypothese macht empirisch bedeutsame Aussagen nur über ihre potenziellen Falsifikatoren – sie versichert uns nämlich, dass diese Falsifikatoren unzutreffend sind.

Nehmen wir ein einfaches Beispiel aus dem Grenzbereich von Psychosomatischer Medizin und Religion. Handelt es sich etwa bei folgender Behauptung um eine wissenschaftliche Hypothese, die zur Aufklärung der Ätiologie maligner Tumoren beitragen könnte?

▶ **„Wenn jemand an Krebs erkrankt, so will ihn Gott strafen".** Unsere eindeutige Antwort auf diese Frage lautet nach dem oben Ausgeführten ganz klar: Nein, es handelt sich hierbei um **keine** wissenschaftliche Hypothese, da es keine potenziellen Falsifikatoren zu dieser Behauptung gibt. Es ist kein möglicher empirischer Befund vorstellbar, der sich nicht mit dieser Behauptung irgendwie vereinbaren ließe. Folglich ist diese Aussage – wie alle autoritativen Dogmen und Ideologien – jedenfalls ohne einen weiterführenden wissenschaftlichen Nutzen für die medizinische Forschung, denn wir können sie empirisch nicht auf die Probe stellen.

Die **Wahl des angemessenen Forschungsdesigns** für die experimentelle oder klinische Prüfung von Hypothesen ist einer **der schwierigsten und intellektuell anspruchsvollsten Schritte** im Rahmen einer wissenschaftlichen Arbeit. Hierzu benötigt man eine ganze Menge an Sach- und Methodenkenntnis, die vor allem der Doktorvater aus seiner eigenen Erfahrung mit dem Forschungsgegenstand haben sollte, sowie ein erhebliches Maß an sorgfältiger Reflexionsarbeit, die auch der Doktorand schon beisteuern kann und muss:

- Was kann ich mit meinem geplanten Versuchsaufbau prüfen und was nicht?
- Wie müsste ich vorgehen, um meine eigene Hypothese zu falsifizieren?
- Habe ich hinreichend sichere und zuverlässige Methoden, um die Nachweise zu erbringen, die ich anstrebe?
- Was mache ich da eigentlich?

Solche und ähnliche Fragen können vor allem in der Planungsphase der Dissertation gar nicht genug gestellt werden, damit man am Ende jenes beschämende Bekenntnis vermeiden kann, das der Doktorvater einer vor dem Promotionsausschuss beinahe gescheiterten Doktorandin dem Autor gegenüber abgab: „Ach wissen Sie, Herr Kollege, wir haben da halt was gemacht, und dann haben wir anschließend überlegt, was man daraus machen kann." Aus schlechten Hypothesen und miserablen Studiendesigns können nur ungenügende Ergebnisse hervorgehen. Das ist im Prinzip leicht einzusehen, es sei denn, man selbst ist der für das Desaster verantwortliche Betreuer oder Doktorand. Hier helfen Ihnen nur eine rechtzeitige Krisenprävention durch systematisches Nachdenken und zielgerichtete Fragen an den Doktorvater.

3.6 Hempels Rabe oder Münchhausens Zopf: Wann habe ich meine Hypothese ausreichend bestätigt?

Wenngleich unser gesamtes wissenschaftliches Wissen immer nur vorläufig gültig ist, nämlich gerade so lange, bis es sich in der Lebenswirklichkeit nicht mehr bewährt oder sich gar als völlig unhaltbar herausstellt, sind wir doch in der Regel froh, wenn wir unsere Hypothese zunächst einmal dadurch ausreichend bestätigen konnten, dass sie alle unsere Tests unbeschadet überstanden hat.

Doch hier erwächst uns ein ernsthaftes wissenschaftstheoretisches wie forschungspraktisches Problem:
- Unter welchen Bedingungen können wir eigentlich sagen, unsere Hypothese sei vorläufig gültig, habe sich bewährt, sei ausreichend bestätigt bzw. erfolgreich überprüft worden?
- Lassen sich dafür exakt quantifizierbare Zahlenwerte angeben?
- Wie oft muss z. B. ein Experiment wiederholt werden, damit man sagen kann, die in ihm erscheinenden Phänomene seien tatsächlich existent und zuverlässig reproduzierbar – reichen 2, 3, 10 oder 100 Mal?
- Und wann muss ich meine Hypothese aufgeben, weil sie „falsifiziert" ist – schon nach dem 1. fehlgeschlagenen Versuch, nach dem 2., 3. oder erst nach dem 15. Test?

Die **hypothetisch-deduktive Methode** ist, wie zuerst der französische Physiker und Wissenschaftstheoretiker Pierre Duhem (1861–1916) dargelegt hat, trotz ihrer Vorzüge und ihrer Plausibilität mit einem **grundsätzlichen Problem** behaftet, das nicht verschwiegen werden darf. Der Philosoph Martin Carrier [4] weist in diesem Zusammenhang zu Recht darauf hin, dass der apodiktische Schluss vom Eintritt eines vorausgesagten Ereignisses auf die Richtigkeit der zugrunde liegenden Hypothese logisch unzulässig ist, denn es könnten sich schließlich die gleichen Folgen aus ganz anderen Voraussetzungen ergeben. Daher kann die bloße Kompatibilität eines Befundes mit der zu prüfenden Hypothese die Gültigkeit dieser Hypothese nicht mit hinreichender Sicherheit beweisen. **Es bleibt immer denkbar, dass sich der Befund auch auf andere Weise erklären ließe.** Mit dieser Unsicherheit muss jeder experimentierende Wissenschaftler rechnen. In ihr liegt eine wesentliche Ursache für die Vorläufigkeit wissenschaftlicher Theorien.

Die in der Praxis häufigsten **Bestätigungs- bzw. Bewährungsverfahren** lassen sich in 3 Gruppen untergliedern:
- Bestätigung durch positive Einzelfälle (nach dem Philosophen Carl G. Hempel),
- Bestätigung durch die Bayes-Analyse (nach dem Mathematiker Thomas Bayes),
- Bestätigung nach dem Münchhausen-Prinzip oder dem Bootstrap-Modell (nach dem Philosophen Clark N. Glymour).

3.6.1 Bestätigung durch positive Einzelfälle

Nach Carl G. Hempel (1905–1997) bestehen die direkten **Belege E** (E steht hier für Evidence) für eine **Hypothese H** aus ihren positiven Einzelfällen. Die Hypothese H_1 „Alle Professoren sind faul" würde etwa durch das Beispiel des Professors A, der tatsächlich faul ist, direkt belegt. Professor A wäre damit ein positiver Einzelfall, ein Beleg oder eine Evidenz für die Hypothese H_1, während sein fleißiger Kollege Professor B einen negativen Einzelfall derselben Hypothese repräsentieren würde. Eine Hypothese wird demnach durch ihre positiven Einzelfälle bestätigt und durch ihre negativen Einzelfälle entkräftet. Das Bestätigungsverfahren von Hempel operiert also nach dem **Prinzip der Induktion durch Aufzählung**. Diese Methode wird in den empirischen Wissenschaften oft verwendet, um gesetzmäßige Kausalbeziehungen nachzuweisen oder jedenfalls wahrscheinlich zu machen.

Indessen zeigt uns das bekannte Paradox von **Hempels Raben** die Schwierigkeiten auf, was als „positiver Einzelfall" und was als „bestätigungsfähige Hypothese" gelten darf: Wenn alle Raben schwarz sind, dann sind – kontrapositiv gesprochen – alle nicht schwarzen Objekte Nichtraben. Darf man aber deshalb wirklich jedes aufgefundene nicht schwarze Objekt, das kein Rabe ist, als einen positiven Einzelfall der Hypothese „Alle Raben sind schwarz" ansehen, also etwa weißen Schnee, gelbe Bananen oder rote Himbeeren? Wohl kaum, denn wie in Kap. 3.5 nachzulesen, besitzt eine Hypothese nur dann wissenschaftlichen Wert, wenn die Klasse ihrer potenziellen Falsifikatoren jedenfalls nicht leer ist. Die Hypothese „Alle Raben sind schwarz" könnte aber weder durch den Nachweis gelber Kirschen noch blauer Bohnen noch violetter

Bratwürste falsifiziert werden, sondern nur durch das Aufzeigen nicht schwarzer Raben.

Trotz ihrer eingeschränkten Brauchbarkeit stellt die Bestätigung durch positive Einzelfälle ein gängiges Verfahren in den empirischen Biowissenschaften und der Medizin dar. So wird etwa jeder neue Fall eines Rauchers, der tatsächlich Lungenkrebs bekommt, als ein weiterer epidemiologischer Beleg für die Hypothese betrachtet, dass Rauchen ein wichtiger kausaler Faktor bei der Entstehung von Bronchialkarzinomen ist. Doch auch die kontrapositive Formulierung dieser Hypothese trägt durch ihre Falsifizierung etwas zum Erkenntnisgewinn bei: Da nicht sämtliche Nichtraucher keinen Lungenkrebs bekommen, können wir vermuten, dass das Rauchen jedenfalls kein absolut notwendiger Faktor für die Genese von Bronchialkarzinomen ist.

3.6.2 Bestätigung durch die Bayes-Analyse

Die nach dem britischen Mathematiker Thomas Bayes (1702–1761) benannte Bayes-Analyse macht bei der Bewertung der Hypothesenbestätigung maßgeblichen Gebrauch von der Wahrscheinlichkeitstheorie. Das **Belegmaterial E** bestätigt die **Hypothese H** genau dann, wenn E die Wahrscheinlichkeit von H erhöht. Die mathematische Formulierung des Bayes-Theorems lautet

$$P(H|E) = P(H) \cdot P(E|H)/P(E)$$

Die bedingte Wahrscheinlichkeit $P(H|E)$, die **H** unter Berücksichtigung von **E** zugeschrieben wird, ist gleich dem Produkt der Ausgangswahrscheinlichkeit $P(H)$ und der bedingten Wahrscheinlichkeit $P(E|H)$, dividiert durch die Ausgangswahrscheinlichkeit $P(E)$. Daraus kann man 2 Folgerungen ableiten:
- Hypothesen werden durch ihre Konsequenzen bestätigt
- Von 2 Konsequenzen einer Hypothese ist es gerade die unwahrscheinlichere, welche die Hypothese in größerem Ausmaß bestätigt.

Die 1. Folgerung, die besagt, dass die deduktiv aus einer Hypothese abgeleiteten beobachtungsbezogenen Konsequenzen die Hypothese unmittelbar bestätigen, ist das Hauptmerkmal des hypothetisch-deduktiven Modells der Theorienprüfung, wie es in den experimentellen Natur- und Biowissenschaften verwendet wird. Die 2. Folgerung weist auf die schon im Kap. 3.4.1 genannten Bedingungen für wissenschaftliche Kreativität und Originalität hin: Je unwahrscheinlicher eine tatsächlich eingetretene Konsequenz a priori war, desto höher kann im Nachhinein ihr Beitrag zur Bestätigung der fraglichen Theorie veranschlagt werden.

Im Unterschied zur Bestätigung durch positive Einzelfälle arbeitet die Bayes-Analyse quantitativ, sie erreicht damit ein **höheres Maß an Exaktheit**. Eines ihrer wesentlichen Probleme besteht jedoch darin, dass sie **kein Verfahren zur Bestimmung der Ausgangswahrscheinlichkeiten** liefert, sondern nur zur Berechnung der zukünftigen bedingten Wahrscheinlichkeit $P(H|E)$. Dieses Defizit schränkt die Brauchbarkeit der Bayes-Analyse in der Praxis wieder ein.

3.6.3 Bestätigung nach dem Münchhausen-Prinzip

Clark N. Glymour (geb. 1942), Professor für Philosophie an der Carnegie Mellon University in Pittsburgh, hat mit dem **Münchhausen-Prinzip**, auch **Bootstrap-Modell** genannt, zusätzliche Bedingungen bzw. eine Strategie vorgeschlagen, wie man mithilfe der bisher vorgestellten Analysen, insbesondere des Hempel'schen Einzelfallverfahrens, eine Hypothese tatsächlich elegant bestätigen könnte. Glymour fordert:
- den positiven Einzelfall,
- die zumindest theoretische Möglichkeit von negativen Einzelfällen, um eine Trivialisierung zu vermeiden, und außerdem
- die Einbeziehung der zu prüfenden Hypothese in den Prozess ihrer eigenen Bestätigung.

Die letztgenannte Klausel hat zu der Bezeichnung **Münchhausen-Prinzip** oder **Bootstrap-Modell** geführt, abgeleitet vom englischen Wort *bootstrap* für jene Stiefelschlaufe, an der sich der legendäre „Lügenbaron" Hieronymus Carl Friedrich Freiherr von Münchhausen (1720–1797) eigenhändig aus dem Sumpf gezogen haben soll.

Ein leicht durchschaubares Beispiel ist die empirische Verifikation der Beziehung zwischen Druck p, Volumen V und Temperatur T eines idealen Gases nach der Formel

$$p \cdot V = k \cdot T$$

Hier würden nun gemäß dem Bootstrap-Modell 2 Mengen von Messwerten erhoben, aus deren erster man die Konstante k gemäß der Hypothese berechnet. Sodann benutzt man die zweite Menge von Messwerten als Kontrolle für den gefundenen Wert von k und damit für die Richtigkeit der Hypothese.

Ein nicht unerheblicher **Nachteil** des Münchhausen-Prinzips besteht darin, dass es entweder in einen unendlichen Regress oder zu der problematischen These führen kann, wonach sich die gesamte Wissenschaft – die Menge aller vorläufig bestätigten Hypothesen – stets nur an ihrem eigenen „Zopf" emporzieht. Diese These ist kontraintuitiv und im Rahmen der wissenschaftlichen Medizin ziemlich unwillkommen. Womöglich ist sie aber am Ende doch schwer zu vermeiden und wir müssen uns mit ihr, jedenfalls erkenntnistheoretisch, arrangieren.

Auch wenn sich im Forschungsalltag bestimmte Routinestrategien eingespielt haben, die man für gewöhnlich wählt, um die Bewährung der eigenen Hypothese schließlich als erfüllt ansehen zu können (z. B. jede Versuchsreihe mindestens 2 Mal zu wiederholen), dürfte klar geworden sein, dass wir es hier mit einem ernsthaften theoretischen wie praktischen Dilemma zu tun haben, für das es keine Patentlösung gibt.

> **Merke**
>
> Nur die ständige systematische Kritik am bestehenden Kenntnisstand und die Suche nach neuen Herausforderungen für angeblich gesicherte Zusammenhänge können verhindern, dass sich irrtümlich akzeptierte Hypothesen auf Dauer im Bestand des wissenschaftlichen Wissens halten.

Dazu ist es besonders wichtig, eigene wie fremde Studiendesigns gerade daraufhin zu prüfen, welche Kriterien die jeweiligen Forscher explizit oder implizit für die „Bewährung" ihrer Hypothesen aufgestellt haben. Je präziser und selbstkritischer solche Kriterien auch im Text der Publikation (bzw. im Methoden- und/oder im Diskussionsteil der Doktorarbeit) genannt, begründet und erläutert werden, desto transparenter lassen sich die Resultate einer Studie einordnen. Damit wird zugleich ein wesentlicher Beitrag zur **Evidence-based Medicine** (EBM) geleistet.

3.7 Vom Schluss zum Trugschluss: Vorsicht vor der Lieblingshypothese!

Bereits in Kap. 3.2 wurde darauf hingewiesen, dass es neben den Methoden vor allem die **Einstellungen** sind, die den Wissenschaftler prägen und charakterisieren. Als besonders prägnantes Merkmal nannten wir die Fähigkeit zu **systematischer Kritik** und zu **produktiver Selbstkritik**. Leider ist insbesondere die Bereitschaft zur Selbstkritik – psychologisch verständlich – auch unter Wissenschaftlern nicht sonderlich hoch entwickelt. Es ist nun einmal für das Selbstbewusstsein eines Forschers viel angenehmer und auch für sein berufliches Fortkommen meist lohnender, wenn er seine Lieblingshypothese meint bestätigen zu können, als wenn er sie nach erheblicher experimenteller Mühe am Ende doch verwerfen muss. Und da zieht man dann manchmal lieber einen ins Konzept passenden plausiblen Trugschluss, als zugeben zu müssen, dass man sich geirrt hat. Der im 19. Jahrhundert sehr bekannte Anatomie-Professor Jakob Henle (1809–1885), der zunächst in Heidelberg und ab 1852 in Göttingen lehrte, hat 1844 in dem programmatischen Aufsatz „Medizinische Wissenschaft und Empirie" versucht, die Grundzüge einer innovativen wissenschaftlichen Heilkunde zu skizzieren. Henle schrieb damals über den Nutzen von Theorien und Hypothesen:

„Immer werden [...] Beobachtungen den Umriss bilden, dessen einzelne Theile die wandelbare Theorie weiter ausführt. Indem man aber darüber Hypothesen aufstellt und ihre Haltbarkeit im gegebenen Falle prüft, wird man nicht umhin können, die Erscheinungen selbst genauer in's Auge zu fassen; ausgerüstet mit Vorurtheilen, die uns nur nicht ans Herz gewachsen sein müssen, werden wir mehr und Manches richtiger sehen. Leider bestätigt sich nur zu oft der alte Spruch, dass dem, der durch das gefärbte Glas einer Theorie schaut, die Gegenstände farbig erscheinen, aber es ist eben so gewöhnlich, dass sie dem unbewaffneten Auge des sogenannten nüchternen Beobachters ganz entgehen. Jenes ist doch der Anfang einer Erkenntnis."

> **Merke**
>
> Hypothesen sind im günstigen Fall kontrollierte Vorurteile, die wir benötigen, um wissenschaftliches Neuland zu betreten. Lieblingshypothesen aber können – und darin liegt ihre Gefahr – zu **unkontrollierbaren Vorurteilen** werden, weil sie uns, wie Henle es formuliert, zu sehr „ans Herz gewachsen" sind.

Wir neigen dann dazu, jeden noch so unklaren oder widersprüchlichen Befund in unseren Experimenten oder klinischen Studien zugunsten der Hypothese zu interpretieren, ihn zu ignorieren oder gar die Messdaten ein wenig im erhofften Sinne „nachzubessern". Und schon sind wir auf dem besten Weg, vom gläubigen Opfer unserer Lieblingshypothese zum Täter in und an der Wissenschaft, zum akademischen Fälscher zu werden. Nicht selten ist es auch der Betreuer der Dissertation, der den Doktoranden dazu motiviert, die Rohdaten ein wenig gefälliger zu runden und so die Grafik bzw. die Statistik zu „frisieren". Auf dem nächsten Fachkongress wirkt das Poster nämlich viel überzeugender, wenn aus der stark streuenden Verteilung der Messpunkte eine ordentliche Gerade oder eine formschöne Glockenkurve geworden ist. Und welcher Doktorand wäre nicht gerne bereit, dem Betreuer zuliebe hier ein wenig „nachzuhelfen", kommt doch das „schönere" Ergebnis schließlich auch ihm selbst und seiner Promotionsnote zugute.

So wird ein regelrechter Teufelskreis, eine schiefe Ebene, bestehend aus den eskalierenden Zutaten Idealismus, Selbsttäuschung, Gefälligkeit, Karrierestreben, Täuschung und schließlich Betrug, in Gang gesetzt, in dem man sich am Ende sogar hochschul-, straf- und zivilrechtlich heillos verfangen kann, wie skandalöse Beispiele aus der biomedizinischen Forschungslandschaft der letzten Jahre belegen. In „harmloseren" Fällen kann zumindest eine auf Dauer zynische Einstellung zur Wissenschaft und zum akademischen Wissenschaftsbetrieb aus solchen Erlebnissen resultieren. Die nicht selten gehörte resignierende Feststellung „Glaube nur der Statistik, die du selbst gefälscht hast" legt davon ein beredtes Zeugnis ab und leistet indirekt auch der „alternativen" Medizin mit ihrer völlig unkontrollierten Arbeitsweise weiter Vorschub.

In der komplizierten Maschinerie der institutionalisierten Wissenschaft sind Sie als Doktorand nur ein kleines und relativ machtloses Rädchen. Wir hoffen, dass Ihnen eine fundierte wissenschaftstheoretische und wissenschaftskritische Ausbildung immerhin eine gewisse intellektuelle Immunität gegen allzu drastische, auch ethisch bedenkliche Fehlhandlungen verschaffen kann.

▶ **Hinweis.** Dem interessierten Leser sei als weiterführende Literatur das vom Autor dieses Kapitels herausgegebene Buch [3] empfohlen.

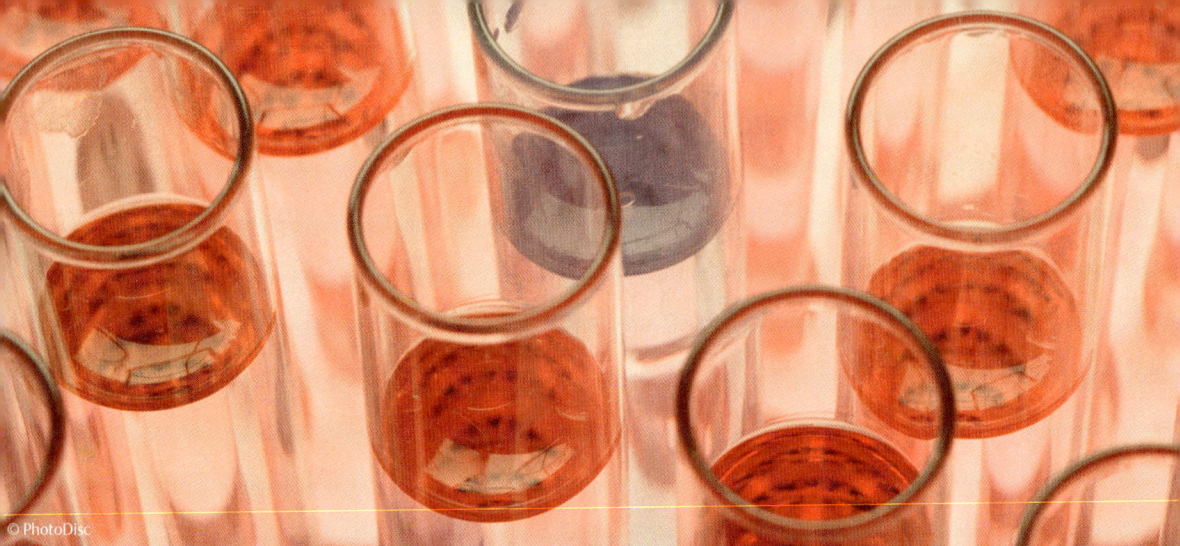

Kapitel 4

Ein Exkurs in die medizinische Forschung

4.1	Die Methodik in der medizinischen Forschung	*49*
4.2	Unterschiedliche Studientypen	*52*
4.3	Spezielle Studien	*53*
4.4	Das A & O: eine ordentliche Versuchsplanung	*59*
4.5	Der Umgang mit dem Versuchsfehler	*61*
4.6	Die Aufgaben der Ethikkommission	*62*
4.7	Einige Bemerkungen zu Tierversuchen	*63*

4 Ein Exkurs in die medizinische Forschung

4.1 Die Methodik in der medizinischen Forschung

Weiß man denn, was einen gesund macht? Die Heilkunst, das Schicksal oder Omas Gebet?
(Michel de Montaigne, Schriftsteller, 1533–1592)

4.1.1 Historische Betrachtungen

Die Medizin existiert seit ihren Anfängen in der griechischen Antike als eine auf persönlicher Erfahrung (lateinisch: *experientia*) und überliefertem Wissen (lateinisch: *ratio*) gestützte Disziplin, die versucht, kranken Menschen bestmöglich zu helfen. Infolge des historisch lange Zeit vor allem subjektiv bzw. individuell verstandenen Erfahrungsbegriffs ist es in der medizinischen Forschung jedoch erst seit wenigen Jahrzehnten üblich geworden, systematisch angelegte empirische Studien und sorgfältig geplante Experimente durchzuführen, um so zu intersubjektiv gesichertem neuem Wissen zu gelangen. Um diese aus heutiger Sicht als erstaunlich langsam erscheinende Entwicklung besser verstehen zu können, wollen wir einen kurzen Blick in die **Geschichte der Medizin** werfen.

In den Jahren 460–377 v. Chr. lebte der berühmte Arzt Hippokrates von Kos. Unter seinem Namen wurde die von verschiedenen Autoren stammende medizinische Schriftensammlung **„Corpus Hippocraticum"** überliefert. Seit der griechischen Antike wurden bis über das Mittelalter hinaus Beobachtungen an kranken Menschen nur durch unmittelbare, subjektive Sinneseindrücke des behandelnden Arztes erfasst. Meistens verließ dieser sich ohnehin auf die überlieferten Texte der traditionell anerkannten Personalautoritäten wie Hippokrates, Celsus (1. Jh. n. Chr.) oder Galen aus Pergamon (129–199 n. Chr.). Der Arzt verordnete sodann eine Therapie, die ihm unter Berücksichtigung der vorherrschenden Krankheitstheorie von den 4 Körpersäften Blut, gelbe Galle, schwarze Galle und Schleim (Humoralpathologie) als sinnvoll erschien und überprüfte danach ihren Nutzen. Er sammelte so im Laufe der Zeit persönliche Erfahrung und vermehrte dadurch sein Wissen. Diese Beobachtungen waren jedoch **subjektiv** und die daraus gezogenen Schlussfolgerungen häufig **spekulativ**.

Nicht selten beruhten sie auf abduktiven Analogieschlüssen (S. 41), die sich aus äußeren Zeichen der Ähnlichkeit zwischen verschiedenen Phänomenen ergaben, wie zum Beispiel der Farbe, der Form oder der Funktion. So hielt man gelb blühende Pflanzen für heilsam bei Gelbsucht oder die Walnuss wegen ihrer gehirnartigen Form für ein gutes Mittel gegen Kopfschmerzen.

Intersubjektiv **reproduzierbare Untersuchungsmethoden** setzten sich erst seit dem **17. Jahrhundert** allmählich durch, nachdem die damaligen medizinischen Leitwissenschaften, insbesondere die (Iatro-)Physik und die (Iatro-)Chemie, Einzug in die Heilkunde gefunden hatten. Es wurden technische Geräte entwickelt, die quantitative Messwerte lieferten und damit neue Möglichkeiten in Diagnostik und Therapeutik zuließen. Einige Wissenschaftler glaubten damals euphorisch, man werde bald in der Lage sein, die Ursachen aller Krankheiten zu ergründen und darauf basierend wirksame Therapien zu entwickeln. Es setzte sich jedoch recht schnell die Erkenntnis durch, dass dafür theoretisches Wissen allein nicht ausreichte. So besann man sich auf eine Methode, die zu Beginn des 17. Jahrhunderts besonders von dem englischen Philosophen und Politiker Francis Bacon (1561–1626) propagiert worden war. Demnach gelangte man zu neuen Erkenntnissen, indem man **zahlreiche Einzelfälle beobachtete**, wichtige **Daten dokumentierte** und **analysierte**. Dieser Ansatz vermittelte intersubjektiv nachprüfbare Ergebnisse, die allerdings von Zufällen beeinflusst waren. Um den Faktor „Zufall" besser kontrollieren zu können, war es daher notwendig, die **Statistik** in die medizinische Forschung mit einzubeziehen. Dies geschah zunächst im **18. Jahrhundert**, besonders intensiv im angelsächsischen Raum.

Jetzt wurden **Untersuchungen** nicht mehr nur an einzelnen Patienten, sondern **an größeren Kollektiven** durchgeführt. Folgende Beispiele seien hier genannt:

- 1798 publizierte der aus Berkeley in der Grafschaft Gloucestershire stammende englische Wundarzt Edward Jenner (1749–1823) eine Studie, mit der er die prophylaktische Wirkung der **Kuhpockenimpfung** nachgewiesen hatte.
- In Paris zeigte 1835 der französische Kliniker und Pathologe Pierre Charles Alexandre Louis (1787–1872), dass der **Aderlass** – der bis dahin im Vertrauen auf die Richtigkeit der humoral-

pathologischen Theorie viele Jahrhunderte lang zur Ableitung eines hypothetischen Überschusses an Blut angewandt worden war – ein zumindest nutzloses, teilweise sogar schädliches Mittel zur Behandlung der damals sehr häufigen Lungenentzündung war.
- Schließlich sei der österreichische Geburtshelfer Ignaz Philipp Semmelweis (1818–1865) genannt, der in einer 1848 veröffentlichten Studie mit mehreren tausend Frauen zeigte, dass durch hygienische Maßnahmen die **Mortalitätsrate der Wöchnerinnen** drastisch gesenkt werden konnte.

> **Merke**
>
> Trotz dieser beeindruckenden, wenn auch vereinzelten Erfolge dauerte es noch bis zur **Mitte des 20. Jahrhunderts**, ehe **kontrollierte medizinische Studien** und die dabei erforderlichen **statistischen Methoden** in der Heilkunde allgemein anerkannt und schließlich sogar als zwingend nötig gefordert wurden (zunächst in den USA und Großbritannien, spätestens seit den 1970er Jahren auch im übrigen Europa).

Dies hatte mehrere Gründe, von denen nur 2 besonders wichtige genannt seien:

Einerseits wurden die meisten statistischen Methoden, die heute verwendet werden, erst vor wenigen Jahrzehnten von Mathematikern entwickelt; andererseits fehlten lange Zeit allgemein gültige, internationale Richtlinien für die medizinische Forschung am Menschen.

Diese wurden erst im Jahre 1964 auf einer Generalversammlung des Weltärztebundes in Helsinki erarbeitet („Deklaration von Helsinki"). In revidierter Form bildet diese Deklaration heute die juristische und ethische Grundlage bei Studien und Experimenten, die an Menschen durchgeführt werden. Die neueste Fassung wurde 2013 in Fortaleza (Brasilien) verabschiedet.

In der Bundesrepublik Deutschland wurde nach Inkrafttreten der im Jahre 1970 erlassenen Approbationsordnung für Ärzte im Herbst 1972 das Fach **Biomathematik** als **scheinpflichtige Disziplin** zu Beginn des klinischen Studiums eingeführt, und in den folgenden Jahren etablierten sich an den Medizinischen Fakultäten die entsprechenden wissenschaftlichen Institute für Medizinische Biometrie und Medizinische Informatik, die heute in der biomedizinischen Forschung eine äußerst wichtige, unterstützende Funktion wahrnehmen.

4.1.2 Die Phasen einer Studie

Ausgangspunkt einer Studie in der medizinischen Forschung ist, dass ein Arzt (z. B. der Betreuer Ihrer Dissertation) aufgrund zahlreicher Einzelbeobachtungen **induktiv** oder – wenn auch eher selten – infolge einer genialen Idee **abduktiv** einen Zusammenhang entdeckt, der bis dahin noch unbekannt gewesen ist. Dies ist aber zunächst nicht mehr als eine vage Vermutung. Um sie zu verifizieren, muss eine wissenschaftliche Studie durchgeführt werden.

Eine Studie lässt sich grob in 4 Abschnitte einteilen (▶ Abb. 4.1).

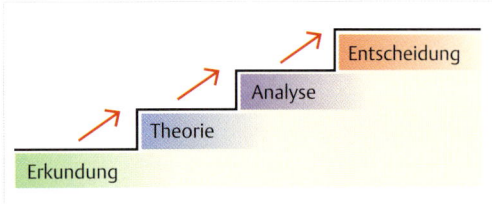

Abb. 4.1 Studienphasen

1. **Erkundungsphase:** Zunächst sollte man sich anhand von geeigneter Literatur über den aktuellen Wissensstand auf diesem Gebiet kundig machen und darüber nachdenken, ob die geplante Studie wirklich sinnvoll und notwendig ist.
2. **Theoretische Phase:** In dieser Phase formuliert man aus der Vermutung die der Arbeit zugrunde liegende Hypothese und versucht, diese in eine logisch konsistente Theorie einzubetten. Damit ist die Hypothese theoretisch abgesichert und herleitbar. Da aber eine Theorie in der Medizin die Realität niemals vollständig beschreiben kann, ist es darüber hinaus erforderlich, die Hypothese empirisch zu bestätigen.
3. **Analytisch-statistische Phase:** Dazu werden an Patienten, Probanden, Versuchstieren, Organteilen oder Objekten Daten erhoben und mit statistischen Methoden ausgewertet.
4. **Entscheidung:** Wenn die Ergebnisse dieser Analyse die Hypothese bestätigen, wird man sich für deren Richtigkeit entscheiden. Falls das Ergebnis der Datenanalyse nicht mit der Hypothese in Einklang zu bringen ist, muss man darüber

nachdenken, ob die Theorie einen Fehler oder ob die statistische Analyse einen Schwachpunkt enthält.

> **Merke**
>
> Die **statistische Phase** beinhaltet die **Versuchsplanung** sowie die **Datenerhebung und -analyse**; sie ist mit der meisten Arbeit verbunden. Der Betreuer hat in der Regel „nur" die Idee zu der Arbeit gehabt und die Hypothese geliefert. Alles Weitere zählt zu den Aufgaben des Doktoranden, der dann als Belohnung mit dem Doktorgrad geehrt wird.

4.1.3 Beispiel: Die Untersuchungen von Semmelweis

Die oben beschriebene Vorgehensweise soll am Beispiel von Ignaz Philipp Semmelweis' Untersuchungen verdeutlicht werden. Semmelweis war in der Mitte des 19. Jahrhunderts Assistenzarzt am Wiener Allgemeinen Krankenhaus, das 2 Geburtshilfliche Abteilungen hatte. Die Mortalitätsraten der Wöchnerinnen differierten sehr stark:

In der einen Abteilung starben in den Jahren 1841–1846 durchschnittlich 9,9 % der Frauen nach der Entbindung an Kindbettfieber, in der anderen nur 3,4 %. Die Abteilungen unterschieden sich dahingehend, dass in der mit der höheren Mortalitätsrate Ärzte und Medizinstudenten die Frauen entbanden, während in der anderen Abteilung Hebammen als Geburtshelfer tätig waren.

Semmelweis erfasste retrospektiv die Zeiten und Häufigkeiten der Todesfälle und beobachtete dabei, dass die **Mortalitätsrate in der Abteilung der Ärzte immer dann besonders hoch war** (sie betrug zeitweise fast 20 %), **wenn viele pathologisch-anatomische Studien durchgeführt wurden**. In den Zeiten jedoch, in denen es in der Prosektur keine Leichen gab, waren die Mortalitätsraten etwa so niedrig wie in der Hebammen-Abteilung. Für Semmelweis und alle anderen Ärzte war dieses Phänomen zunächst nicht erklärbar. Die zündende Idee kam ihm, als er nach dem Tod eines Kollegen, der sich bei einer Sektion mit dem Messer verletzt hatte, die Parallelität der beiden Krankheitsbilder – des Kindbettfiebers und des Wundfiebers – erkannte.

Er stellte folgende **Hypothese** auf: Die Ärzte übertragen den Frauen aus der pathologisch-anatomischen Abteilung sogenannte „Leichenteilchen", die das Kindbettfieber verursachen. Demnach, so lautete seine spekulative Schlussfolgerung, müssten sich die **Mortalitätsraten durch hygienische Maßnahmen**, bei denen diese „Leichenteilchen" vernichtet würden, **senken** lassen.

Die Hypothese der Existenz von „Leichenteilchen" war in der damaligen Zeit, als bakterielle Erreger noch unbekannt waren, sehr gewagt. Es handelte sich um eine abduktiv gewonnene Spekulation, für die es zunächst keinen einzigen Beleg gab. Die Hypothese muss aus heutiger Sicht selbstverständlich unvollständig erscheinen. Wir dürfen aber nicht vergessen, dass wir heute oft vor demselben Problem stehen: Bei vielen „neuen" Krankheiten ist es (noch) nicht möglich, deren Ursache bis auf molekulare oder zelluläre Ebenen hinab zu erklären. Deshalb ist es – sowohl bei Semmelweis als auch bei heutigen Studien – erforderlich, die Hypothese statistisch abzusichern. Semmelweis setzte schließlich, gegen den Widerstand seiner Kollegen, hygienische Maßnahmen durch und wies nach, dass die Sterblichkeitsrate der Mütter in beiden Abteilungen auf unter 2 % sank.

Dies bestätigte eindrucksvoll seine Hypothese. Der **Beweis** für deren Richtigkeit wurde jedoch erst **Jahrzehnte später** erbracht, als man die das Kindbettfieber verursachenden Bakterien (Staphylokokken, Streptokokken, Escherichia coli, Neisseria gonorrhoeae und verschiedene Anaerobier) mikroskopisch nachweisen konnte.

Dieses Beispiel zeigt, dass der theoretische Ansatz in der medizinischen Forschung im Allgemeinen unzureichend ist – denn hätte man gewartet, bis sich Semmelweis' Entdeckung naturwissenschaftlich bis ins letzte Detail erklären ließe und erst dann Konsequenzen gezogen, hätten weiterhin unzählige Mütter ihr Leben verloren. Es ist also durchaus nützlich, eine Hypothese, die theoretisch nicht vollständig erklärbar ist, durch eine statistische Analyse abzusichern und die dadurch gewonnenen Erkenntnisse in die Praxis umzusetzen.

4.2 Unterschiedliche Studientypen

4.2.1 Kriterien zur Kategorisierung

> **Merke**
>
> Das Ziel einer Studie in der Medizin besteht darin, auswertbare Daten zu gewinnen, um damit eine vorgegebene Fragestellung zu beantworten. Diese Studien lassen sich nach unterschiedlichen Aspekten klassifizieren.

▶ Beobachtende oder experimentelle Studien
- Bei **beobachtenden Studien** nimmt der Versuchsleiter eine passive Rolle ein: Er beobachtet, erhebt Daten und wertet diese aus. Er greift aber nicht modifizierend in das Geschehen ein.
- Bei **experimentellen Studien** (oder Interventionsstudien) gibt der Versuchsleiter die Ausprägungen der Einflussgrößen zumindest teilweise vor. Im Mittelpunkt steht meist eine nicht menschliche Population, etwa bei Tierexperimenten oder Experimenten im Labor. In der Humanmedizin sind Experimente ethisch problematisch. Eine Sonderform bilden kontrollierte klinische Studien (S. 55), bei denen eine bestimmte Therapieform den Patienten vorgegeben wird.

▶ Monozentrische oder multizentrische Studien:
- Wenn eine Studie nur an einer Einrichtung durchgeführt wird, bezeichnet man sie als **monozentrisch**.
- Wenn mehrere Einrichtungen beteiligt sind, spricht man von einer **multizentrischen** Studie. Bei sehr seltenen Krankheiten mag dies die einzige Möglichkeit darstellen, beispielsweise im Rahmen von Therapiestudien, eine hinreichend große Anzahl von Patienten innerhalb eines überschaubaren Zeitraums zu rekrutieren.

▶ Klinische oder epidemiologische Studien. Studien, bei denen menschliche Individuen untersucht werden, lassen sich einteilen in klinische und epidemiologische Studien.
- In **klinischen Studien** werden Patienten oder auch gesunde Probanden in einer oder mehreren Kliniken untersucht.
- Bei **epidemiologischen Studien** werden hingegen große Personengruppen auch außerhalb einer Klinik beobachtet (etwa Schulklassen, Bewohner einer bestimmten Gegend oder Patienten, die an einer speziellen Krankheit leiden).

▶ Transversale oder longitudinale Studien. Studien lassen sich außerdem danach klassifizieren, ob sie transversal oder longitudinal angelegt sind.
- Bei einer **transversalen Studie** (oder Querschnittstudie) werden die Daten aller Teilnehmer zu einem bestimmten Zeitpunkt (oder innerhalb eines kurzen Zeitabschnitts) erhoben. Diese Studien eignen sich für Zustandsbeschreibungen (etwa um die Prävalenz einer Krankheit festzustellen). Es handelt sich also um eine „Momentaufnahme". Zeitliche Zusammenhänge lassen sich mit diesem Design nicht untersuchen.
- Bei einer **longitudinalen Studie** (oder Längsschnittstudie) finden die Ereignisse zu unterschiedlichen Zeiten statt. Mit diesem Studientyp kann ein zeitlicher Verlauf beschrieben oder ein zeitlicher Zusammenhang hergeleitet werden. Die Untersuchungsrichtung kann retrospektiv oder prospektiv sein (siehe auch Kap. 4.2.2 und Kap. 4.2.3). Im engeren Sinne versteht man unter einer longitudinalen Studie ein Design, bei dem die Teilnehmer mehrmals nacheinander untersucht werden.

4.2.2 Retrospektive Studien

Bei retrospektiven Studien geht man von der Zielgröße aus und untersucht **rückwirkend**, welche Faktoren die Zielvariable beeinflusst haben könnten. Ein Beispiel mag diese Vorgehensweise verdeutlichen: Wenn man nachweisen möchte, dass ein Zusammenhang zwischen „Rauchen" und „Lungenkrebs" besteht, dann ist „Rauchen" als Einflussfaktor und die Krankheit „Lungenkrebs" als Zielgröße aufzufassen. Bei einer retrospektiven Studie würde man eine Gruppe von lungenkrebserkrankten Patienten mit einer Gruppe nicht erkrankter Personen vergleichen, um herauszufinden, ob sich die beiden Gruppen in ihren Rauchgewohnheiten und eventuell noch bezüglich anderer Merkmale unterscheiden; dies wäre eine Fall-Kontroll-Studie (S. 53).

▶ Vorteile. Der Vorteil dieser Studienart liegt auf der Hand: Man braucht nicht auf das Eintreten bestimmter Ereignisse zu warten, sondern kann quasi sofort mit der Datenerhebung beginnen. Deshalb sind diese Studien (S. 23) für medizinische Doktorarbeiten sehr beliebt. Die Daten sind häufig bereits dokumentiert (z. B. in Patientenakten); wenn sie nicht dokumentiert sind, muss man die relevanten Personen nach zurückliegenden Ereignissen befragen.

▶ **Nachteile.** Ein Nachteil dieser Studienart ist die mitunter schlechte Datenqualität. Man hat keinerlei Einfluss auf die Art und Anzahl der zu erfassenden Merkmale, auf den Stichprobenumfang und – falls die Daten bereits dokumentiert sind – auf die Art der Erhebung und der Dokumentation. Fehlende Werte lassen sich kaum ergänzen, fehlerhafte Werte meist nicht einmal feststellen und schon gar nicht korrigieren.

Bei Befragungen kann man keineswegs sicher sein, immer die richtigen Informationen zu erhalten. Deshalb sollte man nach Möglichkeit einzelne Interviews einer Fragebogenaktion vorziehen, da man dabei eher die Möglichkeit hat, die Antworten zu überprüfen. Darüber hinaus ist es sehr schwierig und in vielen Fällen unmöglich, alle Personen, deren Daten man bräuchte, zu erreichen.

▶ **Fazit.** Retrospektive Studien können zwar Hinweise auf mögliche Ursachen geben; sie sind jedoch nicht geeignet, einen kausalen Zusammenhang nachzuweisen. Sie sind demzufolge verwendbar, um Hypothesen zu generieren, aber nicht, um Hypothesen zu prüfen.

4.2.3 Prospektive Studien

Bei prospektiven Studien geht man von den Einflussgrößen aus und wartet das Eintreten der Endereignisse ab (dies ist eine logisch sinnvollere Vorgehensweise als bei retrospektiven Studien). Im oben erwähnten Beispiel „Lungenkrebs und Rauchen" würde man eine Population, bestehend aus Nichtrauchern, leichten, mäßigen und starken Rauchern, heranziehen und später feststellen, bei welchem Personenkreis mit welcher Häufigkeit Lungenkrebs auftritt; dies wäre eine Kohortenstudie (S. 54).

▶ **Vorteile.** Man hat Kontrollmöglichkeiten bezüglich der Datenqualität und der Dokumentation.

▶ **Nachteile.** Diese Studien sind zeitlich und organisatorisch wesentlich aufwendiger als retrospektive Studien.

▶ **Fazit.** Prospektive Studien sind geeignet, um Hypothesen zu verifizieren. Experimente sind immer prospektiv; Beobachtungsstudien können dagegen prospektiv (z. B. Kohortenstudien) oder retrospektiv (z. B. Fall-Kontroll-Studien) sein.

4.3 Spezielle Studien

4.3.1 Fallberichte und Fallserien

▶ **Fallbericht.** Ein Fallbericht ist eine ausführliche Beschreibung eines oder einer kleinen Anzahl von Fällen; manchmal werden auch ungewöhnliche Manifestationen einer Krankheit beschrieben. Er dient dazu, Krankheitsbilder, die erstmals beobachtet werden, oder erfolgreiche therapeutische Interventionen einer akademischen Öffentlichkeit vorzustellen.

▶ **Fallserie.** Eine Fallserie verfolgt ähnliche Ziele. Dies ist eine einfache, deskriptive Studie an einer größeren Patientengruppe.

Das Manko dieser Studien ist das **Fehlen einer Vergleichsgruppe**. Sie reichen daher zur Bestätigung einer Hypothese bei Weitem nicht aus. Dennoch wurden mit Fallberichten oder -serien schon Lawinen ins Rollen gebracht (so z. B. eine Fallserie zu Beginn der 1980er Jahre, in der erstmals über das Auftreten von Kaposi-Sarkomen bei jungen Homosexuellen in New York berichtet wurde und die Hinweise auf eine neue Infektion gab).

4.3.2 Fall-Kontroll-Studien

Bei einer Fall-Kontroll-Studie handelt es sich um eine **retrospektive Risikostudie**, bei der eine Gruppe von Fällen (das sind Patienten, die an einer bestimmten Krankheit leiden) einer Gruppe von Kontrollen (nicht erkrankte Personen) gegenübergestellt wird. Es wird untersucht, ob ein oder mehrere ätiologische Faktoren in den beiden Gruppen unterschiedlich verteilt sind. Man ermittelt dabei die in ▶ Tab. 4.1 dargestellten Häufigkeiten.

Tab. 4.1 Darstellung der Assoziation zwischen einer Krankheit und einem ätiologischen Faktor bei einer Fall-Kontroll-Studie

	Ausgangssituation: Fälle – Krankheit liegt vor	Ausgangssituation: Kontrollen – Krankheit liegt nicht vor
exponiert	a	b
nicht exponiert	c	d

Daraus lässt sich die sogenannte **Odds Ratio** berechnen:

$$\omega = \frac{a \cdot d}{b \cdot c}$$

Dieser Quotient ist ein Näherungswert für das relative Risiko, zu erkranken.

Für den Versuchsleiter stellt es eine Herausforderung dar, eine geeignete Kontrollgruppe zusammenzustellen. Hier hat sich die **Matched-Pairs-Technik** bewährt: Man wählt zu jedem Fall (also zu jeder erkrankten Person) eine oder mehrere Kontrollen, die in wesentlichen Eigenschaften mit dem Fall übereinstimmen. Oft werden die Patienten hinsichtlich ihres Alters und Geschlechts gematcht, weil diese beiden Merkmale mit vielen Krankheiten in Zusammenhang stehen, bei manchen Krankheiten ist es sinnvoll, nach dem sozioökonomischen Status zu matchen. Dadurch erreicht man, dass die zu vergleichenden Gruppen hinsichtlich bestimmter Eigenschaften (die mit der Krankheit assoziiert sind) strukturgleich sind. Allerdings ist die so entstandene Kontrollgruppe künstlich und nicht unbedingt repräsentativ für die Population der Nichterkrankten. Kontrollen, die zufällig aus der Gesamtbevölkerung gewählt werden (etwa mithilfe eines Einwohnermeldeverzeichnisses), sind dagegen eher repräsentativ für die Gruppe der Nichterkrankten. Es mag sinnvoll sein, mehrere Kontrollgruppen zu bilden und miteinander zu vergleichen. Eine Doktorarbeit, bei der mehrere Kontrollgruppen gebildet wurden, finden Sie in Kapitel 10 (S. 148).

▶ **Vorteile.** Der Vorteil dieses Studientyps liegt in der **Zeitersparnis**: Man braucht nicht zu warten, bis man genügend Fälle gesammelt hat. Insbesondere bei Krankheiten mit geringer Inzidenz oder langer Induktionsperiode ist dies eminent wichtig.

▶ **Nachteile.** Allerdings sind diese Studien für diverse **Fehlertypen** anfällig. Bei Befragungen können sich die Fälle oft wesentlich besser an Dinge erinnern, die in Zusammenhang mit ihrer Erkrankung stehen, als die Kontrollen, die von der zu untersuchenden Krankheit nicht betroffen und demzufolge an der Studie nicht sonderlich interessiert sind. Dies kann zu Verzerrungen der Ergebnisse führen. Man bezeichnet dies als einen **Recall-Bias** (ein spezieller **Informationsbias**). Ferner ist zu beachten, dass sich nur die Odds Ratio als Annäherung für das relative Risiko berechnen lässt; die Inzidenzen der einzelnen Gruppen können nicht ermittelt werden.

4.3.3 Kohortenstudien

Kohortenstudien sind in der Regel groß angelegte, **prospektive Beobachtungsstudien**. Häufig handelt es sich um **Risikostudien**: Dabei geht man von einem großen Personenkreis aus, bei dem ein Risikofaktor in unterschiedlichen Ausprägungen vorliegt (▶ Tab. 4.2). Im einfachsten Fall gibt es nur die beiden Ausgangssituationen „exponiert" und „nicht exponiert". Damit ergeben sich folgende Häufigkeiten:

Tab. 4.2 Darstellung der Assoziation zwischen einer Krankheit und einem ätiologischen Faktor bei einer Kohortenstudie

	Ausgangssituation: exponiert	Ausgangssituation: nicht exponiert
Krankheit bricht aus	a	b
Krankheit bricht nicht aus	c	d

Anhand dieser Häufigkeiten lassen sich die **Inzidenzraten** für exponierte und nicht exponierte Personen explizit berechnen (es sind die relativen Häufigkeiten *a/[a+c]* bzw. *b/[b+d]*). Deren Quotient ergibt das **relative Risiko**:

$$\rho = \frac{a \cdot (b+d)}{b \cdot (a+c)}$$

Eine andere Art von Kohortenstudien stellen **Prognosestudien** (S. 59) dar, deren Ziel darin besteht, Maßzahlen wie etwa die 5-Jahres-Mortalität zu ermitteln oder Faktoren zu evaluieren, die für den weiteren Verlauf einer Krankheit relevant sind.

▶ **Vorteile.** Bei diesem Studientypus kann man die Qualität der Daten und deren Dokumentation kontrollieren. Für jede Subgruppe lassen sich Maßzahlen (z. B. Inzidenzen) berechnen und vergleichen.

▶ **Nachteile.** Große Kohortenstudien sind sehr kostenaufwendig und zeitintensiv; sie erstrecken sich oft über mehrere Jahre oder gar Jahrzehnte. Zu berücksichtigen ist ferner das Drop-out-Problem: Je länger eine Studie dauert, umso mehr ist damit zu rechnen, dass Probanden aus der Studie vor deren Ende ausscheiden. Aus diesen Gründen sind diese Studien für Doktorarbeiten weniger geeignet.

Üblicherweise wird die Population, die bei prospektiven Studien untersucht wird, in der Gegenwart zusammengestellt und bis zu einem späteren Zeitpunkt beobachtet. Man kann aber eine prospektive Studie auch mit bereits vorhandenem Datenmaterial, das in geeigneter Weise dokumentiert ist, durchführen. In diesem Fall werden die Teilnehmer, beginnend bei einem in der Vergangenheit liegenden Zeitpunkt, beobachtet. Man bezeichnet dies als eine Studie mit zurückverlegtem Anfangszeitpunkt oder als eine **historische Kohortenstudie** (die Blickrichtung ist prospektiv, die Datenerhebung retrospektiv)

4.3.4 Kontrollierte klinische Therapiestudien

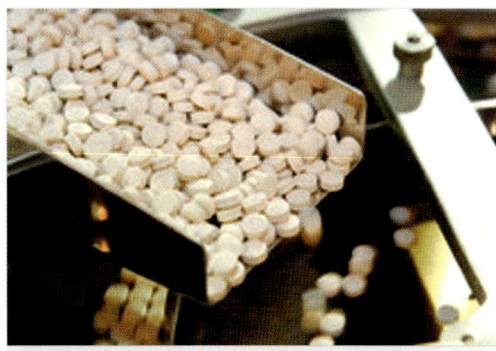

Abb. 4.2 Entwicklung von Medikamenten (© onizu3d/Fotolia.com)

▶ **Phasen bei Arzneimittelstudien.** Bei der Entwicklung eines neu entwickelten Medikaments sind mehrere Phasen zu durchlaufen (dies ist u. a. vom Arzneimittelgesetz vorgeschrieben). In der präklinischen Phase wird die Wirksamkeit im Tierversuch untersucht.

Phase I: In dieser Phase werden nur gesunde Probanden mit der neuen Therapie behandelt; dabei sollen Fragen zur Pharmakokinetik („Was macht der Körper mit dem Medikament?") und Pharmakodynamik („Was macht das Medikament mit dem Körper?"), zu Wirkungen und Nebenwirkungen geklärt werden.

Phase II: In Phase II wird die neue Therapie erstmals an Patienten eingesetzt mit dem Ziel, Informationen zur Wirksamkeit bei kranken Personen zu erhalten. Manchmal besteht diese Phase aus einer randomisierten Studie, bei der die neue Therapie mit einem Placebo verglichen wird.

Phase III: Hier werden größere Patientengruppen, die unterschiedliche Therapieformen erhalten, miteinander verglichen (beispielsweise ein neu entwickeltes Medikament mit dem bisherigen Standardmedikament im Zwei-Gruppen-Vergleich). Wenn die Phasen I bis III erfolgreich abgeschlossen sind, kann die Zulassung des neuen Medikaments beantragt werden. Danach beginnt Phase IV.

Phase IV: Diese dauert an, solange das Medikament auf dem Markt ist. Sehr seltene Nebenwirkungen werden normalerweise erst in dieser Phase entdeckt.

Diese Studien haben experimentellen Charakter, weil nicht nur beobachtet wird, sondern weil den Patienten eine bestimmte Therapieform zugeteilt wird. Aus diesem Grund bezeichnet man sie als **kontrollierte** oder als **Interventionsstudien.** Sie sind der höchste Standard bei der Untersuchung von Therapieverfahren und beobachtenden Studien überlegen.

In der praktischen Anwendung sind sie allerdings nicht unproblematisch. Mindeststandards, die garantieren sollen, dass diese Studien auf möglichst hohem wissenschaftlichem und ethischem Niveau durchgeführt werden, sind in mehreren normativen Texten verankert, unter anderem in der Deklaration von Helsinki. Zu berücksichtigen sind ferner die Richtlinien der **Good Clinical Practice.** Diese Qualitätsanforderungen sind seit 1991 gültig und werden von allen Ländern der Europäischen Gemeinschaft anerkannt. Jede klinische Studie muss von einer **Ethikkommission** begutachtet werden. Weniger strenge Vorgaben gibt es für Medizinprodukte oder freie Forschungsvorhaben. Näheres ist im **Medizinproduktegesetz** (MPG) geregelt. Detaillierte Informationen findet man auf der Website des Bundesinstituts für Arzneimittel und Medizinprodukte unter der Adresse www.bfam.de.

Warum ist eine Vergleichsgruppe notwendig?

Hier sei an Michel de Montaigne erinnert: Sein zu Beginn dieses Kapitels zitierter Ausspruch aus dem 16. Jahrhundert ist auch heute noch aktuell. Wenn sich der Zustand eines Patienten nach einer Therapie verbessert, ist keineswegs sicher, dass dies durch die spezielle Behandlung bedingt ist. Es muss daher nachgewiesen werden, dass eine neu entwickelte Therapie der bisher verwendeten Standardtherapie oder einem Placebo überlegen ist. Deshalb ist – falls eine Standardtherapie bereits praktisch erprobt ist – diese als Vergleich heranzuziehen. Ein Placebo als Vergleich darf nur dann verwendet werden, wenn die damit behandelten Patienten keinen Nachteil zu erwarten haben. Wenn keine Standardtherapie zur Verfügung steht und die Behandlung mit einem Placebo ethisch nicht vertretbar ist, verwendet man eine historische Vergleichsgruppe – das heißt, man vergleicht die Gruppe, die mit der neuen Therapie behandelt wird, mit einer anderen Gruppe von erkrankten Patienten aus der Vergangenheit.

▶ **Randomisierung und Verblindung.** Beim Vergleich zweier Therapiegruppen muss darauf geachtet werden, dass die Gruppen auch wirklich vergleichbar sind. Es wäre beispielsweise wenig sinnvoll, leicht erkrankte Patienten mit einem neuen Medikament zu behandeln und bei schwereren Fällen ein herkömmliches Medikament anzuwenden – dies könnte eine Überlegenheit des neuen Medikaments vortäuschen. Man bezeichnet dies als einen **Selektionsbias.** In Wirklichkeit ist aber ein Vergleich zwischen diesen beiden Gruppen nicht statthaft, weil sie sich von vornherein in einer wichtigen Einflussgröße – nämlich dem Schweregrad ihrer Krankheit – unterscheiden.

> **Merke**
>
> Die zu vergleichenden Gruppen müssen sich – abgesehen von der zu untersuchenden Einflussgröße (etwa der Therapieform) – gleichen oder zumindest weitgehend ähneln. Man bezeichnet dies als **Strukturgleichheit.**

Die Zuteilung eines Patienten zu einer Therapiegruppe in den Phasen II oder III erfolgt idealerweise **randomisiert**; das heißt, der Zufall entscheidet im Einzelfall, welche Therapie ein Patient erhält. Durch die Randomisierung (oder Randomisation) soll erreicht werden, dass die Gruppen zu Beginn der Studie strukturgleich sind.

Bei Therapiestudien ist außerdem auf **Beobachtungsgleichheit** zu achten – das heißt, die beiden Gruppen müssen von denselben Personen, mit denselben Messmethoden und im selben Zeitraum beobachtet werden. Bei klinischen Therapiestudien ist ferner die **Behandlungsgleichheit** wichtig. Das bedeutet, dass alle Patienten auf die gleiche Weise behandelt werden sollten (abgesehen von den unterschiedlichen Therapieformen). Man versucht dies durch Doppelblindheit zu erreichen.

> **Merke**
>
> Wenn eines der 3 Kriterien Strukturgleichheit, Beobachtungsgleichheit oder Behandlungsgleichheit nicht erfüllt ist, können Verzerrungen auftreten. Das Ergebnis der Studie ist dann möglicherweise mit einem **systematischen Fehler** behaftet (s. Kap. 4.5.1). Bei Krankheiten, die mit gravierenden Folgen für den Patienten verbunden sind, sind jedoch randomisierte Studien aus ethischen Gründen problematisch. In diesen Fällen begnügt man sich mit nicht randomisierten Studien, z. B. Prognosestudien (s. Kap. 4.3.7).

Das bedeutet: Weder der behandelnde Arzt noch der Patient weiß, welche Therapie im Einzelfall verwendet wird. Dies ist wünschenswert, um (auto-)suggestive Einflüsse auf beiden Seiten auszuschalten. Leider lassen sich nicht alle Studien doppelblind durchführen (etwa wenn ein chirurgischer Eingriff mit einer konservativen Therapie verglichen wird). Wenn nur der behandelnde Arzt, nicht aber der Patient die Therapie kennt, spricht man von **einfachblinden** Studien. Bei **offenen** Studien kennen beide Seiten die Therapieform. – Der Versuchsleiter sollte sich bemühen, eine klinisch kontrollierte Studie doppelblind zu planen, wann immer dies realisierbar erscheint. Die sogenannte **Double-Dummy-Technik** ermöglicht ein doppelblindes Design auch dann, wenn 2 Medikamente in unterschiedlicher Applikationsform verabreicht werden (dabei wird in jeder Therapiegruppe eines der beiden Medikamente als Placebo verabreicht). Notfalls sollte – falls der behandelnde Arzt über die Therapie im Einzelfall informiert ist – am Ende der Studie ein verblindeter Beobachter den Therapieerfolg beurteilen.

Meist werden bei Therapiestudien die **Wirkungen** mehrerer Therapieformen miteinander verglichen. Dabei soll in der Regel nachgewiesen werden, dass eine Therapieform (z. B. eine neu entwickelte Therapie) der Vergleichstherapie bezüglich der Wirkung überlegen ist. Manchmal genügt es jedoch zu zeigen, dass eine neue Therapie im Durchschnitt nicht schlechter wirkt als die Vergleichstherapie: Wenn beispielsweise die neue Therapie einfacher in der Verabreichung oder kostengünstiger ist als die bisher verwendete Standardtherapie, muss sie nicht unbedingt in ihrer Wirkung überlegen sein. Derlei Studien werden als **Nicht-Unterlegenheits-Studien** (Non-Inferiority-Studies) bezeichnet. Bei Äquivalenzstudien soll nachgewiesen werden, dass zwei Arzneimittel bezüglich ihrer Wirksamkeit gleichwertig sind. Nicht in jedem Fall ist die Wirkung die zu untersuchende Zielgröße. Mehrere Therapien lassen sich z. B. auch bezüglich ihrer Nebenwirkungsraten miteinander vergleichen.

▶ **Analysetechniken bei Protokollverletzungen.** Wenn Patienten aus Gründen, die in Zusammenhang mit der Therapie stehen, an der Studie nicht mehr teilnehmen oder die Therapiegruppe wechseln (etwa wegen eines scheinbaren Misserfolgs der Behandlung oder wegen Nebenwirkungen), kann dies die Ergebnisse der Studie verzerren. Selbstverständlich sollte man im Vorfeld die Studie so planen, dass derartige Vorkommnisse nicht auftreten; gleichwohl lassen sie sich nicht immer vermeiden. Bei Protokollverletzungen bieten sich mehrere Auswertetechniken an:

Bei der „**Intention-to-treat-Analyse**" (ITT) werden alle Patienten bei der Endanalyse unter der Therapiegruppe ausgewertet, der sie bei der Randomisierung zugeteilt wurden (auch wenn sie die Therapie zwischenzeitlich abgebrochen oder gewechselt haben). Die ITT-Methode mag zwar die Ergebnisse verwässern; indes ist dies die einzige Möglichkeit, die durch die Randomisierung erhaltene Strukturgleichheit zu wahren.

Bei der **PP-Analyse** (per protocol) werden nur die Patienten bei der Analyse berücksichtigt, die protokollgemäß behandelt wurden (Wechsler und Studienabbrecher werden bei der Analyse ausgeschlossen).

Bei der **AT-Analyse** (as treated) wird jeder Patient bei der Endanalyse der Gruppe zugeordnet, mit deren Therapie er letztlich behandelt wurde. Der AT-Ansatz ist interessant, wenn Patienten während der laufenden Studie die Therapiegruppe gewechselt haben.

> **Merke**
>
> Die Phasen I bis III eignen sich als Themen für **Doktorarbeiten**. Achten Sie wegen der erwähnten Problematiken unbedingt darauf, dass ein ausführliches Studienprotokoll (S. 60) erstellt wird.
>
> Das Wohl der Patienten hat absolute Priorität. Der verantwortliche Arzt ist verpflichtet, jeden Probanden und jeden Patienten über Sinn und Zweck der Studie aufzuklären, über Risiken zu informieren und dessen Einverständnis einzuholen. Niemand kann gezwungen werden, gegen seinen Willen an einer solchen Studie teilzunehmen.
>
> Wenn Sie als Doktorand in einer Therapiestudie involviert sind, sind auch Sie dafür verantwortlich, dass alle Richtlinien und Gesetzesvorgaben eingehalten werden.

Bei der PP- und der AT-Analyse erzielt man **eher signifikante Ergebnisse** als bei der ITT-Analyse; die Strukturgleichheit der Gruppen ist jedoch nicht mehr gewährleistet. Um die Wirksamkeit zweier Therapien zu vergleichen, sollte primär eine ITT-Analyse durchgeführt werden; bei Äquivalenz- und Non-Inferiority-Studien sollte die PP-Analyse bevorzugt werden. Wenn Nebenwirkungen zu untersuchen sind, sollte primär nach dem AT-Verfahren analysiert werden. Es ist mitunter sinnvoll, alle 3 Analysemethoden durchzuführen, die Ergebnisse zu vergleichen und zu diskutieren.

4.3.5 Cross-over-Studien

Bei klinisch kontrollierten Studien werden in der Regel **2 Parallelgruppen miteinander verglichen**. Bei manchen Krankheitsbildern ist es auch denkbar, dass jeder Patient in zeitlich versetzten Phasen beide Therapien nacheinander erhält. Ein solches Design bezeichnet man als Cross-over-Studie. Zwei Punkte verdienen besondere Beachtung:
1. Die Reihenfolge, in der ein einzelner Patient die Therapien erhält, wird durch den Zufall entschieden (Randomisierung).
2. Um Überhangeffekte auszuschließen, ist eine hinreichend lange, behandlungsfreie Phase zwischen den Therapiephasen einzuplanen (**Wash-out-Periode**).

Eine andere Sonderform stellen Studien dar, bei denen **paarige Organe** gleichzeitig mit unterschiedlichen Therapien behandelt werden. Auch hier sollte der Zufall über die Therapie des einzelnen Organs entscheiden. Ferner ist darauf zu achten, dass keine Wechselwirkungen auftreten.

▶ **Vorteile.** Bei diesen Studien dient jeder Patient als seine eigene Kontrolle; man erhält auf diese Weise **2 verbundene Stichproben**, die **in optimaler Weise strukturgleich** sind. Ein weiterer Vorteil besteht darin, dass man mit wesentlich weniger Patienten auskommt als bei einer zweiarmigen klinischen Studie.

▶ **Nachteile.** Dieses Design kann nur bei **wenigen medizinischen Fragestellungen** eingesetzt werden. So ist bei progredienten Erkrankungen eine Cross-over-Studie vollkommen ungeeignet; ebenso bei Krankheitszuständen, bei denen eine der beiden Therapien zur Heilung oder zur anhaltenden Besserung des Gesamtstatus führt.
Anwendungsbeispiele für diese Studienart sind chronische Erkrankungen (z. B. aus dem rheumatischen Formenkreis), bei denen lediglich eine Milderung der Symptome, aber keine vollständige Heilung erreicht werden kann.

4.3.6 Diagnosestudien

Um Gewissheit bezüglich des Krankheitsstatus eines Patienten zu erlangen, ist in der Regel ein aufwendiges, mitunter riskantes Verfahren erforderlich. Im klinischen Alltag verwendet man in aller Regel einfachere diagnostische Tests wie etwa eine klinische Untersuchung, ein bildgebendes Verfahren oder einen Labortest – wohl wissend, dass diese Methoden keine absolute Sicherheit bieten, aber unkompliziert in ihrer Anwendung sind.

Diagnosestudien werden durchgeführt, um **die Validität eines diagnostischen Tests** zu untersuchen. Die Güte des diagnostischen Verfahrens wird an einer hinreichend großen Anzahl von Personen mit bekanntem Krankheitsstatus (erkrankt oder nicht erkrankt) überprüft. Um Gewissheit bezüglich des Krankheitsstatus einer Person zu erhalten, benötigt man einen Goldstandard (dies ist in der Regel ein aufwendiges, mitunter auch riskantes Verfahren, wie etwa eine Biopsie). Beim Vergleich des zu evaluierenden Verfahrens mit dem Goldstandard erhält man die in ▶ Tab. 4.3 dargestellten Häufigkeiten:

Daraus lassen sich die Sensitivität (Anteil der richtig positiven Testergebnisse) und die Spezifität (Anteil der richtig negativen Ergebnisse) sowie die Vorhersagewerte anhand folgender Formeln ermitteln:
- **Sensitivität: a / (a+c)**
- **Spezifität: d / (b+d)**
- **Positiver Vorhersagewert: a / (a+b)**
- **Negativer Vorhersagewert: d / (c+d)**

Sensitivität und Spezifität sind die Gütekriterien des diagnostischen Tests; sie sind unabhängig von der Prävalenz. Die Vorhersagewerte sind dagegen maßgeblich bestimmt von der Prävalenz und deshalb nicht ohne Weiteres auf andere Populationen übertragbar.

Eine Schwierigkeit bei diagnostischen Tests kann darin liegen, dass eine binäre Testentscheidung

Tab. 4.3 Assoziation zwischen dem wahren Krankheitsstatus und dem Befund eines diagnostischen Tests

	Ausgangssituation: Fälle – Krankheit liegt vor	Ausgangssituation: Kontrollen – Krankheit liegt nicht vor
Testergebnis positiv	a	b
Testergebnis negativ	c	d

mit den möglichen Ergebnissen „Befund positiv" und „Befund negativ" nicht ohne Weiteres möglich ist, etwa dann, wenn der Testbefund auf kontinuierlichen Labormesswerten basiert. Hier gilt es, einen optimalen Schwellenwert (cutpoint) festzulegen, der den physiologischen vom pathologischen Bereich trennt. Dieser Schwellenwert beeinflusst die Prävalenz, die Sensitivität, die Spezifität und damit auch die Vorhersagewerte.

Allgemein gilt: Je höher die Sensitivität, desto niedriger ist die Spezifität und umgekehrt. Diese Abhängigkeit wird durch eine sogenannte **ROC-Kurve** grafisch dargestellt; diese wird mittels einer logistischen Regression (S. 77) erstellt.

Es kann Gegenstand einer Doktorarbeit sein, einen optimalen Schwellenwert zu finden, der die Summe aus Sensitivität und Spezifität maximiert.

> **Merke**
>
> Diagnosestudien sind für Forschung und Praxis sehr wichtig. Letzten Endes basieren die Ergebnisse fast aller Studien auf diagnostischen Verfahren, die ja Voraussetzung für das Erkennen einer Krankheit sind.

4.3.7 Prognosestudien

Prognosestudien werden meist als **Kohortenstudien** (S. 54) (also nicht randomisiert) durchgeführt. Dabei wird die **Zeitspanne** untersucht, die von einem definierten **Anfangsereignis** bis zum Auftreten eines bestimmten **Endereignisses** vergeht. Das Ziel dieser Studien besteht darin, Faktoren zu evaluieren, die die Prognose bei einer bestimmten Krankheit beeinflussen. Meist wird bei diesen Studien der Verlauf einer Krankheit untersucht, die mit gravierenden Beeinträchtigungen für die Patienten verbunden ist und bei der aus ethischen Gründen eine randomisierte Studie ungeeignet erscheint.

Typische Anfangsereignisse sind etwa die Geburt eines Individuums oder der Beginn einer therapeutischen Maßnahme. Bei den Endereignissen handelt es sich üblicherweise um den Tod eines Patienten, das Auftreten eines Rezidivs oder das Ende der Beschwerdefreiheit. Die Zeitspanne zwischen Anfangs- und Endereignis wird als **Überlebenszeit** bezeichnet (auch dann, wenn das Endereignis nicht mit dem Tod der Teilnehmer gleichzusetzen ist).

Die Problematik, die sich bei diesen Studien häufig ergibt, besteht darin, dass nicht alle teilnehmenden Personen bis zum Auftreten des relevanten Endereignisses beobachtet werden können – sei es, weil die Studie zeitlich begrenzt ist oder sei es, weil Patienten vorzeitig ausscheiden (Drop-Outs). Man spricht dann von **zensierten Daten** (s. Kap. 5.3.4). Ein spezielles Schätzverfahren – die sogenannte **Kaplan-Meier-Methode** – ermöglicht die Berechnung von Überlebenswahrscheinlichkeiten unter Berücksichtigung zensierter Daten. Die Cox-Regression (S. 78) erlaubt es, Faktoren zu evaluieren, welche die Überlebenszeit beeinflussen. Beim Vergleich zweier Gruppen (z. B. Therapiegruppen) ist zu beachten, dass wegen der nicht durchgeführten Randomisierung Strukturgleichheit nicht unbedingt gewährleistet ist. Durch eine adäquate statistische Analyse lässt sich diese Ungleichheit korrigieren (s. Kap. 5.3.3).

4.4 Das A & O: eine ordentliche Versuchsplanung

4.4.1 Bestandteile der Versuchsplanung

Die Bedeutung der Versuchsplanung wird häufig unterschätzt – und genau darin liegt der Hauptgrund für diversen Ärger und Frust, was in Einzelfällen gar zum Abbruch der Arbeit führen kann.

Was nutzt es beispielsweise, wenn ein Doktorand mit viel Fleiß und Mühen Unmengen von Daten gesammelt hat, er damit aber die vorgegebene Fragestellung nicht beantworten kann? Welche Aussagekraft haben spektakuläre Ergebnisse, wenn das Studiendesign mangelhaft ist? Welchen Sinn haben aufwendige Untersuchungen, wenn die Daten für eine brauchbare statistische Analyse ungeeignet sind?

> **Merke**
>
> Die Bedeutung der Versuchsplanung wird häufig unterschätzt!

Vor den Untersuchungen sollten daher folgende Überlegungen stehen:
- **Fragestellung:** Es wurde schon mehrfach erwähnt, dass die Fragestellung vor dem Beginn der Untersuchungen so präzise wie möglich formuliert sein sollte. Dies ist essenziell wichtig,

weil darauf der gesamte weitere Verlauf der Studie basiert. Ausgehend von der Fragestellung sollte eine konkrete Hypothese formuliert werden. Daraus ergibt sich quasi automatisch, welche Merkmale im Rahmen der Studie zu erfassen sind. Man sollte sich auf eine primäre Zielgröße festlegen und darauf basierend die Studie planen. Andere (sekundäre) Zielgrößen lassen sich eventuell auch untersuchen; sie sind jedoch in ihrer Bedeutung zweitrangig.
- **Repräsentativität der Stichproben:** Vorab ist zu überlegen, wie die Stichproben beschaffen sind, und auf welche Population die Ergebnisse der Stichprobenuntersuchung übertragbar sind. Die Verallgemeinerung der Untersuchungsergebnisse ist nur dann zulässig, wenn die Stichproben repräsentativ sind – das heißt, sie stimmen in ihren wesentlichen Eigenschaften mit der jeweiligen Grundgesamtheit überein (abgesehen von zufällig bedingten Abweichungen). Man sollte sich hüten, allzu weit reichende Schlussfolgerungen zu ziehen, die sich im Nachhinein als falsch herausstellen könnten.
- **Fragen zur Statistik:** Die meisten Doktoranden lassen sich erstmals nach dem Abschluss ihrer Untersuchungen bei einem Biometriker blicken und sind dann entsetzt, wenn sie erfahren, dass die Auswertung ihrer Daten ungeahnte Schwierigkeiten bereitet. Jeder Biometriker, der Doktoranden (und übrigens auch wissenschaftlich tätige Ärzte) in statistischen Fragen berät, weiß davon ein Lied zu singen. Es ist daher sinnvoll, sich vor der Datenerhebung mit einem Statistiker in Verbindung zu setzen. Welche Punkte bei einem solchen Gespräch angesprochen werden sollten, erfahren Sie in Kap. 5.4.3.
- **Logistische Überlegungen:** Diese sollten klarstellen, dass die Studie unter den vorgegebenen Bedingungen durchführbar ist. Dazu gehören Fragen wie: Stehen genügend Ressourcen an Zeit und Geld zur Verfügung? Sind die notwendigen Messgeräte vorhanden und funktionieren sie einwandfrei? Gibt es Mitarbeiter, die sich in der Untersuchungsmethodik auskennen und die bereit sind, Sie zu unterstützen? Kann die Zahl der benötigten Patienten (Probanden, Versuchstiere) in absehbarer Zeit rekrutiert werden?
- **Studiendesign:** Wie ist die Studie angelegt? Wenn ein wichtiges Qualitätskriterium (etwa Randomisierung oder Doppelblindheit) verletzt ist, sollte dies stichhaltig begründet sein. Wie viele Patienten (Probanden, Versuchstiere) werden benötigt? Werden Patienten nur zu einem bestimmten Zeitpunkt oder mehrmals nacheinander untersucht? Wann sind diese Untersuchungen geplant?

▶ **Fazit.** Es ist wichtig, dass Sie die oben dargelegten Überlegungen so früh wie möglich – am besten, ehe Sie mit der Datenerhebung beginnen – mit Ihrem Betreuer besprechen. Planungsfehler in der Anfangsphase können zu einem späteren Zeitpunkt kaum noch korrigiert werden.

4.4.2 Das Studienprotokoll

Bei jeder Studie muss ein ausführliches Studienprotokoll erstellt werden. Dadurch ist gewährleistet, dass wichtige Informationen dokumentiert werden und nicht in Vergessenheit geraten. Alle relevanten Punkte, die Sie mit Ihrem Betreuer und dem Biometriker erörtert haben, sollten in diesem Protokoll festgehalten werden. Im Einzelnen sind dies:
- **Name und Ziel der Studie,**
- **Studientyp und Studiendesign** (z. B. randomisiert, doppelblind etc.),
- **Zeitplan** (Beginn, Untersuchungs- und Rekrutierungszeitraum und Ende der Studie),
- **Angaben zur Biometrie** (insbesondere die präzise Formulierung der Hypothese, Angaben zu den Stichproben und den Grundgesamtheiten sowie die anzuwendenden statistischen Methoden und die Anzahl der benötigten Personen oder Versuchstiere),
- **besondere Angaben,** falls erforderlich (z. B. Kostenträger oder Auftraggeber).

Das Protokoll klinischer Studien, in deren Verlauf Patienten untersucht werden, muss zusätzlich folgende Punkte beinhalten:
- **Einschlusskriterien:** Sie geben an, unter welchen Voraussetzungen Patienten in die Studie aufgenommen werden. Wichtig ist auch, deren Einverständnis an der Teilnahme zu dokumentieren.
- **Ausschlusskriterien:** Diese beziehen sich auf Patienten, die zwar alle Einschlusskriterien erfüllen, aber trotzdem nicht aufgenommen werden können (etwa weil eine bestimmte Krankheit oder ein erhöhtes Risiko vorliegen).
- **Abbruchkriterien:** Sie definieren, unter welchen Umständen einzelne Patienten von der Studie ausgeschlossen werden, und unter welchen Bedingungen die komplette Studie vorzeitig abgebrochen wird.

- **Behandlung:** Die zu evaluierende Methode und die Referenzmethode (oder das Placebo) müssen klar und vollständig beschrieben werden; auch die Dauer und Dosierung der Anwendungen müssen dokumentiert werden.
- **Angaben zur ethischen und rechtlichen Basis:** Dazu zählen die Stellungnahme der Ethikkommission sowie die Beschreibung der Vorgehensweise, wie die Patienten und Probanden über die Studie informiert und welche Versicherungen für die Teilnehmer abgeschlossen wurden.

▶ **Fazit.** Das Studienprotokoll ist ein sehr wichtiges Fundament für Ihre Arbeit, da es eine Menge wertvoller Informationen enthält, auf die Sie jederzeit zurückgreifen können.

4.5 Der Umgang mit dem Versuchsfehler

Der Versuchsfehler setzt sich aus einem systematischen und einem zufälligen Anteil zusammen. Ein **systematischer Fehler** (auch als **Bias** bezeichnet) entsteht beispielsweise, wenn mit einem falsch geeichten Messgerät gearbeitet wird. **Zufällige Fehler** ergeben sich aus der Variabilität der Beobachtungseinheiten.

Der systematische Fehler kann bei einer guten Versuchsplanung weitgehend vermieden werden. Der zufällige Fehler lässt sich zwar nicht ganz ausschalten, aber auf ein Minimum reduzieren.

4.5.1 Vermeiden Sie systematische Fehler!

Systematische Fehler verfälschen ein Ergebnis in eine bestimmte Richtung und verleiten dadurch zu unzulässigen Schlüssen. Es gibt einige Punkte, die Sie unbedingt beachten sollten, um systematische Fehler zu vermeiden:

- **Repräsentative Stichprobe:** Ein Schluss von der Stichprobe auf die Grundgesamtheit ist nur statthaft, wenn die Stichprobe repräsentativ ist. Natürlich möchte man die Stichproben-Ergebnisse verallgemeinern, und die induktive Statistik (s. Kap. 5.3) stellt dafür Methoden zur Verfügung. Überlegen Sie genau, aus welcher Population Ihre Stichproben stammen. Seien Sie vorsichtig und ziehen Sie keine allzu weit reichenden Schlussfolgerungen!
- **Wahl des richtigen Modells:** Jede statistische Analysemethode beinhaltet bestimmte Voraussetzungen. Prüfen Sie, ehe Sie eine bestimmte Methode verwenden, ob die Voraussetzungen zumindest annähernd erfüllt sind. Ansonsten erhält man zwar numerische Ergebnisse, die sich aber nicht sinnvoll interpretieren lassen. Aus diesem Grund ist es wichtig, sich bereits vor der Datenerhebung von einem Biostatistiker beraten zu lassen. – Analoges gilt übrigens für Tiermodelle: Ob Ihre Ergebnisse valide und auf Menschen übertragbar sind, hängt entscheidend von der Wahl des richtigen Modells ab. Deshalb: Hinterfragen Sie das Modell kritisch und scheuen Sie sich nicht, Ihren Betreuer anzusprechen, wenn Ihnen etwas unklar oder wenig sinnvoll erscheint.
- **Vermeidung systematischer Erfassungsfehler:** Technische Messgeräte müssen einwandfrei funktionieren, und sie müssen richtig bedient werden. Nicht zuletzt deshalb müssen Sie sich sowohl theoretisch als auch praktisch in eine Ihnen unbekannte Methode gründlich einarbeiten.
- **Validierung:** Bei einigen Untersuchungen werden komplexe Charakteristika wie etwa die Lebensqualität erhoben, die sich nicht direkt als ein einzelnes Merkmal erfassen lassen. Häufig werden dazu Fragebogen mit diversen Fragen eingesetzt, wobei aus den Antworten Summen-Scores berechnet werden, mit denen das zu evaluierende Konstrukt quantifiziert werden soll. Hier muss sichergestellt sein, dass die verwendete Messtechnik **reliabel** und **valide** ist. Sie ist reliabel, wenn Messwiederholungen unter denselben Bedingungen zu gleichen Ergebnissen führen; sie ist valide, wenn sie das misst, was sie zu messen vorgibt. Streng genommen muss man diese Eigenschaften in jeder Studienumgebung verifizieren. Da dies praktisch kaum durchführbar ist, begnügt man sich oft mit dem Zitieren von Papers, in denen die Reliabilität und die Validität nachgewiesen wurden. Man sollte jedoch kritisch hinterfragen, ob und ggf. mit welchen Einschränkungen diese Eigenschaften für die aktuelle Studie gelten.
- **Struktur- und Beobachtungsgleichheit bei mehreren Gruppen** (S. 56): Auf beides ist zu achten, damit Vergleiche zwischen den Gruppen statthaft sind.
- **Confounder:** Dabei handelt es sich um ein Merkmal, das mit einem Einflussfaktor und der Zielgröße assoziiert ist und das zu unzulässigen

Schlussfolgerungen verleitet, wenn es bei der Datenanalyse nicht berücksichtigt wird. Diese Gefahr besteht insbesondere bei retrospektiven Studien. Seien Sie deshalb vorsichtig bei der Interpretation eines statistischen Ergebnisses und fragen Sie sich, ob dieses möglicherweise durch einen Confounder verursacht sein könnte.

4.5.2 Minimieren Sie zufällige Fehler!

Zufällige Fehler sind bedingt durch die interindividuelle Variabilität (wenn bei mehreren Personen dasselbe Merkmal erfasst wird, erhält man unterschiedliche Ergebnisse) und die intraindividuelle Variabilität (selbst bei ein und derselben Person ergeben sich beim Messen einer Größe unter annähernd identischen Bedingungen unterschiedliche Werte). Diese Fehler lassen sich zwar nicht aus der Welt schaffen; es gibt jedoch einige Möglichkeiten, sie zu minimieren.

Der zufällige Fehler hängt von der Streuung der Einflussgrößen ab. Das bedeutet: Je inhomogener eine Stichprobe bezüglich eines Merkmals ist, umso größer ist der damit verbundene zufällige Fehler. Er lässt sich reduzieren, indem man darauf achtet, dass die **Stichproben** bezüglich der zu untersuchenden Einflussgrößen weitgehend **homogen** sind. Dann sind Zusammenhänge mit der Zielgröße leichter erkennbar und statistisch präziser darstellbar.

Dies kann wie folgt erreicht werden:
- In die Stichproben werden nur Beobachtungseinheiten aufgenommen, die bestimmte Kriterien erfüllen (etwa nur Männer einer einzigen Altersgruppe). Man nennt dieses Vorgehen **Selektion**. Die Ergebnisse der Stichprobe sind dann natürlich nur auf diesen speziellen Personenkreis übertragbar.
- Eine andere Möglichkeit besteht darin, bei einer inhomogenen Stichprobe mehrere Beobachtungseinheiten, die bezüglich eines oder mehrerer Merkmale weitgehend identisch sind, zu einer **Schicht** zusammenzufassen (dies bezeichnet man als **Stratifizierung**) und die Schichten separat auszuwerten. Innerhalb einer Schicht ist der zufällige Fehler minimiert; Unterschiede zwischen den Schichten sind dann klarer erkennbar.
- Ein **hoher Stichprobenumfang** trägt ebenfalls zur Reduktion des zufälligen Fehlers bei. Andererseits bereitet eine große Stichprobe in der Medizin oft erhebliche Probleme (z. B. bei klinischen Studien) oder ist mit erheblichen Kosten verbunden (etwa bei Tierexperimenten). Daher sollte der Stichprobenumfang nicht größer sein als unbedingt notwendig. Auch hier ist der Rat eines Biometrikers gefragt, der den optimalen Stichprobenumfang abschätzen kann. Dieser ist von zahlreichen Faktoren abhängig, u. a. von der Art der zu untersuchenden Merkmale, der statistischen Analysemethoden und der Irrtumswahrscheinlichkeit, die man in Kauf zu nehmen bereit ist.

4.6 Die Aufgaben der Ethikkommission

Nicht alles, was unter wissenschaftlichen Aspekten sinnvoll und gerechtfertigt erscheint, ist auch unter ethischen und rechtlichen Gesichtspunkten vertretbar. Deshalb ist bei allen klinischen Studien, bei denen Patienten oder gesunde Probanden zu Forschungszwecken untersucht werden, die Zustimmung einer Ethikkommission erforderlich.

In jeder Universität mit einer Medizinischen Fakultät und in jedem Universitätsklinikum gibt es eine Ethikkommission. Deren Mitglieder werden vom Fakultätsrat gewählt; immer sind sie außer mit Medizinern auch mit einem Juristen, nicht selten auch mit einem Theologen oder Biometriker besetzt. Sie achten darauf, dass alle **gesetzlichen Vorschriften**, die **Richtlinien der Helsinki-Erklärung** und die **Empfehlungen der Good Clinical Practice** eingehalten werden. Die Mitglieder dieser Kommission erteilen auch Rat bei auftretenden Fragen oder Schwierigkeiten, die vor oder während einer laufenden Studie eintreten. Für die Kommission ist wesentlich, dass die Studie keine außergewöhnlichen Risiken für die beteiligten Personen beinhaltet, und dass niemandem unzumutbare Nachteile entstehen. Eine deutsche Übersetzung der Deklaration von Helsinki in ihrer Fassung aus dem Jahre 2013 und weitere Empfehlungen sind über das Internet unter der Adresse www.bundesaerztekammer.de/downloads/DeklHelsinki2013.pdf verfügbar.

Ein Antrag für eine klinische Studie muss normalerweise in mehrfacher Ausfertigung eingereicht werden; außerdem sind eine ausführliche Beschreibung des Studiendesigns sowie Aufklärungs- und Einwilligungsformulare der Probanden oder Patienten beizufügen. Die Ethikkommission überprüft dann die ethischen und berufsrechtlichen Aspekte des Forschungsvorhabens. Es ist damit zu rechnen, dass eine Begutachtung mindestens 4 Wochen in Anspruch nimmt.

> **Merke**
>
> Es zählt *nicht* zu Ihren Aufgaben als Doktorand, die Anträge zu formulieren und bei der Kommission einzureichen. Sie sollten sich aber, wenn Sie bei einer klinischen Studie mitarbeiten, erkundigen, ob das Votum bereits vorliegt bzw. wann damit zu rechnen ist. Wenn die Kommission nicht ihre Zustimmung zu der Studie erteilt, gehen Sie das Risiko ein, dass Ihre Doktorarbeit abgelehnt wird! Lassen Sie sich den Antrag an die Ethikkommission in jedem Fall zeigen. Er enthält sehr wertvolle Informationen zu der Studie, die Ihrer Doktorarbeit zugrunde liegt!

4.7 Einige Bemerkungen zu Tierversuchen

4.7.1 Formale Voraussetzungen

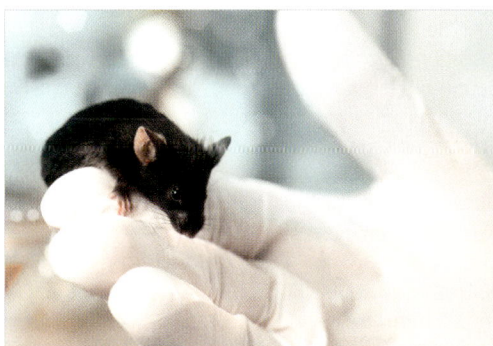

Abb. 4.3 Tierversuch an einer Maus. (© anyaivanova/shutterstock.com)

Tierversuche wurden bereits in der Antike zur Prüfung wissenschaftlicher Hypothesen durchgeführt. Damals bestand der **Konflikt zwischen Tierschutz** und **wissenschaftlichem Interesse** noch kaum, denn Tiere galten als seelenlose Sache. Bei uns wird dieses Thema hingegen seit der Mitte des 20. Jahrhunderts sehr kontrovers, teilweise auch recht polemisch diskutiert.

Medizinische Forschung ist ohne verantwortungsvolle Tierexperimente bis heute nicht möglich. Keine neu entwickelte Operationstechnik darf sofort am Menschen ausprobiert und kein Medikament einem Menschen verabreicht werden, wenn seine Wirkungen und Nebenwirkungen nicht vorher in Tierversuchen erforscht worden sind.

Wenn jemand Tierversuche strikt ablehnt, dann muss er auch bereit sein, die Konsequenzen zu tragen – das heißt, er darf die Errungenschaften der modernen Medizin nicht für sich in Anspruch nehmen. Daraus ergibt sich eine durchaus nicht triviale medizinethische Debatte. Sind wir Menschen an dieser Stelle moralisch zu sehr auf unsere eigene Art fixiert, sind wir also egoistische „Speziesisten", wie es der umstrittene australische Bioethiker Peter Singer (geb. 1946) polemisch formuliert hat?

Die rechtliche Grundlage zu Tierversuchen basiert auf dem **Tierschutzgesetz** (TierSchG) vom 24.7.1972, das zuletzt am 28.7.2014 geändert worden ist. Die Vorschriften und Auflagen sind abhängig von der Art der verwendeten Spezies; jeder Versuch mit Wirbeltieren ist grundsätzlich genehmigungspflichtig. Eine Institution, in der Tierversuche durchgeführt werden, muss einen **Tierversuchsbeauftragten** benennen. Dieser berät bei der Planung der Versuche und kontrolliert deren sachgemäße Durchführung. Vor jeder Versuchsserie ist ein Antrag zu formulieren, der eine Begründung zur Notwendigkeit der Studie sowie Angaben bezüglich der Art und Anzahl der benötigten Tiere enthält. Dieser Antrag wird vom Tierschutzbeauftragten erstellt oder zumindest begutachtet und an das zuständige Veterinäramt am Regierungspräsidium weitergeleitet. Dort wird über dessen Annahme oder Ablehnung entschieden; eventuell werden Rückfragen an das betreffende Institut gestellt. Dabei ist mit einer Laufzeit von bis zu 6 Monaten zu rechnen.

> **Merke**
>
> Wenn Sie sich als Doktorand an einer Tierversuchsserie beteiligen, sind auch Sie dafür verantwortlich, dass alle Vorschriften des Tierschutzgesetzes eingehalten werden. Über jeden Versuch ist ein Protokoll anzufertigen. Operative Eingriffe in Narkose dürfen normalerweise nur von Ärzten, Tierärzten oder Zoologen durchgeführt werden.

4.7.2 Die Beteiligung eines Doktoranden

Es ist für einen Doktoranden freilich interessanter, gewisse Tätigkeiten in eigener Verantwortung zu übernehmen. Dies ist mit einer **Ausnahmegenehmigung** möglich, die vom Regierungspräsidium erteilt (und in der Regel auch schnell bewilligt) wird. Diesen Antrag kann Ihr Betreuer oder Doktorvater stellen.

An allen Universitäten oder Kliniken, in denen Tierversuche durchgeführt werden, werden **Kurse** angeboten, die die Themen „**Versuchstierkunde**" und „**Tierexperimentelle Methoden**" behandeln. In der Regel wird dieser Kurs vorausgesetzt, wenn eine Ausnahmegenehmigung erteilt werden soll. Es sei jedem Doktoranden – der plant, tierexperimentell zu arbeiten – dringend empfohlen, sich diese Kenntnisse im Vorfeld anzueignen.

Bei Verstößen gegen das Tierschutzgesetz sind Bußgelder fällig. Sie riskieren ferner, dass Ihre Doktorarbeit nicht anerkannt wird; im schlimmsten Fall kann sogar eine gerichtliche Strafe ausgesprochen werden. Dann sind Sie vorbestraft und werden nicht zur Prüfung zugelassen. Ein Arzt kann seine Approbation verlieren. Darüber hinaus geht man das Risiko ein, dass dem betreffenden Institut über einen längeren Zeitraum keine Genehmigungen für Tierversuche erteilt werden.

Jeder, der an einer Tierversuchsserie beteiligt ist, wird deshalb bemüht sein, alle Vorschriften penibel einzuhalten und jeden Misserfolg (der selbstverständlich auch protokolliert werden muss) zu vermeiden. Für Sie als Doktorand ergeben sich daraus einige **Vorteile**: Sie können sicher sein, dass Sie bei der Durchführung der Versuche unterstützt werden (denn alleine dürfen Sie in keinem Fall experimentieren). Sie arbeiten unter konstanten und kontrollierten Bedingungen; die Tiere, die Ihre Stichprobe bilden, stellen eine weitgehend homogene Gruppe dar (im Gegensatz zu klinischen Studien, wo die Patienten eine eher heterogene Gemeinschaft bilden). Dies erleichtert die statistische Auswertung. Sie können absehen, wann Sie die erforderliche Anzahl von Tieren untersucht haben und brauchen nicht – wie bei klinischen Studien oft üblich – unbestimmte Zeit zu warten, bis genügend Patienten zur Verfügung stehen.

Sie können als Doktorand einiges zum Gelingen der Versuchsserie (und damit zum Gelingen Ihrer Doktorarbeit) beitragen. Informieren Sie sich möglichst frühzeitig über das zugrunde liegende **Tiermodell** und besorgen Sie sich **geeignete Literatur**. Lesen Sie auch das **Tierschutzgesetz**, um sich aus erster Quelle über alle für Sie relevanten Vorschriften zu informieren. Informationen aus dem Internet erhalten Sie unter www.gesetze-im-internet.de/bundesrecht/tierschg/gesamt.pdf.

Es ist für einen unerfahrenen Doktoranden zwar schwierig, sämtliche Aspekte zu überblicken. Zögern Sie aber nicht, wenn Sie Fragen oder Zweifel bezüglich des Modells haben, dies mit Ihrem Betreuer zu diskutieren. Er wird sich freuen, wenn Sie Interesse an der Arbeit zeigen.

Wenn Sie sich für eine tierexperimentelle Arbeit interessieren, werden Sie Tierversuche nicht grundsätzlich ablehnen. Sie sollten sich aber überlegen, ob Sie darüber hinaus bereit und in der Lage sind, mit den Tieren zu arbeiten und mitzuerleben, wie sie anschließend getötet werden. Ehemalige Doktoranden, die an Tierversuchen beteiligt waren, berichten, dass ihnen dies anfangs nicht leicht gefallen sei und dass sie teilweise heftiger Kritik im Familien- oder Freundeskreis ausgesetzt waren. Andere wiederum bekunden, dass ihnen diese Experimente große Ehrfurcht und Respekt vor dem Leben eingeflößt hätten. Das Thema Tierversuche ist auch in der modernen Medizinethik emotional wie argumentativ sehr umstritten, und Sie sollten sich, bevor Sie solche Versuche beginnen, mit der einschlägigen Fachliteratur des Für und Widers auseinandersetzen.

▶ **Hinweis.** In den Büchern von Fletcher et al. [7] und Schumacher und Schulgen [14] werden diverse Studiendesigns anhand klinischer Beispiele ausführlich erläutert. Sie enthalten neben detaillierten Hinweisen bezüglich Planung, Durchführung und Besonderheiten einer klinischen Studie auch Empfehlungen zur statistischen Analyse. Das von der Autorin verfasste Lehrbuch [17] beinhaltet ebenfalls einen ausführlichen Teil „Epidemiologie", in dem sehr detailliert auf alle Themen dieses Kapitels eingegangen wird.

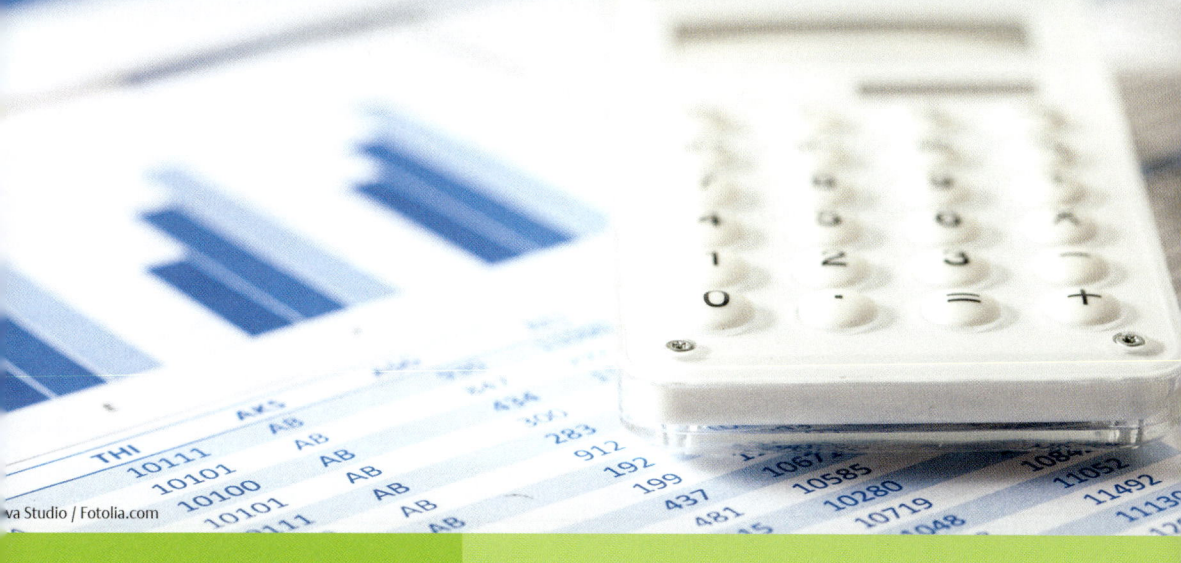

Kapitel 5

Die statistische Analyse – ein Kapitel für sich

5.1	Wozu benötigt man Statistik?	66
5.2	Am Anfang stehen die Daten – Schnellkurs in deskriptiver Statistik	67
5.3	Der Schluss über die Stichprobe hinaus – Schnellkurs in induktiver Statistik	73
5.4	Die Zusammenarbeit mit dem Biometriker	80

5 Die statistische Analyse – ein Kapitel für sich

5.1 Wozu benötigt man Statistik?

Mache die Dinge so einfach wie möglich, aber nicht einfacher.
(Albert Einstein, Physiker,1879–1955)

5.1.1 Die Bedeutung der Statistik für die Medizin

Jeder Arzt weiß, dass alle Entscheidungen in der Medizin mit einer gewissen Unsicherheit behaftet sind. Da die Zustände und Vorgänge im menschlichen oder tierischen Körper vom Zufall mit beeinflusst sind, können die Eigenschaften eines Individuums oder biologische Abläufe nicht exakt berechnet, sondern nur mehr oder weniger grob geschätzt werden. Ein Arzt kann niemals den genauen Verlauf einer Krankheit vorhersagen; er weiß auch nicht mit Sicherheit, ob eine von ihm verordnete Therapie den gewünschten Erfolg erzielt. Im Einzelfall kann der Zufall zu einem unerwarteten Ergebnis führen, und deshalb erlebt jeder Mediziner hin und wieder Überraschungen.

Auch die Daten, die bei Studien in der Humanmedizin oder bei Tierexperimenten anfallen, unterliegen dem Zufall. Die Statistik stellt nun Methoden zur Verfügung, die es gestatten, trotz der Unberechenbarkeit der Einzelvorgänge allgemein gültige Aussagen herzuleiten. Diese bilden die Basis für die medizinische Wissenschaft und jedes daraus abgeleitete ärztliche Handeln. Wann immer ein Arzt eine Entscheidung zu treffen hat, wird er sich an wissenschaftlichen Erkenntnissen und an seiner eigenen Erfahrung orientieren. Diese Vorgehensweise garantiert zwar nicht, dass eine Entscheidung immer richtig ist – sie ist aber nachvollziehbar, und das Risiko einer Fehlentscheidung ist minimiert. Insofern ist Statistik notwendig, sowohl um Forschung zu betreiben als auch um deren Erkenntnisse in der Praxis anzuwenden. Neues Wissen in der Medizin kann in den meisten Fällen nur unter Anwendung statistischer Methoden gewonnen werden.

5.1.2 Anwendungen in Studium und Beruf

Jeder Medizinstudent ist verpflichtet, während des klinischen Studienabschnitts Lehrveranstaltungen in Biomathematik zu besuchen. Im Allgemeinen tut er dies ungern, nicht zuletzt deshalb, weil er nicht versteht, wozu er den vermittelten Lehrstoff benötigt. Spätestens beim Schreiben ihrer Doktorarbeit wird den meisten Studenten jedoch klar, dass medizinische Forschung ohne Statistik nicht möglich ist.

Nur bei Literaturarbeiten (S. 26), die sich mit medizinhistorischen oder medizinethischen Themen befassen, ist Statistik nicht erforderlich. Auch bei einigen experimentellen Arbeiten, in denen etwa eine neue Methode evaluiert wird, spielt der Zufall keine oder nur eine untergeordnete Rolle. Dagegen ist bei Dissertationen, die auf einer humanmedizinischen Studie oder auf Tierexperimenten basieren, die statistische Datenanalyse ein wesentlicher Bestandteil der Arbeit.

Es wäre jedoch falsch anzunehmen, dass Statistik nur für die Doktorarbeit benötigt werde und im späteren Berufsleben – wenn man nicht gerade als Wissenschaftler tätig ist – entbehrlich sei. Heute ist jeder Arzt unabhängig von seinem Arbeitsgebiet verpflichtet, sich permanent weiterzubilden. Dazu muss er Fachartikel lesen, deren Ergebnisse in der Regel auf einer statistischen Analyse basieren. Nur mit entsprechenden Fachkenntnissen ist es möglich, diese Artikel zu verstehen und deren Aussagen kritisch zu bewerten.

5.1.3 Die Methoden der Statistik

Die Datenanalyse besteht generell aus 2 Teilen:
- Zunächst werden charakteristische Eigenschaften der Stichproben mittels Methoden der **deskriptiven Statistik** (S. 67) beschrieben. Dazu zählen das Erstellen geeigneter Diagramme und das Berechnen charakteristischer Kenngrößen. Wenn 2 oder mehrere Stichproben vorliegen, z. B. im Rahmen einer klinischen Studie, bei der Therapiegruppen miteinander verglichen werden (S. 55), sollte man die grafischen Darstellungen und Berechnungen für jede einzelne Stichprobe anfertigen. Auf diese Weise lassen sich Unterschiede zwischen den Stichproben optisch darstellen und rechnerisch abschätzen.

- Im 2. Schritt versucht man dann die Ergebnisse, die aus den Stichproben resultieren, mit Methoden der **induktiven Statistik** (S. 73) zu verallgemeinern.

Darüber hinaus gibt es noch das Gebiet der explorativen Statistik. Deren Ziel besteht darin, Zusammenhänge und Auffälligkeiten im Datenmaterial zu entdecken. Diese Ergebnisse dienen eher dazu, Hypothesen zu generieren (man spricht von „**orientierendem Testen**"). Sie sind nicht geeignet, Hypothesen zu bestätigen („**konfirmatorisches Testen**").

Von einem Doktoranden der Medizin erwartet man, dass er zumindest die Methoden der deskriptiven Statistik und einfache Tests der induktiven Statistik beherrscht. Um ein komplexeres Verfahren effizient einzusetzen, fehlt ihm jedoch in der Regel die Erfahrung. Deshalb bietet es sich an, in diesen Fragen den Rat eines Biomathematikers (S. 80) einzuholen.

5.2 Am Anfang stehen die Daten – Schnellkurs in deskriptiver Statistik

Es würde den Rahmen dieses Buches sprengen, die Grundlagen der medizinischen Statistik ausführlich zu besprechen. Wahrscheinlich haben Sie bereits eine Vorlesung in Biomathematik besucht, sodass Ihnen diese Methoden nicht ganz fremd sind. Dennoch dürfte es nicht schaden, wenn Sie die folgenden Abschnitte als Wiederholung durchlesen. Die wichtigsten Grundbegriffe und die gebräuchlichsten Methoden sind hier zusammengefasst, um Ihnen zu zeigen, worauf Sie bei einer statistischen Analyse achten sollten.

5.2.1 Grundgesamtheit, Stichproben und Merkmale

Die Hypothesen, die in der Medizin aufgestellt werden, beziehen sich auf eine sehr große Anzahl von Individuen. Es wäre viel zu aufwendig oder meist vollkommen unmöglich, die gesamte Population zu untersuchen, auf welche die Hypothese zutreffen könnte. Deshalb beschränkt man sich auf die Untersuchung einer relativ kleinen **Stichprobe** und leitet daraus Aussagen bezüglich einer weitaus größeren **Grundgesamtheit** ab. Dabei muss vorausgesetzt werden, dass die Stichprobe repräsentativ ist.

Bei medizinischen Untersuchungen sind normalerweise eine oder mehrere konkrete Stichproben gegeben. Wenn z. B. bei einer klinischen Studie 2 Therapieformen miteinander verglichen werden, lassen sich die beiden Patientengruppen, die mit den unterschiedlichen Therapien behandelt werden, als 2 **unverbundene Stichproben** auffassen. Wenn von mehreren Patienten vor und nach einer Therapie Werte erfasst werden, spricht man von 2 **verbundenen Stichproben** – dabei bilden 2 Werte aus je einer Stichprobe inhaltlich ein Paar.

Es stellt sich sodann die Frage, wie die Grundgesamtheit für eine gegebene Stichprobe beschaffen sein soll. Eine Antwort darauf beruht mehr auf sachlogischen als auf statistischen Überlegungen. So ist im Beispiel der Patientengruppen zu bedenken, nach welchen Kriterien die Patienten selektiert wurden. Die Ergebnisse der Studie gelten nur eingeschränkt für diesen Personenkreis.

Die Personen, Tiere oder Objekte, die einer Stichprobe angehören, werden als **Beobachtungseinheiten** oder **Merkmalsträger** bezeichnet; bei Therapiestudien spricht man auch von **Untersuchungseinheiten**. Die **Merkmale** sind charakteristische Eigenschaften dieser Einheiten, die für die betreffende Studie relevant sind. Die Art eines Merkmals wird im Wesentlichen durch die dazugehörende **Skala** bestimmt – das ist die Messlatte, auf der die Ausprägungen des Merkmals eingetragen sind. Die Skala informiert darüber, wie die Daten eines Merkmals weiterverarbeitet werden können. Aufgrund der Erfassung oder Messung eines Merkmals unterscheidet man 4 Skalen:

- **Nominalskala:** Die Ausprägungen nominalskalierter Merkmale unterscheiden sich nur begrifflich voneinander. Beispiele stellen die Merkmale „Blutgruppe" oder „Augenfarbe" dar. Eine Sonderform bilden Merkmale mit nur 2 Ausprägungen (die als Alternativmerkmale, binäre oder dichotome Merkmale bezeichnet werden) wie etwa „Geschlecht" oder „Rhesusfaktor".
- **Ordinalskala:** Sie hat ein etwas höheres Niveau, denn die Merkmalsausprägungen lassen sich in einer natürlich vorgegebenen Reihenfolge anordnen. Als Beispiele seien genannt: das Merkmal „Therapieerfolg" mit den Ausprägungen „Patient vollständig geheilt" bis zu „Patient verstorben", Zensuren oder medizinische Scores.
- **Intervallskala:** Die Ausprägungen dieser Merkmale ergeben sich durch Messungen oder durch

Zählen; sie unterscheiden sich also zahlenmäßig. Bei intervallskalierten Merkmalen können positive und negative Werte auftreten. Beispiele sind die Temperatur (gemessen in Celsius-Graden) oder die Wirkung einer blutdrucksenkenden Therapie, die als Differenz der Messwerte „vor" und „nach der Therapie" berechnet wird.

- **Verhältnisskala:** Auch diese Merkmale werden gemessen oder gezählt. Bei einer Verhältnisskala gibt es einen absoluten Nullpunkt und demzufolge nur positive Messwerte. Viele Merkmale in der Medizin sind verhältnisskaliert, etwa das Körpergewicht, die Pulsfrequenz oder die Leukozytenanzahl pro µl Blut.

Nominal- und ordinalskalierte Merkmale werden als **qualitativ** bezeichnet; intervall- und verhältnisskalierte Merkmale sind **quantitativ**. Quantitative Merkmale können **diskret** oder **stetig** sein. Diskrete Merkmale können nur abzählbar viele Werte annehmen; sie werden üblicherweise durch Zählen erfasst (z. B. die Anzahl der Geschwister in einer Familie). Ein stetiges Merkmal (z. B. die Körpergröße) wird durch einen Messvorgang ermittelt und kann theoretisch jeden Zahlenwert innerhalb eines bestimmten Intervalls annehmen (wenngleich bei praktischen Anwendungen aufgrund der beschränkten Messgenauigkeit die Werte gerundet werden). – Außerdem lassen sich Merkmale danach unterscheiden, ob es sich um **Einfluss-** oder um **Zielgrößen** handelt. Eine Zielgröße ist ein Merkmal, über das man mittels der Studie Informationen gewinnen möchte. So ist bei der Hypothese „Rauchen begünstigt das Entstehen von Lungenkrebs" das Merkmal „Rauchen" ein Einflussfaktor und das „Entstehen von Lungenkrebs" die Zielgröße. Die Funktion der Merkmale und deren Skalenniveau sind entscheidend für den weiteren Verlauf der Studie, insbesondere für den erforderlichen Stichprobenumfang und die zu verwendenden statistischen Analysemethoden.

5.2.2 Etwas fürs Auge: grafische Darstellungen

Die einfachste Art zur Beschreibung eines Merkmals besteht darin, Häufigkeiten zu bestimmen. **Absolute Häufigkeiten** lassen sich durch einfaches Abzählen ermitteln. Wenn man diese durch den Stichprobenumfang dividiert, erhält man die **relativen Häufigkeiten**. Bei quantitativ-stetigen Merkmalen mit sehr vielen Ausprägungen (z. B. Körpergröße) ist es sinnvoll, Klassen zu bilden und sog. **Klassenhäufigkeiten** zu ermitteln.

Grafische Darstellungen vermitteln schnell einen Überblick bezüglich der Häufigkeitsverteilung. Die geeignete Art der Darstellung ist abhängig von der Art des relevanten Merkmals.

Bei einem **Kreisdiagramm** wird die Fläche eines Kreises entsprechend der Häufigkeiten der einzelnen Ausprägungen in Sektoren aufgeteilt (▶ Abb. 5.1). Diese Art der Darstellung eignet sich nur für nominalskalierte Merkmale. Für Merkmale mit einem höheren Skalenniveau ist sie nicht zweckmäßig, da bei einem Kreis kein Anfang und kein Ende vorhanden sind und somit nicht erkennbar ist, welche Ausprägung die kleinste oder die größte ist.

Ein **Balkendiagramm** ist universeller verwendbar. Es eignet sich für alle qualitativen und quantitativ-diskreten Merkmale mit nicht allzu vielen Ausprägungen. Die Höhe eines Balkens entspricht der absoluten (oder relativen) Häufigkeit einer Ausprägung. Die Balken lassen sich waagrecht oder senkrecht anordnen; sie können 1-, 2- oder 3-dimensional dargestellt werden. Wenn die Balken senkrecht angeordnet sind, spricht man auch von einem **Säulen-** oder **Stabdiagramm**. Der ▶ Abb. 5.2 liegen die Klausurergebnisse von 70 Studenten zugrunde (mit den Ausprägungen 0 bis 10 Punkte).

Ein **Histogramm** ist geeignet, um die Häufigkeitsverteilung eines quantitativen Merkmals, das in Klassen eingeteilt ist, darzustellen (▶ Abb. 5.3). Es unterscheidet sich von einem Balkendiagramm

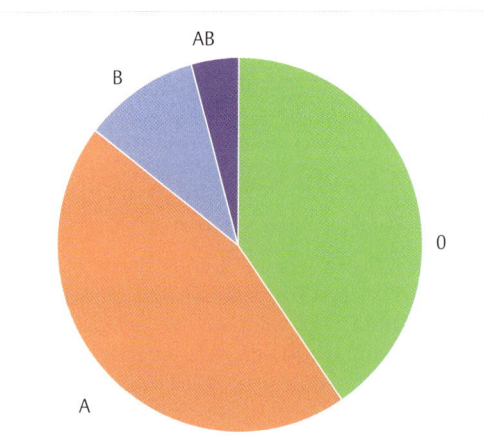

Abb. 5.1 Kreisdiagramm: Darstellung der Häufigkeiten des Merkmals „Blutgruppe".

5.2 Schnellkurs in deskriptiver Statistik

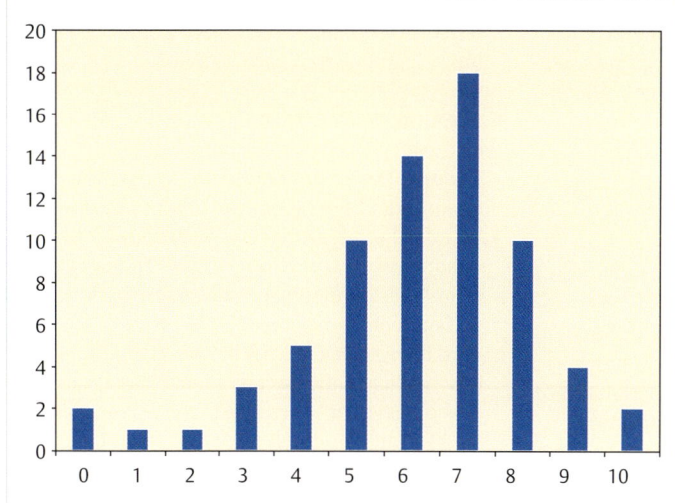

Abb. 5.2 **Balkendiagramm**: Darstellung der Klausurergebnisse von 70 Studenten.

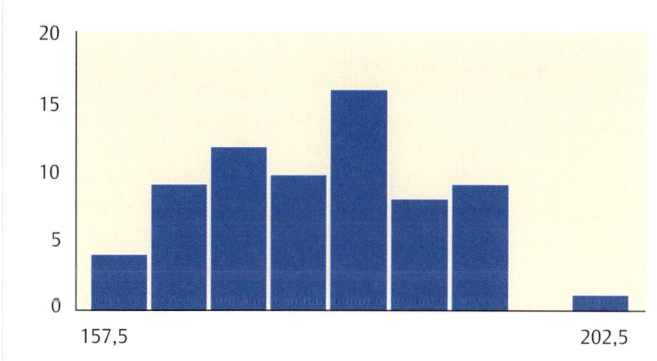

Abb. 5.3 **Histogramm** für das Merkmal „Körpergröße", eingeteilt in 9 Klassen.

dadurch, dass die Balken direkt nebeneinander stehen. Wenn man die oberen Balkenmitten miteinander verbindet, erhält man ein **Häufigkeitspolygon** (▶ Abb. 5.4). Auch ein Box-and-Whisker-Plot wird bei quantitativen Merkmalen gerne verwendet (▶ Abb. 5.5, s. Kap. 5.2.3).

Ein Histogramm liefert also auf einen Blick wertvolle Informationen bezüglich

- **der Lage** (man erkennt, in welchem Bereich sich die Werte konzentrieren),
- **der Streuung** (man kann abschätzen, wie stark die Werte variieren und ob Ausreißer vorhanden sind) und
- **der Form** (man sieht, ob die Verteilung symmetrisch oder schief ist).

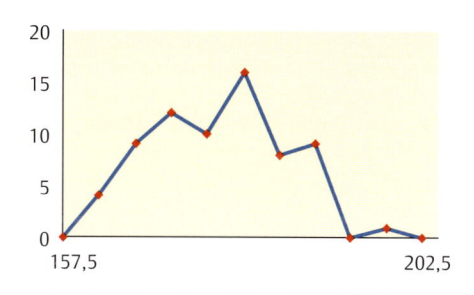

Abb. 5.4 **Häufigkeitspolygon** für das Merkmal „Körpergröße".

Man sollte bei der Gestaltung der Diagramme darauf achten, dass die wesentlichen Eigenschaften einer Merkmalsverteilung zur Geltung kommen und nicht durch optische Effekte in den Hintergrund treten.

5.2.3 Die Charakterisierung eines einzelnen Merkmals

Für eine statistische Analyse sind grafische Darstellungen unzureichend. Dazu bedarf es **statistischer Kenngrößen**, die die charakteristischen Eigenschaften eines Merkmals quantitativ beschreiben. Es hängt vom Skalenniveau des Merkmals ab, welche Kenngrößen erlaubt und sinnvoll sind.

▶ **Lagemaße.** Zunächst werden die gebräuchlichsten Lagemaße vorgestellt:
- **Mittelwert:** Der Mittelwert (auch der Durchschnitt oder das arithmetische Mittel genannt) ist sicherlich das bekannteste Lagemaß. Er darf jedoch im strengen Sinne nur bei quantitativen Merkmalen bestimmt werden. Es ist sinnlos, bei ordinalskalierten Merkmalen einen Mittelwert zu verwenden, auch wenn gegen diese Regel häufig verstoßen wird (z. B. wird bei Schulnoten üblicherweise eine Durchschnittsnote berechnet – eigentlich ist dies unzulässig, da man dabei zugrunde legt, dass der Unterschied zwischen den Noten 4 und 6 genau so groß ist wie der zwischen 2 und 4).
- **Median:** Der Median teilt die Stichprobenwerte entsprechend ihrer Größe in 2 Hälften. Er lässt sich im Gegensatz zum Mittelwert auch bei ordinalskalierten Merkmalen ermitteln. Dieses Lagemaß wird außerdem verwendet bei quantitativen Merkmalen, die schief verteilt sind oder Ausreißer aufweisen. In diesen Fällen weichen der Mittelwert und der Median stark voneinander ab; bei annähernd symmetrischen Verteilungen sind die beiden Maße ähnlich groß.
- **Quartile:** Bei einigen Fragestellungen sind die Quartile Q_1 und Q_3 interessant. Sie teilen die Stichprobe in 4 Abschnitte: Das untere Viertel der Daten ist maximal so groß wie Q_1, das obere Viertel ist so groß wie Q_3 oder größer; dazwischen liegt der Median. Weitere Verfeinerungen gestatten die Dezile und die Perzentile, die die Stichprobe in 10 bzw. 100 Abschnitte teilen.
- **Modus:** Bei einem nominalskalierten Merkmal lässt sich nur der Modus angeben – das ist die Ausprägung mit der größten Häufigkeit. Der Modus wird auch bei ordinalskalierten oder quantitativen Merkmalen angegeben, wenn die Verteilung einen hohen „Gipfel" aufweist.

▶ **Streuungsmaße.** Über die Variabilität der Messwerte informieren die Streuungsmaße:
- **Varianz:** Das ist das durchschnittliche Abstandsquadrat der Stichprobenwerte vom Mittelwert.
- **Standardabweichung:** Da die Varianz wegen der quadratischen Dimension schwer zu interpretieren ist, verwendet man stattdessen für deskriptive Darstellungen deren Wurzel, die sog. Standardabweichung s. Es ist beispielsweise sehr viel anschaulicher, die Variabilität des Merkmals „Körpergewicht" durch die Standardabweichung $s = 11{,}3$ anstatt durch die Varianz von $127{,}7\,kg^2$ zu beschreiben. Die Standardabweichung kann – ebenso wie der Mittelwert – nur bei quantitativen Merkmalen berechnet werden. Je näher s bei 0 liegt, desto homogener ist die Stichprobe. Bei annähernd normalverteilten Daten liegen etwa ⅔ der Werte innerhalb des Intervalls $\bar{x} \pm s$ und etwa 95 % innerhalb des Bereichs $\bar{x} \pm 2s$.
- **Spannweite:** Die Spannweite ist die Differenz zwischen dem größten und dem kleinsten Stichprobenwert. Sie wird vorzugsweise bei ordinalskalierten und quantitativ-diskreten Merkmalen mit wenigen Ausprägungen berechnet. Bei stetigen Merkmalen (mit zahlreichen Ausprägungen) ist die Spannweite als Streuungsmaß jedoch ungeeignet, da sie nur von den beiden extremsten Werten – dem Minimum und dem Maximum – bestimmt wird.
- **Quartilsabstand:** Wenn der Median und die Quartile als Lagemaße verwendet werden (etwa bei schiefen Verteilungen), bietet sich der Quartilsabstand $Q_3 - Q_1$ als Streuungsmaß an. Zwischen den beiden Quartilen liegen 50 % der Stichprobenwerte.
- **Variationskoeffizient:** Informativ ist ferner der Variationskoeffizient $s/\bar{x}$, der das Verhältnis zwischen Standardabweichung und Mittelwert quantifiziert. Es handelt sich um ein dimensionsloses Maß, das nur bei verhältnisskalierten Merkmalen erlaubt ist. Ein Variationskoeffizient bis zu 30 % ist in den Biowissenschaften keine Seltenheit. Wenn er jedoch mehr als 50 % beträgt, ist dies verdächtig. Die Gründe dafür können sein:
  ○ Die Verteilung ist extrem schief (dann sind der Mittelwert und die Standardabweichung ohnedies keine geeigneten Kenngrößen), oder

- es werden 2 inhomogene Gruppen, deren Verteilungen sich überlappen, zu einer Gruppe zusammengefasst, oder
- es sind extreme Ausreißer vorhanden.
- **Standardfehler des Mittelwerts:** Schließlich sei noch der Standardfehler des Mittelwerts erwähnt, der nach der Formel $s_{\bar{x}} = s/\sqrt{n}$ berechnet wird (n ist der Stichprobenumfang). Vor diesem Maß sei gewarnt! Es wird oft anstelle der Standardabweichung s angegeben und täuscht – da es wesentlich kleiner ist als s – eine minimale Streuung vor. In Wirklichkeit beschreibt dieses Maß jedoch nicht die Streuung der Stichprobenwerte, sondern die Streuung der (theoretisch denkbaren) Mittelwerte aus Stichproben des Umfangs n.

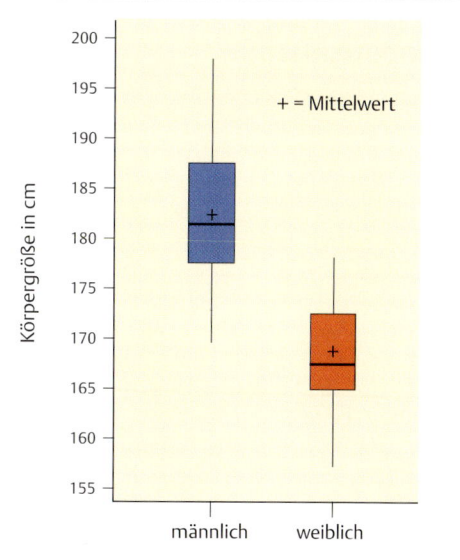

▶ **Box-and-Whisker-Plot.** Mit einem sogenannten **Box-and-Whisker-Plot** (▶ Abb. 5.5) lassen sich diverse Kenngrößen eines Merkmals grafisch darstellen. Die Box wird begrenzt von den beiden Quartilen; innerhalb der Box liegt der Median. Die Whiskers (das ist der englische Ausdruck für Schnurrhaare) erstrecken sich von den Rändern der Box bis zum Maximum bzw. Minimum. Zusätzlich wird meist der Mittelwert eingetragen; er muss nicht notwendigerweise in der Box liegen. Je größer der Abstand zwischen Mittelwert und Median, desto schiefer ist die Verteilung. Box-and-Whisker-Plots sind besonders geeignet, um mehrere Stichproben miteinander zu vergleichen.

Abb. 5.5 Box-and-Whisker-Plots bzgl. des Merkmals „Körpergröße". Männliche Studenten (n = 40); weibliche Studenten (n = 30).

▶ **Abgewandeltes Balkendiagramm.** Eine geeignete grafische Darstellung zum Vergleich mehrerer Stichproben ist auch ein abgewandeltes Balkendiagramm: Die Höhe der Balken entspricht dem jeweiligen Mittelwert, die Höhe der aufgesetzten Linien der Standardabweichung (▶ Abb. 5.6). Signifikante Unterschiede (s. Kap. 5.3) zwischen 2 Gruppen werden hin und wieder durch ein * gekennzeichnet.

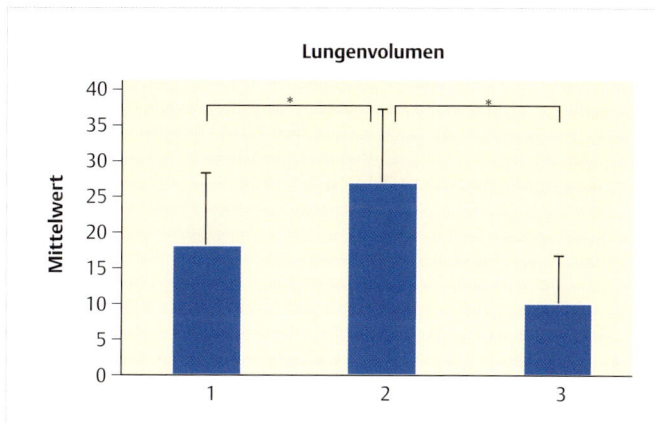

Abb. 5.6 Balkendiagramm zur Darstellung der Mittelwerte und Standardabweichungen von 3 Therapiegruppen.

5.2.4 Die Beschreibung eines Zusammenhangs

Bei vielen Fragestellungen ist es interessant, nicht nur einzelne Merkmale zu charakterisieren, sondern auch den Zusammenhang zwischen 2 Merkmalen zu beschreiben. Wenn es sich dabei um 2 quantitative Merkmale handelt, bedient man sich in der Regel der Methoden der Korrelations- und Regressionsanalyse.

▶ **Punktwolke.** Um einen ersten Überblick zu erhalten, erstellt man eine Punktwolke, in der jeder Punkt (x_i/y_i) die Messwerte einer bestimmten Beobachtungseinheit repräsentiert. Überlegen Sie vorab, welches als das x-Merkmal (also die Einflussgröße) und welches als das davon abhängige y-Merkmal (das wäre dann die Zielgröße) aufzufassen ist.

Anhand der Punktwolke können Sie erkennen, ob der Zusammenhang annähernd linear ist. Nur dann ist es sinnvoll, die folgenden Kenngrößen zu berechnen. Bei einem linearen Zusammenhang ist die Punktwolke ellipsenförmig, und zwar derart, dass sich mittendurch eine Gerade legen lässt – die sogenannte **Regressionsgerade**. Die Punktwolke informiert über:

- Die **Art des Zusammenhangs:** Wenn die Steigung der Regressionsgeraden positiv ist, ist der Zusammenhang gleichsinnig (wie im Beispiel der Merkmale Größe und Gewicht in ▶ Abb. 5.7). Bei einer negativen Steigung ist er gegensinnig (etwa der Zusammenhang zwischen der Anzahl der Mitglieder einer Familie und dem Pro-Kopf-Einkommen).

- Die **Stärke des Zusammenhangs:** Je näher die Punkte an der Regressionsgeraden liegen, desto stärker ist der Zusammenhang. Wenn die Punkte weit um die Gerade streuen, ist der Zusammenhang schwach.

▶ **Korrelationskoeffizient nach Pearson.** Die Stärke eines Zusammenhangs wird durch den Korrelationskoeffizienten nach Pearson (symbolisiert durch den Buchstaben r) quantifiziert. Dieser Koeffizient ist dimensionslos und kann nur Werte zwischen -1 und $+1$ annehmen. Je näher r bei -1 oder $+1$ liegt, desto stärker ist der Zusammenhang. Ein positiver Korrelationskoeffizient kennzeichnet einen gleichsinnigen, ein negativer einen gegensinnigen Zusammenhang.

Folgendes Beispiel verdeutlicht diese Ausführungen: Für die Merkmale „Körpergröße" (x-Merkmal) und „Körpergewicht" (y-Merkmal), die bei 40 männlichen Studenten erhoben wurden, ergab sich der Korrelationskoeffizient $r = +0{,}62$ und die Regressionsgerade $y = -80{,}4 + 0{,}86 \cdot x$. Da r deutlich größer als 0 ist, ist ein gleichsinniger Zusammenhang erkennbar. Andererseits ist r wesentlich kleiner als 1. Dies ist dadurch begründet, dass das Gewicht nicht allein von der Körpergröße, sondern von zahlreichen anderen Faktoren beeinflusst wird. Der Gleichung der Regressionsgeraden ist zu entnehmen, dass eine Zunahme der Größe um 1 cm eine durchschnittliche Erhöhung des Gewichts von 0,86 kg bewirkt.

▶ **Bestimmtheitsmaß.** Interessant ist ferner das Bestimmtheitsmaß r^2, das definitionsgemäß Werte zwischen 0 und 1 annehmen kann. Dieses Maß quantifiziert die Güte des Modells. In unserem Bei-

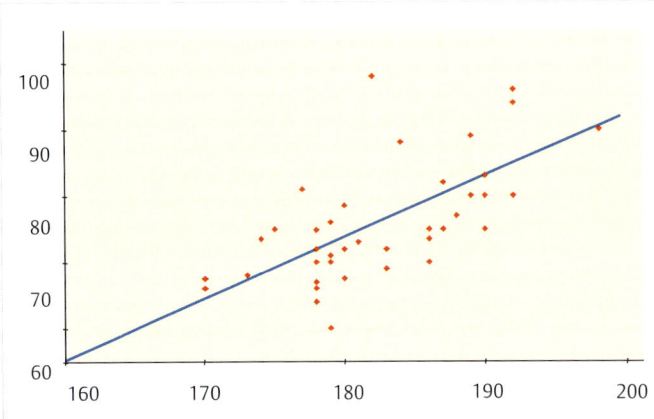

Abb. 5.7 Punktwolke und **Regressionsgerade** zur Darstellung des Zusammenhangs zwischen Körpergröße (in cm) und Körpergewicht (in kg) bei 40 männlichen Studenten.

spiel ergibt $r^2 = 0{,}3844$ (aus $r = 0{,}62$). Dies besagt, dass etwa 38 % der Variabilität des Körpergewichts durch die Größe bedingt sind – der Rest ist auf andere Einflussfaktoren, die in unserem statistischen Modell nicht berücksichtigt sind, zurückzuführen.

▶ **Korrelationskoeffizient nach Spearman.** Wenn der beobachtete Zusammenhang nicht linear, aber monoton ist, eignet sich der Korrelationskoeffizient nach Spearman. Der Begriff „monoton" ist umfassender als „linear". Ein **monotoner Zusammenhang** wird nicht unbedingt durch eine Gerade dargestellt, sondern durch eine beliebige monotone Funktion f(x) ansteigt (bei einem gleichsinnigen Zusammenhang) bzw. dass f(x) größer wird (bei einem gegensinnigen Zusammenhang). Der Spearman-Koeffizient berücksichtigt nicht die Original-Messwerte, sondern nur deren Rangzahlen und lässt sich auch bei ordinalskalierten Merkmalen verwenden. Die **Rangzahlen** werden folgendermaßen ermittelt: Man sortiert die *x*-Werte der Größe nach und ordnet dem kleinsten Wert den Rang 1 und dem größten den Rang *n* zu (*n* ist der Stichprobenumfang); ebenso verfährt man mit den *y*-Werten. Wenn 2 oder mehr Werte eines Merkmals übereinstimmen, spricht man von verbundenen Rängen; in diesem Fall ordnet man mittlere Rangzahlen zu. Aus all diesen Rangzahlen wird dann der Spearman-Koeffizient berechnet. Er nimmt wie der Koeffizient nach Pearson Werte zwischen -1 und $+1$ an und ist analog zu diesem interpretierbar.

▶ **Fehlinterpretationen.** Schließlich sei noch auf 2 weit verbreitete Fehlinterpretationen hingewiesen:
- Es ist streng genommen nicht erlaubt, über den Beobachtungsbereich hinaus zu **extrapolieren**. Der oben beschriebene Zusammenhang zwischen Größe und Gewicht wurde anhand der Daten von männlichen Studenten ermittelt. Er ist nicht auf andere Populationen übertragbar. Wenn man z. B. in die Gleichung der Regressionsgeraden die Größe x = 100 cm einsetzt, erhält man ein Gewicht von y = 5,6 kg – einen unsinnigen Wert. Wenn man trotzdem bei bestimmten Fragestellungen extrapoliert, muss man das Ergebnis mit der gebotenen Vorsicht interpretieren.
- Ein statistisch nachweisbarer Zusammenhang besagt nichts über eine Kausalität. So kann man beispielsweise zeigen, dass in Deutschland in den vergangenen Jahrzehnten die Anzahl der Klapperstörche mit der Anzahl der Geburten korreliert – obwohl allgemein bekannt sein dürfte, dass dies nicht kausal bedingt ist. Der Zusammenhang wird durch die Einflussgröße „Zeit" künstlich erzeugt (diese beeinflusst gleichermaßen die Anzahl der Störche und die Anzahl der neu geborenen Kinder) und stellt ein typisches Beispiel für eine **Nonsenskorrelation** (Scheinkorrelation) dar. In der medizinischen Wissenschaft sind Nonsenskorrelationen mitunter nicht so einfach ausfindig zu machen. Ein Beispiel soll dies verdeutlichen: Bekanntlich ist Alkohol ein Risikofaktor für das Auftreten einer Psoriasis (Schuppenflechte). Da Alkoholkonsum eng mit Nikotinkonsum einhergeht, ist ein statistischer Zusammenhang zwischen Nikotinkonsum und Psoriasis nachweisbar. Es wäre aber falsch, daraus auf eine Kausalität zu schließen. Der statistische Zusammenhang wurde durch einen Confounder (S. 61) (nämlich den Alkoholkonsum, der sowohl mit Zigarettenrauchen als auch mit Psoriasis assoziiert ist) verursacht.

5.3 Der Schluss über die Stichprobe hinaus – Schnellkurs in induktiver Statistik

Es ist nicht damit getan, die Stichproben zu beschreiben. Schließlich soll geschlussfolgert werden, inwieweit die aus den Stichproben gewonnenen Ergebnisse auf die dazugehörenden Grundgesamtheiten übertragbar sind. Dazu dienen die Methoden der induktiven Statistik – dies sind statistische Tests und Konfidenzintervalle.

5.3.1 Grundlagen eines statistischen Tests

Die **Funktionsweise eines statistischen Tests** sei an einem konkreten Beispiel erläutert. Wir nehmen an, dass eine neue Diät entwickelt worden ist, deren Wirkung an 25 Probanden überprüft wird. Dazu werden die Gewichte dieser Personen vor und nach der Diät gemessen und jeweils der Mittelwert bestimmt. Man betrachtet dabei also 2 verbundene Stichproben.

Es ist nicht zu erwarten, dass die beiden Mittelwerte exakt übereinstimmen – selbst wenn die Diät keinerlei Einfluss auf das Gewicht hätte. Es stellt sich nun die Frage, ob ein beobachteter Unter-

schied allein durch den Zufall bedingt ist oder ob es dafür noch andere Gründe gibt. Ein statistischer Test ermöglicht diesbezüglich eine objektive Entscheidung. Er funktioniert nach folgendem Prinzip:
- Man stellt 2 komplementäre Hypothesen auf: die **Nullhypothese** und die **Alternativhypothese**.
- Nachdem man sich für ein bestimmtes Testverfahren entschieden hat, berechnet man aus den Stichprobenwerten eine **Prüfgröße**.
- In Abhängigkeit vom Wert dieser Größe und dem daraus ermittelten p-Wert entscheidet man sich dann für die Null- oder für die Alternativhypothese.

Die Formulierung der Hypothesen ist davon abhängig, ob man 2- oder 1-seitig testet. Bei einer **2-seitigen Fragestellung** besagt die Nullhypothese: „Es gibt keinen Unterschied zwischen den Gewichten vor und nach der Diät"; die Alternativhypothese lautet: „Es gibt einen Unterschied." Über dessen Richtung wird keine Aussage gemacht. Wenn man jedoch aufgrund irgendwelcher Vorkenntnisse weiß, in welcher Richtung ein Unterschied zu erwarten ist oder wenn nur eine bestimmte Abweichungsrichtung interessiert, verwendet man die **1-seitige Fragestellung** und formuliert die Alternativhypothese so: „Das Gewicht nach der Diät ist geringer als das Gewicht vor der Diät." Die Nullhypothese bleibt die gleiche.

Ein statistischer Test wird in folgenden Schritten durchgeführt:
1. **Formulieren der Hypothesen:** Zuerst überlegt man sich, ob man 1- oder 2-seitig testet und formuliert die beiden Hypothesen.
2. **Festlegen der Irrtumswahrscheinlichkeit:** Danach legt man die maximale Irrtumswahrscheinlichkeit α fest, die man bereit ist, in Kauf zu nehmen. Es handelt sich dabei um die Wahrscheinlichkeit, sich fälschlicherweise für die Alternativhypothese zu entscheiden, obwohl in Wirklichkeit die Nullhypothese richtig ist. Man nennt dies einen α-Fehler oder **Fehler 1. Art**. In der Medizin hat sich $\alpha = 5\%$ eingebürgert, bei besonderen Fragestellungen wählt man auch $\alpha = 1\%$.
3. **Berechnen der Prüfgröße:** Danach wählt man in Abhängigkeit der vorliegenden Daten einen geeigneten statistischen Test und berechnet nach der entsprechenden Testvorschrift die Prüfgröße. Daraus ergibt sich dann der sog. ***p*-Wert** (s. u.).
4. **Entscheidung:** Wenn der *p*-Wert kleiner ist als das zuvor festgelegte α, nimmt man die Alternativhypothese an, ansonsten behält man die Nullhypothese bei. Ein Ergebnis, das zur Annahme der Alternativhypothese führt, heißt **signifikant**.

▶ **Was genau ist der *p*-Wert?** Er gibt an, mit welcher Wahrscheinlichkeit das vorliegende Testergebnis oder ein noch extremeres Ergebnis unter der Nullhypothese zustande kommen kann. Wenn $p < 0{,}05$ (oder allgemeiner: $p < \alpha$), ist das Ergebnis signifikant. Konkret bedeutet dies: Das Ergebnis ist nur schwer mit der Nullhypothese zu vereinbaren, und deshalb wird die Alternativhypothese angenommen. Zum Berechnen des *p*-Wertes benötigt man eine Statistiksoftware; er lässt sich (von wenigen Ausnahmen abgesehen) nicht analytisch herleiten.

▶ **Fehler der statistischen Tests.** Nun ist ein Testergebnis natürlich kein Beweis für die Richtigkeit der dazugehörenden Hypothese. Theoretisch können bei einer Testentscheidung 2 Fehler auftreten. Wenn man sich aufgrund des Testergebnisses für die Alternativhypothese entscheidet, obwohl in Wirklichkeit die Nullhypothese richtig ist, begeht man den bereits erwähnten α-**Fehler** oder **Fehler 1. Art**. In unserem Beispiel würde dies bedeuten, dass man aufgrund des Testergebnisses eine Gewichtsreduzierung nachweist, obwohl die Diät einen solchen Einfluss gar nicht hat. Ein α-Fehler könnte peinlich werden! Er ist zwar nicht generell vermeidbar, aber kontrollierbar; er wird vor der Durchführung des Tests (üblicherweise mit 5%) festgesetzt.

Nun kann es auch passieren, dass die Alternativhypothese richtig ist und man sich aufgrund des Testergebnisses für die Nullhypothese entscheidet; dann begeht man einen β-**Fehler** oder **Fehler 2. Art**. Für das genannte Beispiel hieße das: Die Diät hat tatsächlich einen Einfluss auf das Gewicht – aber anhand der Daten ist das nicht nachweisbar. Leider ist dieser Fehler nicht kontrollierbar. Er kann – insbesondere bei einem geringen Stichprobenumfang – sehr hoch sein. Für einen Forscher, dem es ja in der Regel darum geht, etwas Neues nachzuweisen und die Alternativhypothese zu verifizieren, ist ein β-Fehler höchst ärgerlich. Der Anwender eines Tests ist in aller Regel bemüht, ein signifikantes Ergebnis zu erhalten. Der β-Fehler wird durch folgende Faktoren beeinflusst:

- **Stichprobenumfang:** Je höher dieser ist, umso geringer wird der β-Fehler. Deshalb ist es wichtig, sich bereits vor der Datenerhebung Gedanken über den notwendigen Stichprobenumfang zu machen.
- **α-Fehler:** Je größer der α-Fehler festgelegt wird, umso kleiner ist der β-Fehler und umgekehrt. Deshalb wird α = 1 % nur bei besonderen Fragestellungen festgelegt!

Die Power (zu Deutsch: Güte oder Trennschärfe) eines statistischen Tests ist quantifiziert durch den Term 1 − β: Dies ist die Fähigkeit eines Tests, einen gegebenen Unterschied oder Zusammenhang als solchen zu erkennen.

5.3.2 Standardtests, die (fast) jeder kennt

Die in diesem Abschnitt beschriebenen Tests sind Ihnen wahrscheinlich aus der Biomathematik-Vorlesung bekannt. Falls Sie diesen Stoff teilweise vergessen haben, lesen Sie bitte die folgenden Ausführungen durch, um Ihre Erinnerungen aufzufrischen. Ein Statistiker, bei dem Sie Rat und Hilfe holen, wird erwarten, dass Sie diese Tests zumindest prinzipiell kennen.

Sehr häufig werden statistische Tests zum Vergleich von 2 oder mehr Stichproben herangezogen. Die wichtigsten dieser Tests sind in ▶ Tab. 5.1 aufgelistet.

▶ **t-Tests.** Die wohl bekanntesten Tests in der medizinischen Forschung sind die t-Tests. Man bezeichnet sie auch als „parametrische" Tests, denn es werden nur bestimmte Parameter – z. B. Mittelwerte – beleuchtet. Sehr häufig wird der **t-Test für 2 unverbundene Stichproben** angewandt. Ein typisches Anwendungsbeispiel hierfür ist eine klinisch kontrollierte Studie, bei der die Mittelwerte zweier Therapiegruppen zu vergleichen sind. Dieser Test setzt formal sehr strenge Bedingungen voraus: Beide Stichproben sollten aus normalverteilten Grundgesamtheiten mit gleicher Varianz stammen. Der **Welch-Test** (oder **Test nach Satterthwaite**) ist eine Modifikation des t-Tests dahingehend, dass er die letzte Bedingung nicht beinhaltet.

Der **t-Test für 2 verbundene Stichproben** überprüft, ob sich die Differenz der beiden Mittelwerte signifikant von 0 unterscheidet (wie im obigen Beispiel die durchschnittlichen Körpergewichte vor und nach einer Diät). Dieser Test setzt normalverteilte Differenzen voraus. Eine andere Variante des t-Tests wird verwendet, um zu überprüfen, ob sich ein Korrelationskoeffizient nach Pearson signifikant von 0 unterscheidet.

Bei hinreichend großen Stichprobenumfängen sind t-Tests robust gegenüber Abweichungen von ihren Voraussetzungen (insbesondere von der Normalverteilung), d. h. das Testergebnis ist auch dann brauchbar, wenn die Normalverteilung nicht gegeben ist.

▶ **Rangsummentests.** Alternativ zu den t-Lagetests können **Rangsummentests** verwendet werden. Sie haben schwächere Voraussetzungen (keine Normalverteilung!) und funktionieren nach folgendem Prinzip: Den Werten der Stichprobe(n) werden nach einer bestimmten Vorschrift Rang-

Tab. 5.1 Statistische Tests zum Nachweis von Unterschieden

Art der Daten	2 Stichproben	> 2 Stichproben
unverbundene Stichproben		
quantitativ	t-Test für 2 unverbundene Stichproben	1-faktorielle Varianzanalyse
ordinal oder quantitativ	U-Test von Mann und Whitney	Kruskal-Wallis-Test
nominal	Chi^2-Test, Fishers exakter Test	Chi^2-Test, Fishers exakter Test
zensierte Daten	Logrank-Test	Logrank-Test
verbundene Stichproben		
quantitativ	t-Test für 2 verbundene Stichproben	Varianzanalyse mit Messwiederholungen
ordinal oder quantitativ	Wilcoxon-Test für 2 verbundene Stichproben	Friedman-Test
nominal (binär)	McNemar-Test	–

zahlen zugeteilt; daraus lassen sich dann Rangsummen berechnen, aus denen wiederum die Prüfgröße ermittelt wird. Diese Tests lassen sich auch für ordinalskalierte Merkmale verwenden. Mit dem **U-Test von Mann und Whitney** lassen sich 2 unverbundene Stichproben vergleichen; es wird lediglich vorausgesetzt, dass die beiden Verteilungen annähernd die gleiche Form haben. Zum Vergleich zweier verbundener Stichproben eignet sich der **Wilcoxon-Test**. Zu bedenken ist jedoch, dass Rangsummentests im Allgemeinen eine geringere Power als t-Lagetests haben, und dass außerdem die Konstruktion eines Konfidenzintervalls (s. Kap. 5.3.5) nicht sinnvoll erscheint.

▶ **Lagetests zum Vergleich von mehr als 2 Gruppen.** Wenn mehr als 2 unverbundene Stichproben zu vergleichen sind, bieten sich eine **1-faktorielle Varianzanalyse** als Erweiterung des t-Tests bzw. der **Kruskal-Wallis-Test** als Rangsummentest an. Für mehr als 2 verbundene Stichproben stehen **Varianzanalysen für Messwiederholungen** bzw. der **Friedman-Test** zur Verfügung. Tests für verbundene Stichproben bieten sich insbesondere bei longitudinalen Studien an, in deren Verlauf Patienten mehrfach untersucht werden.

▶ **Tests zum Vergleich von Häufigkeiten.** Sehr vielseitig anwendbar sind **Chi^2-Tests**, die hauptsächlich bei qualitativen Merkmalen verwendet werden. Sie dienen zum Vergleich von relativen Häufigkeiten. Im einfachsten Fall vergleicht man 2 Gruppen bezüglich eines Alternativmerkmals; dann spricht man von einem **Chi^2-Vierfeldertest**. Alle Chi^2-Tests setzen einen gewissen Mindeststichprobenumfang voraus (genauer: die unter der Nullhypothese zu erwartenden Häufigkeiten sollten mindestens 5 betragen). Wenn diese Voraussetzung verletzt ist, kann stattdessen der **exakte Test nach Fisher** verwendet werden, der allerdings rechentechnisch sehr viel aufwendiger ist (was jedoch bei einer leistungsfähigen Software keine nennenswerte Rolle spielt).

Um die Häufigkeiten eines Alternativmerkmals in 2 verbundenen Stichproben zu vergleichen; beispielsweise im Rahmen einer Cross-over-Studie (S. 58), eignet sich der **McNemar-Test**. Schließlich sei der **Logrank-Test** genannt. Er basiert ebenfalls auf der Chi^2-Verteilung und dient dazu, die Überlebenswahrscheinlichkeiten mehrerer Gruppen (die sich durch Kaplan-Meier-Kurven grafisch darstellen lassen) miteinander zu vergleichen (wobei auch zensierte Daten erlaubt sind).

▶ **Welchen Test verwende ich?** Es ist nicht immer leicht, **den** passenden Test zu finden. Um beispielsweise 2 unverbundene Stichproben bezüglich ihrer Lage miteinander zu vergleichen, stehen der klassische t-Test, der t-Test nach Satterthwaite und der U-Test von Mann und Whitney zur Verfügung. Welchen soll man nun wählen? Einerseits muss man darauf achten, dass die Voraussetzungen des jeweiligen Tests zumindest annähernd erfüllt sind. Es ist nicht sinnvoll, bei schiefen Verteilungen und kleinen Stichproben den t-Test anzuwenden, der bekanntlich die Normalverteilung voraussetzt. Andererseits soll man alle Informationen, die in den Daten enthalten sind, auswerten. Wenn die Voraussetzungen annähernd erfüllt sind, sollte man den **t-Test** bevorzugen. Er hat dann nämlich eine höhere Power als der U-Test, denn er erkennt einen Unterschied leichter. Bei manchen Datenkonstellationen ist es hilfreich, die Daten zu transformieren: So gelingt es beispielsweise bei linksgipfeligen Verteilungen zuweilen, durch logarithmische Transformation die Daten in eine Normalverteilung zu überführen (die dann mit dem t-Test überprüft werden können). In diesen kniffligen Fragen wird Ihnen Ihr Statistikberater behilflich sein!

5.3.3 Das Problem des multiplen Testens

Bei den meisten Studien bieten sich aufgrund der Fragestellung diverse Vergleiche an: wenn beispielsweise 2 Gruppen bezüglich mehrerer Merkmale miteinander verglichen werden oder wenn 2 Therapiegruppen zu 3 unterschiedlichen Messzeitpunkten untersucht werden. Man bezeichnet dies als **multiples Testen**. Mit einer geeigneten Statistiksoftware lassen sich mühelos diverse statistische Tests durchführen, aus denen entsprechend viele *p*-Werte resultieren. Doch Vorsicht:

- Wenn man einmal testet, liegt die Wahrscheinlichkeit, unter der Nullhypothese falsch zu entscheiden, bei 5 %. Es ist also zu erwarten, dass man in einem von 20 Fällen die Alternativhypothese annimmt, obwohl in Wirklichkeit die Nullhypothese richtig ist.
- Wenn man nun eine Vielzahl von Tests durchführt (jeder mit der Irrtumswahrscheinlichkeit $\alpha = 0{,}05$), ist der multiple α-Fehler (die Wahr-

scheinlichkeit, dass bei mindestens einem Test ein α-Fehler auftritt) wesentlich höher als 5 %.

> **Merke**
>
> Je höher die Anzahl der Tests, desto größer ist die Wahrscheinlichkeit, rein zufällig ein statistisch signifikantes Ergebnis zu erhalten.

Bei entsprechend vielen Tests kann man nahezu sicher sein, mindestens ein signifikantes Ergebnis zu erhalten. **Wie sollte man diese Testergebnisse interpretieren?** Hierfür gibt es mehrere Ansätze:
- Man sollte a priori die wichtigste Hypothese formulieren und nur dieses Testergebnis als statistisch signifikant bezeichnen (sofern $p < α$). Die anderen p-Werte haben dann nur deskriptiven Charakter.
- Man kann die **Bonferroni-Korrektur** anwenden: Dabei wird das Signifikanzniveau α entsprechend der Anzahl der Tests aufgeteilt. So würde man beispielsweise bei 5 durchzuführenden Tests das Ergebnis eines einzelnen Tests nur dann als signifikant bezeichnen, wenn dessen p-Wert unter 0,01 läge. Man muss jedoch α nicht gleichmäßig aufteilen, sondern kann entsprechend der Wichtigkeit der einzelnen Hypothesen unterschiedlich gewichten.
- Wenn die Anzahl der durchzuführenden Tests sehr hoch ist und alle Hypothesen gleich wichtig erscheinen, sollte man sich mit **explorativer Statistik** begnügen (s. Kap. 5.1.3).
- Um die Abhängigkeit einer Zielgröße von mehreren Einflussgrößen simultan zu untersuchen, bietet sich eine multivariable Analysemethode an (s. Kap. 5.3.4).

5.3.4 Multivariable Analysemethoden

Mit einer multivariablen Analysemethode werden mehrere potenzielle Einflussgrößen simultan analysiert (im Gegensatz zu einer univariablen Analyse, bei der nur eine Einflussgröße betrachtet wird). Betrachten wir zunächst Methoden für eine **quantitative Zielgröße**.

▶ **Mehrfaktorielle Varianzanalyse.** Der Einfluss von mehreren qualitativen Einflussgrößen (z. B. Therapiegruppe, Geschlecht oder Schweregrad der Krankheit) auf eine quantitative Zielgröße wird – je nach Anzahl der Einflussgrößen – durch eine 2- oder mehrfaktorielle Varianzanalyse untersucht.

▶ **Covarianzanalyse.** Bei dieser Methode wird eine quantitative Einflussgröße zusammen mit einem qualitativen Faktor analysiert (z. B. Therapiegruppe und Alter der Patienten).

▶ **Multiple Regressionsanalyse.** Hiermit werden mehrere, meist quantitative Einflussfaktoren simultan analysiert; es können jedoch auch qualitative Faktoren mit einfließen. Dies ist möglich durch die Verwendung von sog. **Dummy-Variablen**. So lässt sich beispielsweise das Geschlecht und jedes andere binäre Merkmal durch eine Dummy-Variable mit den Ausprägungen 0 und 1 darstellen (bei Merkmalen mit k Ausprägungen benötigt man $k - 1$ Dummy-Variablen). Als Endergebnis der Regressionsanalyse ergibt sich eine mathematische Gleichung, die alle statistisch signifikanten Merkmale beinhaltet und die eine quantitative Schätzung der Zielgröße ermöglicht. Bei diesen Modellen wird das bereits erwähnte Bestimmtheitsmaß als Gütekriterium berechnet. Damit lässt sich abschätzen, wie gut das statistische Modell die Wirklichkeit beschreibt. Allgemein handelt es sich dabei um den Quotienten mit der Gesamtvarianz der Zielgröße im Nenner und der (durch das statistische Modell) erklärten Varianz im Zähler. Werte nahe bei 1 kennzeichnen ein fast perfektes, Werte nahe bei 0 ein nicht brauchbares Modell.

▶ **Varianzanalyse mit Messwiederholungen.** Auch diese Analysen lassen sich dahingehend erweitern, dass mehrere Gruppierungs- und Messwiederholungsfaktoren berücksichtigt werden.

▶ **Logistische Regressionsanalyse.** Falls die Zielgröße binär ist, bietet sich die logistische Regressionsanalyse an. Dieses Verfahren ist geeignet, 2 Gruppen in Abhängigkeit mehrerer Einflussgrößen zu unterscheiden. Stellen Sie sich dazu folgendes Szenario vor: Patienten, die an einer bestimmten Krankheit leiden, werden mit einer speziellen Therapie behandelt. Bei einigen ist die Therapie erfolgreich, bei anderen nicht. Mithilfe der logistischen Regression lässt sich herausfinden, welche Faktoren den Erfolg maßgeblich beeinflussen. Die Zielgröße wäre hier der Therapieerfolg mit den Ausprägungen „erfolgreich" und „nicht erfolgreich". Ein Gütekriterium der logistischen Regression ist die **AUC** (area under the curve), nämlich die Fläche unter der ROC-Kurve. Die ROC-Kurve und die dazugehörende AUC zeigen, wie gut das statistische Modell in der Lage ist, zwischen den beiden Gruppen „erfolgreich" und „nicht erfolgreich" zu diskriminieren. Eine AUC = 1 steht für ein perfektes Modell; eine AUC = 0,5 bedeutet, dass das statistische Modell nicht besser diskriminiert als der Zufall.

▶ **Cox-Regression.** Die Cox-Regression eignet sich zur Analyse zensierter Daten und wird gerne bei Überlebenszeitstudien eingesetzt. Bei dieser Technik wird für jede Einflussgröße eine **Hazard Ratio** berechnet. Dieses Maß ist – etwas vereinfacht formuliert – als relatives Risiko interpretierbar.

Wozu dienen multivariable Verfahren und wie lassen sich deren Ergebnisse sinnvoll interpretieren?

▶ **Adjustierung.** Wenn 2 Therapiegruppen verglichen werden, die a priori bezüglich eines oder mehrerer Merkmale nicht strukturgleich sind (sei es, dass nicht randomisiert wurde oder dass sich trotz Randomisierung eine Ungleichheit ergeben hat), kann mittels einer multivariablen Analyse nach diesen Merkmalen adjustiert werden. Damit wird die Ungleichheit quasi statistisch korrigiert.

▶ **Nachweis einer Interaktion.** Mit einer 2-faktoriellen Analyse lassen sich Interaktionen (das sind Wechselwirkungen zwischen 2 Einflussgrößen) nachweisen. Dies sei an einem Beispiel erläutert: Beim Vergleich zweier Therapien zeigt sich, dass bei Männern die Therapie A wesentlich wirksamer ist als die Therapie B, während bei Frauen kein Unterschied nachweisbar ist. Dann liegt eine Interaktion zwischen Therapie und Geschlecht vor. In diesen Fällen ist es sinnvoll, für jede Subgruppe (hier: Männer und Frauen) eine separate Analyse durchzuführen.

▶ **Erkennen von Kausalitäten.** Die p-Werte des finalen multiplen Modells liefern Hinweise darauf, welche der im Modell verbliebenen Größen die Zielgröße kausal beeinflussen (das sind am ehesten die Merkmale mit den kleinsten p-Werten). Ein Merkmal, bei dem sich nur in der univariablen Analyse ein statistisch signifikanter Zusammenhang mit der Zielgröße ergibt (nicht jedoch bei der multiplen Analyse), ist mit der Zielgröße nur indirekt über ein anderes Merkmal assoziiert.

▶ **Wahl der Einflussfaktoren eines multiplen Modells.** Welche Einflussfaktoren sollten in einem multiplen Modell Berücksichtigung finden? In jedem Fall ist es ratsam, zunächst für jedes einzelne Merkmal eine univariable Analyse durchzuführen. Damit wird eruiert, welche der erfassten Merkmale die Zielgröße signifikant beeinflussen und welche mit der Zielgröße in **keinem** Zusammenhang stehen. So lässt sich eine Vorauswahl treffen. Eine leistungsfähige Statistiksoftware ist dabei behilflich, die optimale Kombination von Merkmalen zu finden. Diese Auswahl hängt jedoch nicht nur von statistischen, sondern auch von inhaltlichen Überlegungen ab. Es ist – wie Einstein treffend formulierte – ein Balanceakt, ein statistisches Modell zu entwickeln, das einerseits die Zielgröße möglichst effizient beschreibt, andererseits aber nicht unnötig kompliziert ist.

An multiple Verfahren sollten Sie sich nur heranwagen, wenn Sie der Biomathematik nicht vollkommen abgeneigt gegenüberstehen und bereit sind, sich anhand geeigneter Lehrbücher über die mathematischen Hintergründe und Anwendungsmöglichkeiten dieser Methoden zu informieren. Bitten Sie Ihren statistischen Berater, Ihnen geeignete Literatur zu empfehlen! Ideal wäre es, wenn Sie gemeinsam mit einem Biomathematiker das (multivariable) statistische Modell entwickeln, mit dem Ihre Daten möglichst effizient analysiert werden.

5.3.5 Konfidenzintervalle

Ein Konfidenzintervall wird berechnet, um die **Güte eines Schätzwertes** zu beurteilen. Der aus der Stichprobe ermittelte Schätzwert repräsentiert vermutlich nicht den tatsächlichen Wert der Grundgesamtheit. Dies sei an folgendem Beispiel erläutert: Bei einer Diagnosestudie wird an 100 Patienten, von denen man definitiv weiß, dass sie erkrankt sind, ein diagnostischer Test durchgeführt. Bei 86 Patienten ist das Testergebnis positiv. Die relative Häufigkeit 86/100 ist dann ein Schätzwert für die **Sensitivität** (das ist die Wahrscheinlichkeit, dass eine erkrankte Person ein positives Testergebnis erhält). Man kann kaum erwarten, dass dieser Schätzwert mit der „wahren" Sensitivität exakt übereinstimmt. Man darf aber vermuten, dass die wahre Sensitivität in der näheren

Umgebung des Schätzwertes liegt. Durch ein Konfidenzintervall (Vertrauensbereich) wird dieser unscharfe Ausdruck „nähere Umgebung" präzisiert. In unserem Beispiel erhält man mit $n = 100$ und $\alpha = 5\%$ folgendes Konfidenzintervall: [0,79; 0,93].

Leider kann man niemals absolut sicher sein, dass das Konfidenzintervall den unbekannten Parameter der Grundgesamtheit (in obigem Beispiel die Sensitivität) wirklich enthält. Man kann jedoch – bei einer Irrtumswahrscheinlichkeit von $\alpha = 5\%$ – mit 95%iger Wahrscheinlichkeit davon ausgehen, ein Konfidenzintervall zu erhalten, das diesen Parameter überdeckt. Es hängt u. a. vom Stichprobenumfang ab, wie genau die Schätzung und wie breit das Konfidenzintervall ist. Wenn dem obigen Schätzwert eine Stichprobe vom Umfang $n = 250$ zugrunde läge, wäre die Schätzung präziser und man erhielte ein schmaleres Intervall, nämlich [0,81; 0,91].

Wenn mit einem statistischen Test (t-Lagetest oder Chi²-Test) ein **signifikanter Unterschied** nachgewiesen wurde, bietet sich ein Konfidenzintervall an, um die Größe dieses Unterschieds abzuschätzen. Erst damit lässt sich beurteilen, ob und inwieweit ein statistisch signifikanter Unterschied klinisch relevant ist. Während der Test also darüber informiert, *dass* ein Unterschied existiert (vorbehaltlich der durch den *p*-Wert quantifizierten Irrtumswahrscheinlichkeit), liefert das Konfidenzintervall einen konkreten Hinweis von der **Größe des Unterschieds** und **der Genauigkeit der Schätzung**. Es ist daher sinnvoll, nicht nur das Testergebnis zusammen mit dem *p*-Wert zu veröffentlichen, sondern auch ein Konfidenzintervall anzugeben. Mit gängigen Statistikprogrammen lassen sich Konfidenzintervalle für diverse statistische Kenngrößen (Mittelwerte, Korrelationskoeffizienten, Odds Ratios, Standardabweichungen u. a.) leicht und schnell berechnen. Wenn man jedoch nicht-parametrische Tests anwendet, wie etwa Rangsummentests, ist die Angabe eines Konfidenzintervalls nicht sinnvoll.

Auch bei nicht signifikanten Ergebnissen mag ein Konfidenzintervall sehr hilfreich sein. Es erlaubt eine Beurteilung, ob kein relevanter Unterschied anzunehmen ist oder ob möglicherweise ein Unterschied existiert, der jedoch aufgrund eines zu geringen Stichprobenumfangs nicht abgesichert werden kann. Insbesondere bei Äquivalenzstudien oder Non-Inferiority-Studien, mit der die Äquivalenz bzw. die Nicht-Unterlegenheit einer Messmethode im Vergleich zu einer Referenzmethode nachgewiesen werden soll, ist dies eminent wichtig.

5.3.6 Auf die Interpretation kommt's an!

Immer wieder erstaunlich ist folgendes Phänomen: Viele Medizinstudenten, auch einige Ärzte, können der Biomathematik kaum etwas abgewinnen. Wenn sie aber mittels eines statistischen Tests ein signifikantes Ergebnis erhalten, freuen sie sich ungemein und messen diesem Ergebnis eine enorme Bedeutung bei. Der Grund für dieses Verhalten liegt nicht zuletzt darin, dass nicht signifikante Ergebnisse kaum eine Chance haben, in einer angesehenen Zeitschrift von internationaler Bedeutung publiziert zu werden. Durch diese Selektion entsteht zwangsläufig ein verzerrtes Bild bei der akademischen Leserschaft. Dieses Phänomen bezeichnet man als **Publikationsbias**.

> **Merke**
>
> Eine statistische Signifikanz alleine besagt nichts – aber auch gar nichts – über die wissenschaftliche Bedeutung oder die praktische Relevanz. Ein signifikantes Testergebnis ist ein Hinweis dafür, dass ein Unterschied oder ein Zusammenhang existieren könnte. Um die Kausalität abzusichern, bedarf es weiterer, fachlicher Überlegungen.

Mit einem entsprechend hohen Stichprobenumfang kann man jeden minimalen Unterschied und jeden schwachen Zusammenhang nachweisen, auch wenn er praktisch bedeutungslos ist. Andererseits gibt ein sehr geringer Stichprobenumfang der Alternativhypothese keine Chance. Um die Relevanz eines statistischen Ergebnisses zu beurteilten, sollte außerdem überprüft werden, ob die Merkmale, die analysiert werden, für die Praxis wichtig sind. Häufig werden Merkmale untersucht, die für die Patienten und deren Krankheitsstatus völlig irrelevant sind. Daran ändert auch ein signifikantes Ergebnis nichts!

Groß ist zuweilen die Enttäuschung, wenn p > 0,05 ist, denn das heißt: Das **Testergebnis ist nicht signifikant**. Aber auch das ist ein Ergebnis! Über dessen mögliche Ursachen muss nachgedacht werden. Anhaltspunkte diesbezüglich liefert der *p*-Wert selbst. Je größer er ist, umso eher ist anzunehmen, dass es in Wirklichkeit keinen relevanten Unterschied gibt (die Nullhypothese wäre also richtig). Wenn der *p*-Wert jedoch nur knapp über der magischen Grenze von 0,05 liegt, spricht vieles dafür, dass ein Unterschied oder ein Zusammenhang existiert, der sich aber – etwa wegen eines zu geringen Stichprobenumfangs – auf dem 5%-Niveau nicht absichern lässt. Dann hätte man einen β-Fehler begangen, der im Gegensatz zum α-Fehler nicht quantifizierbar ist. Eventuell ist ein solches Ergebnis die Basis für eine nachfolgende, modifizierte Studie, in der dieser Fragestellung nachgegangen wird. Bei einem nicht signifikanten Ergebnis muss man sehr vorsichtig formulieren: „Ein Unterschied (oder ein Zusammenhang) kann aufgrund der Stichprobe nicht nachgewiesen werden." Man darf keineswegs schlussfolgern: „Ein Unterschied ist nicht vorhanden" oder gar „2 Messmethoden sind äquivalent". Gleichgültig, ob das Testergebnis signifikant ist oder nicht – man muss in jedem Fall einen α- bzw. einen β-Fehler einkalkulieren und das Ergebnis unter medizinisch-fachlichen Gesichtspunkten diskutieren.

5.4 Die Zusammenarbeit mit dem Biometriker

5.4.1 Konflikte und deren Ursachen

Für die meisten Doktoranden ist die Beratung bei einem Biometriker eine sehr lästige Angelegenheit. Die Ursachen sind wohl darin zu sehen, dass die Biomathematik im Allgemeinen ein unbeliebtes Fach ist. So nehmen die meisten Studenten an der Vorlesung nur gezwungenermaßen teil und sind froh, wenn sie die Klausur bestanden haben. Später sind sie entsetzt, wenn sie feststellen, dass sie den Stoff dieses missliebigen Faches nun doch benötigen und vielleicht sogar den ungeliebten Dozenten, der einst die Vorlesung gehalten hatte, um Rat bitten müssen.

Warum ist das eigentlich so? Ich glaube, dass hier viele Vorurteile eine Rolle spielen. „Biomathe ist ein Fach, in dem man nichts kapiert und das man ohnedies nicht braucht" – so sagen viele Studenten, und viele andere plappern es nach. Mit dieser Einstellung kommen die meisten Studenten in die Vorlesung, und so ist es nicht erstaunlich, wenn der Dozent seinerseits wenig motiviert ist, den Vorlesungsstoff interessant und verständlich darzulegen.

> **Merke**
>
> Sie sollten dem Fach Biomathematik unbefangen und vorurteilsfrei begegnen! Dann werden Sie sehen, dass sich Ihnen sehr interessante Anwendungsmöglichkeiten erschließen.

Im Übrigen habe ich häufig erlebt, dass Studenten, die diesem Fach anfangs mit großer Skepsis begegneten, beim Erstellen ihrer Doktorarbeit plötzlich merkten, wie interessant Biomathematik sein kann.

Wenn ein Doktorand bei einem Biostatistiker erscheint, hat er oft keinen ausreichenden Überblick über statistische Methoden. Wenn er unverblümt sein Desinteresse bekundet, darf er sich nicht wundern, wenn sich der Statistiker wenig kooperativ zeigt! Wenn Sie eine Beratung in Anspruch nehmen, sollten Ihnen die wichtigsten Grundbegriffe und Methoden vertraut sein (lesen Sie dazu Kap. 5.2 und Kap. 5.3) – schließlich hängen die Ergebnisse Ihrer Doktorarbeit davon ab. Dann macht die Zusammenarbeit Spaß und führt zum Erfolg!

5.4.2 Wie findet man einen kompetenten Berater?

In vielen Kliniken und Universitäten ist es mittlerweile üblich, den Doktoranden ein **Merkblatt** zu überreichen, in dem dargelegt wird, was bei einer Datenerhebung grundsätzlich zu beachten ist. Oder suchen Sie auf der Homepage des Instituts für Medizinische Biometrie nach entsprechenden Hinweisen. Lesen Sie diese Informationen durch, ehe Sie sich an einen statistischen Berater wenden.

▶ **Mögliche Anlaufstellen für eine kompetente Beratung.** Wenn es in Ihrer Klinik oder Ihrer Universität ein Institut für Biomathematik gibt, wird dort auch ein Mitarbeiter zu finden sein, der für statistische Beratungen zuständig ist. Sie können in diesem Institut nachfragen und um einen Termin bitten (evtl. auch in Form einer höflich formulierten E-Mail). An einigen Kliniken arbeiten Medizinische Dokumentare – auch diese Leute haben sich während ihrer Berufsausbildung mit Statistik befasst und können Ihnen evtl. weiterhelfen. In (seltenen) Einzelfällen ist der Betreuer selbst fit in Statistik und hilft dem Doktoranden bei der Datenanalyse.

Weitere mögliche Beratungsstellen sind:
- Kommilitonen oder junge Ärzte, die ihre Doktorarbeit abgeschlossen haben und sich in Biomathematik auskennen;
- Aushänge und Zeitungsannoncen von Mathematik-Studenten oder Studenten anderer Fachrichtungen, die Erfahrungen mit statistischen Analysen haben;
- freiberuflich tätige Berater, die ihre Dienste anbieten. Adressen erhält man evtl. von der Fachschaft oder von Kommilitonen, die deren Dienste bereits in Anspruch genommen haben. **Vorsicht:** Stundenhonorare von weit über 100 € sind keine Seltenheit.

Bitte ziehen Sie keinesfalls in Erwägung, Ihre Daten an einen Statistiker zu senden, diesen alle Analysen durchführen zu lassen und sich vollkommen auf dessen Ergebnisse zu verlassen! Es mag zwar sehr bequem sein, wenn jemand für Sie diese Arbeiten übernimmt und Ihnen am Ende *p*-Werte zukommen lässt, die Sie nur noch abschreiben müssen. Sie sollten aber nachvollziehen können, wie die Ergebnisse Ihrer Doktorarbeit zustande gekommen sind! Sonst sind Sie kaum in der Lage, Ihre Befunde zu werten und adäquat zu interpretieren.

5.4.3 Was ist beim ersten Gespräch zu klären?

Bereiten Sie sich auf dieses Gespräch gut vor! Ihnen selbst ist ja am meisten daran gelegen, dass der Statistiker Ihnen bei der Analyse Ihrer Daten behilflich ist. Deshalb:
- Erkundigen Sie sich, welche **Vorbereitungen** man von Ihnen erwartet!
- Formulieren Sie präzise Ihre **Fragestellung**! Viele Studenten kommen zu einer statistischen Beratung und wissen gar nicht, welcher Frage sie nachgehen wollen.
- Bedenken Sie, dass der statistische Berater in der Regel kein Mediziner ist. Formulieren Sie Ihr Anliegen **knapp und präzise** und verzichten Sie so weit als möglich auf medizinische Fachausdrücke und unnötige Details.
- Zu Beginn des Gesprächs sollten Sie Ihr **Studiendesign** beschreiben (nach den Kriterien, die in Kap. 4.2 erläutert werden). Sie müssen sich auch darüber im Klaren sein, wie die Stichproben beschaffen sind, die Sie untersuchen.
- Es ist sinnvoll, den **Betreuer** zum ersten Gespräch **mitzubringen**. Es gibt nämlich Fragen, die sowohl die Statistik als auch die Medizin betreffen und die sich nur gemeinsam mit dem Betreuer klären lassen. Leider hat dieser meist wenig Interesse an Statistik – aber Sie können ihn dennoch bitten, mit Ihnen den Biometriker aufzusuchen (die meisten Betreuer würden mit Sicherheit etwas Neues lernen und davon profitieren!).
- Zeigen Sie **Interesse** an der Biomathematik! Wenn Sie bereits beim ersten Gespräch signalisieren, dass die Datenanalyse für Sie nur eine lästige Pflicht ist, dürfen Sie sich nicht wundern, wenn der Statistiker wenig Engagement bekundet.
- Tipps bezüglich geeigneter **Analysemethoden** findet man in Papers, die ähnliche Fragestellungen behandeln. Es ist sinnvoll, sich vorab über diese Methoden ein wenig zu informieren. So vermeiden Sie, dass Sie bei der ersten Beratung mit Fachausdrücken konfrontiert werden, die Sie noch nie gehört haben oder nicht verstehen.
- Fragen Sie den Biomathematiker, welche **Software** er für die statistische Datenanalyse empfiehlt, ob Sie sich diese Software besorgen sollten, wie Sie an sie herankommen und wie Sie deren Anwendung erlernen können (S. 83).
- Bitte beachten Sie: Es ist nicht die Aufgabe eines Biomathematikers, Ihnen die Grundlagen der Medizinischen Statistik beizubringen. Es ist auch nicht seine Pflicht, für Sie ein Programm zur Datenanalyse zu erstellen. An vielen Fakultäten wird Sie der Statistiker lediglich bezüglich der anzuwendenden Techniken beraten – für die Feinarbeit sind Sie dann selbst zuständig.
- Hin und wieder sind Biomathematiker anzutreffen, die mit einer Engelsgeduld jedem einzelnen Doktoranden banalste Dinge erklären und zusammen mit ihm die Daten analysieren und die Ergebnisse interpretieren. Sie können sich glücklich schätzen, wenn Ihnen ein solcher Berater zur Verfügung steht! Sie sollten dann aber Ihren Teil zu einer effizienten Zusammenarbeit beitragen:
- **Bereiten Sie eine Datei vor** (etwa eine Excel-Tabelle), die alle relevanten Daten enthält – nicht mehr und nicht weniger. Erläuternde Kommentare, kunstvolle Grafiken, farbige Hervorhebun-

gen und bunte Hintergründe sind für die Analyse nicht erforderlich und stören beim Datenimport.
- **Überprüfen Sie Ihre Daten** auf Richtigkeit und Vollständigkeit! Der Biomathematiker reagiert zu Recht ärgerlich, wenn Sie erst während des Gesprächs mit ihm feststellen, dass Daten fehlen oder falsch dokumentiert sind, oder wenn es Ihnen zu einem späteren Zeitpunkt einfällt, dass man weitere Patienten in die Analyse einbeziehen könnte oder andere Patienten ausschließen sollte.
- Häufig ist die statistische Beratung nicht nach einem Treffen beendet. Nach jedem Gespräch sollten Sie sich anhand von Literatur über die empfohlenen Methoden umfassend informieren, ehe Sie sie anwenden. Notieren Sie sich aufkommende Fragen, um diese bei der nächsten Beratung klären zu können.

Wenn Sie vorhaben, Ihre Doktorarbeit in einer Fachzeitschrift zu veröffentlichen, sollten Sie dem Biomathematiker anbieten, ihn in die Liste der Koautoren aufzunehmen. Dies müssen Sie natürlich vorher mit Ihrem Betreuer oder Doktorvater besprechen. Für den Statistiker mag dies ein Anreiz sein, sich mit verstärktem Engagement um die Analyse Ihrer Daten zu bemühen. Letztlich profitieren dann alle Beteiligten von dieser Form interdisziplinärer Zusammenarbeit. In jedem Fall müssen Sie Hilfeleistung in der Dissertation an geeigneter Stelle erwähnen. Wenn die Hilfe unentgeltlich war, bietet sich dafür die Danksagung an; ansonsten eignet sich der Abschnitt in der Arbeit, in der Sie die statistischen Methoden beschreiben.

5.4.4 Spezielle Problematiken

Retrospektive Studien

Doktoranden, die im Rahmen einer retrospektiven Studie promoviert werden, können in der Regel auf dokumentiertes Datenmaterial zurückgreifen. Oft handelt es sich dabei um manuell erstellte Dokumente, d. h. die Daten müssen zunächst in geeigneter Form aufbereitet werden, ehe sie analysiert werden können.

Nun kommen viele Doktoranden mit einer Excel-Tabelle, die eine unübersehbare Fülle von Daten enthält; andere bringen einen Wust von handgeschriebenen Zetteln mit – und erwarten, dass sich der Biometriker zurechtfindet. Sie können ihm (und sich selbst) die Arbeit erleichtern, indem Sie Folgendes vorbereiten:

- **Überlegen Sie** in Abhängigkeit von Ihrer Fragestellung, welche Merkmale Ihre Einfluss- bzw. Zielgrößen sind (s. Kap. 5.2.1). Bei vielen retrospektiven Studien gibt es eine schier unübersehbare Fülle von Daten. Es ist nicht zielführend, jedes einzelne Merkmal bei der statistischen Analyse zu berücksichtigen. Konzentrieren Sie sich auf die Merkmale, die geeignet sind, um Ihre spezielle Fragestellung zu beantworten.
- **Leisten Sie Vorarbeit!** Die deskriptive Statistik können Sie selbst durchführen. Berechnen Sie für jede Stichprobe geeignete Kenngrößen und erstellen Sie grafische Darstellungen (dazu eignet sich das Tabellenkalkulationsprogramm Excel). Dadurch sind Sie gezwungen, sich mit Ihren Daten näher zu befassen; Sie erkennen Unterschiede und Zusammenhänge.
- **Bedenken Sie:** Wenn Ihre Daten unvollständig sind (das ist bei den meisten retrospektiven Studien anzunehmen), steht der Statistiker oft vor größeren Herausforderungen als bei einer gut geplanten prospektiven Studie, um Ihre Daten effizient zu analysieren.

Bei einigen als retrospektiv angepriesenen Doktorarbeiten entpuppt sich das Datenmaterial bei näherem Hinsehen als ein **unstrukturiertes Chaos**. So kommt es hin und wieder vor, dass zwar Tausende Daten vorliegen, mit denen sich aber aus verschiedenen Gründen nichts anfangen lässt: Jeder einzelne Patient wurde individuell (d. h. anders als alle anderen) behandelt, die Merkmale wurden mit unterschiedlichen Messmethoden, in unterschiedlichen Zeitintervallen oder unterschiedlich häufig erfasst, eine Vergleichsgruppe fehlt, etc. Von Struktur- oder Beobachtungsgleichheit kann dann natürlich keine Rede sein.

Besondere **Vorsicht ist geboten** bei retrospektiven Studien, bei denen ehemalige Patienten nach zurückliegenden Ereignissen befragt werden müssen. In der Regel erreicht man nur einen Bruchteil von ihnen – es lässt sich dann kaum noch angeben, für welche Grundgesamtheit diese Patienten eine repräsentative Stichprobe darstellen sollen.

Es ist tragisch, wenn in solchen Fällen die Doktoranden erst nach Monaten oder Jahren beim Statistiker erscheinen. Dieser steht dann vor einem Dilemma: Eigentlich müsste er unverblümt sagen, dass man mit dem vorhandenen Datenmaterial nicht promoviert werden kann. Andererseits tut ihm der bedauernswerte Doktorand leid, und so wird er versuchen, zu retten was zu retten ist (auch wenn er dabei ein ungutes Gefühl hat, weil eine solche Vorgehensweise höchst unwissenschaftlich ist).

> **Merke**
>
> Wenn Sie eine retrospektive Studie angehen, stellen Sie das vorhandene Datenmaterial in einer Excel-Tabelle zusammen und prüfen Sie dessen Qualität (eventuell zusammen mit einem Biomathematiker). Im schlimmsten Fall können Sie die Arbeit abbrechen, ohne viel Zeit verloren zu haben.

Prospektive Studien

Bei prospektiven Studien sollten Sie einen Statistiker aufsuchen, ehe Sie mit der Datenerhebung beginnen. In diesen Fällen geht es vor allem darum, im Vorfeld einen optimalen Stichprobenumfang festzulegen. Dazu benötigt der Statistiker einige Informationen von Ihnen:
- Welche Merkmale sollen erfasst werden? Welche Zielgröße soll untersucht werden? Sie sollten sich über die Art dieser Merkmale Gedanken machen; auch darüber, wie sehr die Daten vermutlich streuen, ob diese Merkmale normalverteilt oder zumindest symmetrisch verteilt sind, und ob Ausreißer zu erwarten sind.
- Wenn Sie einen Unterschied nachweisen möchten, müssen Sie vorab überlegen, ab welcher Größe dieser Unterschied für die Praxis oder die Wissenschaft relevant ist. Es ist nicht sinnvoll, mit einem hohen Stichprobenumfang einen minimalen Unterschied nachzuweisen, der in Wirklichkeit bedeutungslos ist. Ebenso sollten Sie bei einem Zusammenhang, der statistisch abzusichern ist, darüber nachdenken, in welcher Stärke Sie ihn erwarten.

Häufig hört man Doktoranden stöhnen: Ich bin doch kein Statistiker! Das sind Sie sicherlich nicht – aber eine Doktorarbeit ist eine selbstständige Leistung, und man kann von Ihnen durchaus erwarten, dass Sie sich in ein fachfremdes Gebiet einarbeiten.

5.4.5 Die Wahl eines Statistikprogramms

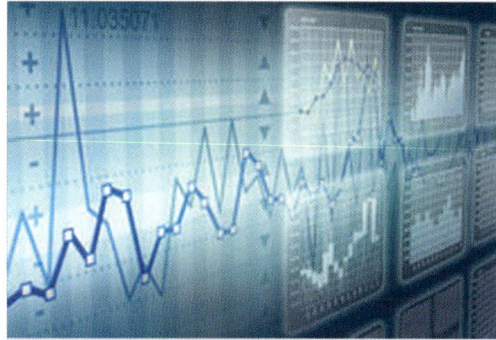

Abb. 5.8 Statistikprogramme.
(© Kurt_Kleemann/Fotolia.com)

Es gibt diverse Softwareprodukte (z. B. das Tabellenkalkulationsprogramm Excel von Microsoft), die zahlreiche statistische Funktionen beinhalten und mit denen sich auch grafische Darstellungen schnell und einfach erstellen lassen. Sie sind sehr benutzerfreundlich; Kennwerte der deskriptiven Statistik (Mittelwert, Standardabweichung etc.) lassen sich auch bei umfangreichem Datenmaterial per Mausklick mühelos berechnen. Es gibt auch moderne Taschenrechner, die eine Reihe von statistischen Funktionen enthalten.

Man stößt bei diesen Produkten jedoch sehr schnell an Grenzen. Während ein t-Test mit Excel noch zu bewältigen ist, ist der U-Test schon nicht mehr vorgesehen, und auch beim Chi^2-Test gibt es Schwierigkeiten – von komplexeren Analysen ganz zu schweigen. Wenn Ihnen kein Biomathematiker zur Seite steht und Sie im Freundes- oder Bekanntenkreis niemanden kennen, der Erfahrung im Umgang mit Statistiksoftware hat, bleibt Ihnen nichts anderes übrig, als sich **selbst in ein Statistikprogramm einzuarbeiten**. Benutzen Sie am besten die Software, die in Ihrer Klinik oder Ihrem Biomathematischen Institut verwendet wird. Dann haben Sie Ansprechpartner, an die Sie sich bei Fragen und Problemen wenden können.

Vielleicht haben Sie Zugang zu einem PC, auf dem die Software installiert ist (dann brauchen Sie die Software nicht auf Ihrem eigenen PC zu installieren). Wenn Sie sich entscheiden, ein Statistikprogramm für Ihren Rechner zu erwerben, sollten Sie vorab klären, ob dieser entsprechend konfiguriert ist, und ob dieses Programm alle für Sie relevanten statistischen Methoden beinhaltet. Eventuell können Sie über das Rechenzentrum Ihrer Universität günstig eine Lizenz erwerben.

Im medizinischen und pharmazeutischen Umfeld ist das Programmpaket **SAS** weit verbreitet, SPSS wird mehr im sozialwissenschaftlichen Bereich verwendet. Beide Programme werden als Windows-Versionen angeboten und erfordern daher eine relativ kurze Einarbeitungszeit, wenn es darum geht, einfache Analysen durchzuführen. Diese Form der EDV-gestützten Datenanalyse ist zwar benutzerfreundlich; allerdings ist für den Benutzer nicht exakt nachvollziehbar, nach welchen Algorithmen die Software im Hintergrund die Daten verarbeitet. Außerdem kann bei sich wiederholenden, komplexen Berechnungen das Durchklicken auf Dauer sehr mühsam sein. Dann bietet es sich an, einen Programmcode zu erstellen. Das ist mit einem höheren Lernaufwand verbunden, der sich jedoch rasch bezahlt macht.

In vielen Rechenzentren, vereinzelt auch an Biomathematischen Instituten, werden Kurse angeboten, in denen Sie die **Grundlagen eines Statistikprogramms** erlernen. Einen solchen Kurs sollten Sie am besten in der Anfangsphase Ihrer Doktorarbeit besuchen (und nicht erst dann, wenn die Zeit drängt). Die Teilnahme an diesem Kurs sollten Sie sich bestätigen lassen; es könnte sein, dass Ihnen dies bei späteren Bewerbungen von Nutzen sein wird.

Häufig werden über die Rechenzentren auch **Skripte oder Online-Kurse** angeboten, mit denen man sich die notwendigen Kenntnisse autodidaktisch aneignen kann. Insbesondere zu SPSS sind zahlreiche Bücher über den Buchhandel verfügbar. Wenn Sie eine spezielle statistische Methode benutzen, fragen Sie am besten einen Mitarbeiter des Biomathematischen Instituts nach geeigneter Literatur. Anfangs muss man sich vielleicht etwas überwinden – aber wenn man sich erst einmal eingearbeitet hat, eröffnen Softwarepakete wie SAS oder SPSS ungeahnte, nahezu grenzenlose Möglichkeiten.

Noch ein Tipp zum Schluss: Wenn Sie nicht selbst den Programmcode erstellt haben, dann lassen Sie ihn sich aushändigen. Sie sollten ihn unbedingt überprüfen (die Statements sind normalerweise selbsterklärend, sodass dies wenig Schwierigkeiten bereiten dürfte)! Nur so können Sie die statistischen Verfahren nachvollziehen.

▶ **Hinweis.** Um sich Grundkenntnisse in Medizinischer Statistik anzueignen, sei das von der Autorin verfasste Lehrbuch empfohlen [17]. Wer sich über eine spezielle multivariable Methode informieren möchte, möge das Buch von Backhaus et al. [1] zur Hand nehmen. Nützliche Hinweise für die Benutzung mit Excel geben Monka et al. [13]. Zur Einarbeitung in eines der Statistikprogrammpakete SAS bzw. SPSS eignen sich die Bücher von Krämer et al. [12] bzw. Janssen und Laatz [10].

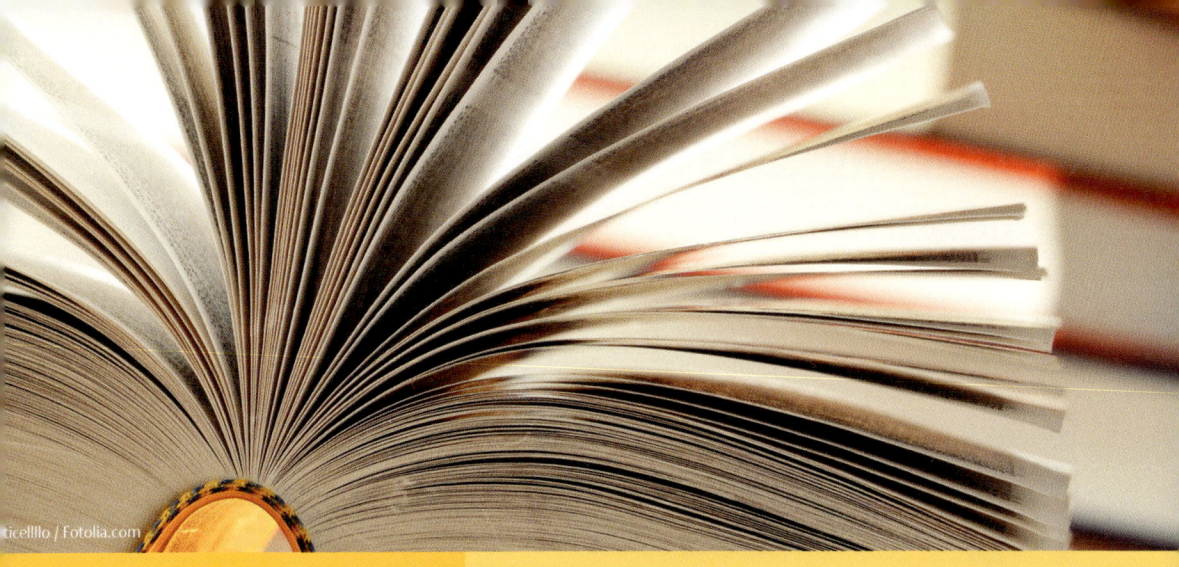

Kapitel 6

Ein wesentlicher Teil: das Literaturstudium

6.1	Literatur zum Einstieg	86
6.2	Die Dienste einer modernen Bibliothek	86
6.3	Recherchieren, lesen und ordnen	91
6.4	Weitere Dienste des Internets	97

6 Ein wesentlicher Teil: das Literaturstudium

6.1 Literatur zum Einstieg

*Lesen ohne Denken verwirrt den Geist,
und Denken ohne Lesen macht leichtsinnig.
(Konfuzius, Philosoph, 551–479 v. Chr.)*

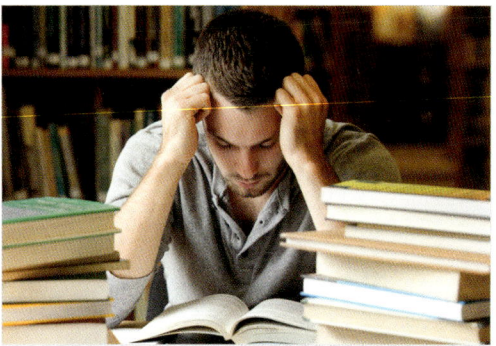

Abb. 6.1 Literaturrecherche: Lesen, lesen, lesen.
(© sean/masterfile.com)

Während der gesamten Promotionszeit – von der Anfangsphase bis kurz vor der Abgabe Ihrer Arbeit – werden Sie sich mit Literatur zu befassen haben. Zu Beginn benötigen Sie Fachliteratur, um sich in die Thematik einzuarbeiten. Im weiteren Verlauf müssen Sie permanent Artikel aus Zeitschriften lesen, um Ihre Ergebnisse mit denen anderer Autoren vergleichen zu können, und um sich über den neuesten Forschungsstand auf dem Laufenden zu halten.

Fragen Sie Ihren Betreuer, welche Literatur er Ihnen zum Einstieg empfiehlt – gleich nachdem Sie sich für ein Thema entschieden haben. Es sollte ein Leichtes für ihn sein, Ihnen einige Fachbücher und Zeitschriftenartikel zu nennen.

Wie geht man nun beim Literaturstudium vor? Ehe Sie sich an die Literatur heranwagen, die Sie von Ihrem Betreuer erhalten haben, sollten Sie in **Lehr-** oder **Handbüchern** des für Sie relevanten Fachgebietes schmökern, um das für Ihre Dissertation erforderliche Basiswissen zu erwerben. Dazu gehören auch theoretische Kenntnisse bezüglich der speziellen Techniken und Methoden, die Sie anwenden, wenn Sie im Rahmen Ihrer Promotion Patienten untersuchen oder Experimente im Labor durchführen. Nur mit dem Lehrbuchwissen beherrschen Sie diese Methoden natürlich noch nicht. Sie haben jedoch eine gute Ausgangsposition, wenn Sie mit Ihren Untersuchungen beginnen, und können später auftretende Schwierigkeiten besser meistern.

Lehrbücher sind als Einstiegsliteratur zu empfehlen, da die daraus erworbenen Kenntnisse Voraussetzung sind, um speziellere Literatur (insbesondere Fachbücher) zu verstehen. Nun reichen aber Bücher für eine Promotion bei Weitem nicht aus, da sie im Allgemeinen vor längerer Zeit erschienen sind und deshalb den neuesten Wissensstand noch nicht berücksichtigen können. Um diesbezüglich informiert zu sein, müssen Sie also auch Artikel in Fachzeitschriften lesen (im Fachjargon werden die Zeitschriften **Journals**, die Artikel **Papers** genannt). Bitten Sie Ihren Betreuer um Tipps für einige Papers, die sich für den Einstieg eignen.

Da die meisten medizinischen Fachartikel in Englisch geschrieben sind, sind **gute englische Sprachkenntnisse** für das Erstellen einer medizinischen Doktorarbeit unabdingbar. Wenn Sie in der Schule keinen ausreichenden Englischunterricht hatten, sollten Sie – am besten, ehe Sie mit der Promotion beginnen – einen Sprachkurs besuchen. Derlei Kurse werden an einigen Universitäten oder auch an Volkshochschulen angeboten.

Verzweifeln Sie nicht, wenn Ihnen der erste Artikel, dem Sie sich widmen, unendlich lang und schwer verständlich erscheint. Beginnen Sie einfach in einer stillen Stunde mit dem Lesen und kämpfen Sie sich beharrlich durch, notfalls mit einem Wörterbuch oder einem Online-Übersetzer zur Seite. Worauf Sie beim Lesen eines Papers generell zu achten haben, erfahren Sie in Kap. 6.3.3.

6.2 Die Dienste einer modernen Bibliothek

6.2.1 Allgemeine Einrichtungen

Eine **medizinisch-wissenschaftliche Bibliothek** dient in erster Linie der Literatur- und Informationsversorgung und unterstützt die Lehre und Forschung und damit nicht zuletzt die Aus- und Weiterbildung sowie die Patientenversorgung. Sie ist in mehrere Bereiche gegliedert:

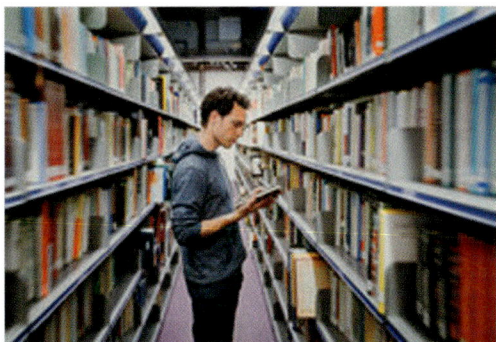

Abb. 6.2 Bibliothek. (© anyaberkut/Fotolia.com)

- Der **Freihandbereich** kann von allen Studenten und Angestellten der Universität oder des Universitätsklinikums in Anspruch genommen werden, ebenso von anderen Besuchern wie Patienten, niedergelassenen Ärzten usw. Er enthält Bücher (sog. Monografien), Zeitschriften und Nachschlagewerke allgemeiner Art wie große Enzyklopädien, Wörterbücher und Fachwörterbücher in mehreren Sprachen, Lexika sowie allgemeine bibliografische Hilfsmittel (z. B. Adressbücher).
- Die **Lehrbuchsammlung** ist exklusiv den Studenten vorbehalten; man findet dort vor allem Studien- und Examensliteratur. Von jedem Lehrbuch sind mehrere Exemplare vorrätig, in der Regel in der neuesten Auflage.
- Im **Lesesaal** oder **Präsenzbestand** sollte von jedem Titel der Lehrbuchsammlung ein Exemplar zur Präsenznutzung (also zur ausschließlichen Nutzung im Lesesaal) zur Verfügung stehen, aber auch Handbücher, Nachschlagewerke, Lehrbücher und Wörterbücher sind dort in der Regel zu finden. Die Bücher sind meist nach Sachgruppen gegliedert in Regalen aufgestellt und für die Benutzer direkt einsehbar.

Sämtliche Bücher (mit Ausnahme derer des Lesesaals) sind ausleihbar. Die Leihfrist beträgt in der Regel 4 Wochen; Verlängerungen sind bei nicht vorgemerkten Büchern meist möglich. Bestände in den Bibliotheksmagazinen sind für die Benutzer üblicherweise nicht direkt zugänglich und müssen zur Ausleihe extra bestellt werden. Dazu zählen ältere Zeitschriftenbestände sowie ältere Dissertationen und Habilitationsschriften (sofern sie nicht – wie mittlerweile in vielen Bibliotheken üblich – online erhältlich sind).

In vielen Universitäten oder Medizinischen Fakultäten gibt es nicht nur eine **Hauptbibliothek**, in der sämtliche Bücher und Zeitschriften zentral aufgestellt sind, sondern zusätzlich eine Reihe kleinerer **Instituts-** oder **Klinikbibliotheken** mit „eigenen" Beständen. Erkundigen Sie sich – wenn Sie dort etwas ausleihen möchten –, ob Sie dies in der Hauptbibliothek bestellen müssen (mit dem Nachteil, dass die Lieferfrist wahrscheinlich einige Tage beträgt), oder ob Sie es direkt in einer der Zweigstellen ausleihen können (mit dem Nachteil, dass diese kleineren Bibliotheken oft reduzierte Öffnungszeiten haben oder gar nicht ausleihen). Meist erfolgt die gesamte Verwaltung der Bücher und Zeitschriften zentral.

6.2.2 Einstieg in die Benutzung der Bibliothek

Ehe Sie mit Ihrer Promotion begonnen haben, haben Sie die Bibliothek wahrscheinlich nur genutzt, um dort zu stöbern, hin und wieder ein Buch zu entleihen oder im Lesesaal zu verweilen. Sie haben damit nur einen kleinen Teil der Dienste, die eine moderne Bibliothek bietet, in Anspruch genommen. Wenn Sie Ihre Dissertation schreiben, werden Sie – anders als zuvor – überwiegend Zeitschriftenartikel lesen. Fortan müssen Sie **Literaturrecherchen** durchführen und anhand der gefundenen Zitate die Originalarbeiten suchen, diese finden, lesen und schließlich bewerten, ob und inwieweit sie für Ihre Arbeit relevant sind.

Nun sind die Zeiten, in denen man nach Büchern konventionell in einem Zettelkatalog und nach Zeitschriften in einem gedruckten Zeitschriftenverzeichnis suchte, weitestgehend vorbei. Dies trifft heute nur noch für historische Bestände zu. Die Monografien- und Zeitschriftenbestände sind mittlerweile größtenteils in elektronischer Form erfasst. Um eine Literaturrecherche durchzuführen, greift man **online** auf Literaturdatenbanken zu und findet dort schnell und komfortabel Zitate von Artikeln, die bestimmten Suchkriterien entsprechen.

Jede Bibliothek hat heute eine eigene **Website im Internet**, die Ihnen den Zugang zu diesen Diensten ermöglicht. Die Anwendungsmöglichkeiten sind dabei vielfältig: Sie können von der Homepage aus auf Online-Kataloge zugreifen, um sich zu informieren, welche Bücher und Zeitschriften in Ihrer örtlichen Bibliothek oder in anderen Bibliotheken vorhanden sind. Bei vielen Zeitschriften können Sie sich die Artikel im Volltext ansehen und direkt ausdrucken. Sie haben die Möglichkeit, auf Literatur- und Faktendatenbanken weltweit zuzugreifen, und Sie können Bücher oder Zeitschriftenartikel über Ihre Bibliothek oder über Lieferdienste für Endnutzer bestellen. Darüber hinaus stellt die Homepage weitere nützliche Informationen zur Verfügung (z.B. wichtige Termine, Angebote zum E-Learning, Neuerwerbungen oder Zugang zu Ihrem persönlichen Benutzerkonto). Das gesamte Leistungsspektrum der Bibliothek ist meist in Internet-Portalen zusammengefasst. Seit einigen Jahren gibt es vielerorts E-Learning-Angebote. Interaktive Programme, Fotos, Filme und Vorlesungen aus dem Internet sind gerade auch für Medizinstudenten attraktiv.

Fast alle Bibliotheken bieten **Einführungen in die Benutzung** der Bibliothek an; darüber hinaus gibt es oft spezielle Kurse, in denen man beispielsweise lernt, wie man in einer Literaturdatenbank recherchiert oder wie man mit einem Literaturverwaltungsprogramm arbeitet. Von vielen Bibliotheken werden außerdem Moodle-Kurse angeboten (Moodle ist eine Software, mit der sich Lernplattformen im Internet erstellen lassen). Es ist sinnvoll, dass Sie – spätestens nachdem Sie das Thema Ihrer Arbeit haben – sich Kenntnisse bzgl. Literaturrecherchen aneignen. Dadurch wird die Hemmschwelle (falls vorhanden) vor den bis dahin unbekannten Medien abgebaut, und das Literaturstudium wird wesentlich erleichtert.

Ansonsten lernt man leicht und schnell nach der altbewährten Methode „learning by doing". In jeder Bibliothek finden Sie leistungsfähige PC-Arbeitsplätze, über die Sie auf deren Homepage zugreifen und das Online-Angebot der Bibliothek nutzen können. Unabhängig von deren Öffnungszeiten können Sie auch an Ihrem Arbeitsplatz oder zu Hause die Dienste der Bibliothek in Anspruch nehmen. Probieren Sie die angebotenen Möglichkeiten aus! Die Homepages sind im Allgemeinen sehr benutzerfreundlich. Bei speziellen Fragen können Sie sich an einen Mitarbeiter der Bibliothek wenden. Das Bibliothekspersonal freut sich, wenn sein Dienst- und Informationsangebot gut angenommen wird und ist in der Regel auch aufgeschlossen für Verbesserungsvorschläge und konstruktive Kritik.

Die meisten Bibliotheken stellen **Benutzerausweise** aus, ohne die man deren Dienste nicht oder nur eingeschränkt nutzen kann. Melden Sie sich rechtzeitig im Bibliothekssystem an, um Ihren Ausweis zu erhalten. Erst damit sind Sie nutzungsberechtigt für eine Vielzahl von Diensten! Probleme können auftreten, falls Sie an der Universität, an der Sie promoviert werden sollen, nicht immatrikuliert sind. Bei Fakultätsbibliotheken gelten hausinterne Bestimmungen, die individuell verschieden sind. Erkundigen Sie sich nach den Benutzungsregeln und fragen Sie notfalls auch in der Hauptbibliothek Ihrer Universität nach. Im schlimmsten Falle müssten Sie sich ohne Bibliotheksausweis Ihre Papers besorgen – aber auch dies ist möglich (z.B. über einen Literaturlieferdienst, s. Kap. 6.2.5).

6.2.3 Auf der Suche nach einer Monografie

Über die Homepage Ihrer Bibliothek haben Sie eine Zugriffsmöglichkeit auf **Online-Kataloge** von verschiedenen Bibliotheken und Bibliotheksverbünden. Sie können darin bequem und schnell nach Autoren, Erscheinungsjahr, Wörtern im Buchtitel und nach Schlagwörtern suchen. Wählen Sie einen Katalog, der die Bestände Ihrer Bibliothek enthält! Auf diese Weise erfahren Sie, ob das gewünschte Buch in Ihrer Bibliothek vorhanden ist; außerdem wird Ihnen anhand der Signatur der Standort und evtl. der Verfügbarkeitsstatus (ausleihbar, bestellbar, entliehen, nicht ausleihbar etc.) angezeigt.

Wenn sich das Buch im **Freihandbereich Ihrer Bibliothek** befindet (dann ist es ausleihbar), können Sie es sich sofort besorgen. Wenn es bestellbar ist, befindet es sich wahrscheinlich im Magazin oder in einer Zweigstelle Ihrer Bibliothek. Eventuell können Sie es online bestellen und am nächsten Tag abholen. Wenn es entliehen ist, können Sie es vormerken lassen. Wenn das gewünschte Buch in Ihrer Bibliothek nicht vorhanden ist oder wenn Sie keinen Benutzerausweis haben, können Sie es über Fernleihe (S. 90) oder über einen kommerziellen Dokumentlieferdienst aus einer anderen Bibliothek bestellen.

Nützlich ist ferner der Google-Dienst „Google Books". Wenn Sie einen Suchbegriff eingeben (Schlagwort, Teile des Titels oder Autorenname), werden Ihnen relevante Fundstellen aus eingescannten Büchern angezeigt, meist zusammen mit weiteren Buchseiten und eventuell dem Inhaltsverzeichnis. Das ganze Buch ist zwar in der Regel nicht einsehbar – Sie können sich jedoch einen Überblick verschaffen und entscheiden, ob sich dessen Kauf oder das Ausleihen lohnt.

Literaturrecherchen in Online-Katalogen sind sehr komfortabel und benutzerfreundlich gestaltet, denn sämtliche internetbasierten Kataloge bieten Online-Hilfsfunktionen. Die in den letzten Jahrzehnten erschienenen Bücher sind inzwischen alle elektronisch erfasst. Um Werke mit älterem Erscheinungsjahr aufzustöbern, müssen Sie noch konventionell in Zettelkatalogen nachschlagen (falls diese noch verfügbar sind) oder Datenbanken mit eingescannten Katalogzetteln durchsuchen. Zwar arbeitet jede Bibliothek daran, ihre Altbestände in EDV-Kataloge zu überführen (Retrokonversion). Wegen der meist sehr begrenzten personellen Möglichkeiten wird es jedoch noch eine Weile dauern, bis wirklich alle Monografien in Datenbanken erfasst sind.

6.2.4 Auf der Suche nach einem Paper

Wenn Sie sich intensiv mit dem Thema Ihrer Dissertation befassen, werden Sie unweigerlich auf zahlreiche Papers stoßen, die Ihnen interessant erscheinen und die Sie sich näher ansehen möchten – etwa anhand des Literaturverzeichnisses eines anderen Papers oder durch Tipps Ihres Betreuers. Lesen Sie dazu das Kap. „Klassisch recherchieren" (S. 91). In den folgenden Ausführungen geht es um die Frage: Wie finden Sie ein bestimmtes Paper?

Dazu sollten Sie den Namen wenigstens eines Autors, den Titel des Papers (zumindest teilweise) und eventuell den Zeitschriftentitel kennen. Wenn Sie die Dienste Ihrer Bibliothek nutzen, haben Sie mehrere Möglichkeiten, schnell und bequem an das Paper heranzukommen:

- **Online über PubMed:** Greifen Sie am besten über die Homepage Ihrer Bibliothek auf die PubMed-Datenbank (www.pubmed.gov) zu und geben Sie den Titel (oder Teile davon, auch Autor, Erscheinungsjahr oder Zeitschriftentitel sind möglich) in die obere Suchzeile ein. Mittlerweile bietet praktisch jede Bibliothek ihren Nutzern einen sogenannten **Linkresolver** an, mit dem man in Artikeldatenbanken direkt zum Volltext verlinkt wird. Sie erkennen diesen an einem speziellen Button, der erscheint, nachdem Sie ein Paper in PubMed gefunden haben. Wenn Sie diesen Button anklicken, wird Ihnen angezeigt, ob das Paper online zugänglich ist. Dann können Sie kostenlos auf den Volltext zugreifen und sich diesen ausdrucken (bei lizensierten Zeitschriften von außerhalb des Campus mit Authentifizierung). Bequemer geht's nicht! Falls das Paper nicht online zugänglich ist, sollten Sie sich über den Online-Katalog informieren, ob das betreffende Journal in gedruckter Form in Ihrer Bibliothek verfügbar ist und sich dann zur Bibliothek bemühen (s. u.). Notfalls müssen Sie das Paper über Fernleihe bestellen.
- **Online über Google Scholar:** Man kann auch die Google-Suchmaschine zu Hilfe nehmen, um Referenzen im Internet zu suchen. Sie können auch hier einen Linkresolver nutzen, falls dieser von Ihrer Bibliothek eingerichtet wurde. Bei jedem Rechercheergebnis wird Ihnen zudem angezeigt, wie häufig das Paper zitiert wurde. Das funktioniert jedoch in der Regel nur dann, wenn man sich über die Homepage der jeweiligen Bibliothek in Google Scholar einloggt.
- **Direkt in der Bibliothek:** Meist stehen nur noch einige ältere Zeitschriftenjahrgänge ausschließlich gedruckt zur Verfügung. Notieren Sie sich in diesem Fall den Standort der Zeitschrift (diesen finden Sie im Online-Katalog Ihrer Bibliothek) und begeben Sie sich in die Bibliothek (oder die relevante Zweigstelle), wo Sie den Artikel dann suchen und kopieren oder scannen können.
- **Online-Bestellung:** Wenn Sie bei einer Online-Suche feststellen, dass das Paper nicht in elektronischer Form verfügbar ist, wird Ihnen häufig über einen Linkresolver der Link zu einem Bestellformular der Bibliothek zur Verfügung gestellt. Meist wird das Paper dann über Fernleihe (S. 90) bestellt.
- **Literaturlieferdienst:** Für Zeitschriften, die nicht in elektronischer Form vorliegen, bieten einige Universitätsbibliotheken ihren Benutzern (allerdings teilweise nur den wissenschaftlichen Mitarbeitern) einen speziellen Dienst: die Lieferung von eingescannten Printbeständen per E-Mail. Erkundigen Sie sich, ob es an Ihrer Bibliothek einen ähnlichen Service gibt, und ob Sie diesen als Student oder Doktorand nutzen können! Wenn dieser Service nur wissenschaftlichen Mitarbeitern zur Verfügung steht, kann Ihnen eventuell Ihr Betreuer behilflich sein!

Darüber hinaus haben Sie noch andere Möglichkeiten, ein Paper zu besorgen:
- **Elektronische Zeitschriftenbibliothek:** Über die Zeitschriften, die die elektronische Zeitschriftenbibliothek der Universität Regensburg (ezb.uni-regensburg.de/ezeit) anbietet, können Sie kostenfrei eine Vielzahl von Fachzeitschriften des je-

weiligen Wissenschaftsgebiets direkt einsehen. Jede Bibliothek hat eine eigene EZB-Benutzeroberfläche und spezielle Lizenzen. Für Sie frei zugängliche Volltextzugänge sind mit einem grünen Punkt markiert, während die Zeitschriftentitel, die eine Identifikation des Nutzers bei Zugriffen von außerhalb des Campusnetzes erfordern, mit einem gelben oder gelb-roten Punkt gekennzeichnet sind. Es gilt also die Farbenregelung der Verkehrsampel. Versuchen sollte man es aber bei jeder Farbe!

- **Open-Access-Journals:** Es gibt mehr als 2 000 medizinische Peer-reviewed-Journals, die ihre Artikel für jedermann kostenlos zur Verfügung stellen. Eine Auflistung findet man über die Internet-Adresse doaj.org (directory of open access journals). „Peer-reviewed" bedeutet, dass ein Paper einen Begutachterprozess durchläuft, ehe es publiziert wird. Diese allgemein zugänglichen Zeitschriften haben demnach ein durchaus ansehnliches Niveau und mitunter – da viele Wissenschaftler auf einfachem und bequemen Weg auf diese Artikel zugreifen können – einen beachtlichen Impact Factor (S. 95).
- **PubMed Central (PMC):** Wenn Sie mit PubMed arbeiten, stoßen Sie teilweise auf Links zu PMC. PMC ist ein digitales Archiv der US-amerikanischen National Institutes of Health (NIH), auf dem Verlage ihr elektronisches Archiv frei zugänglich machen können (www.pubmed.gov). Während Sie als Nutzer in PubMed die Literaturnachweise finden, haben Sie über PubMed Central Zugriff auf die Volltexte der Papers (allerdings teilweise mit 12–18 Monaten Verzögerung).
- **Auswärtiger Dokumentlieferdienst:** Sie können auch bei einem auswärtigen Dokumentlieferdienst bestellen (Adressen finden Sie im nächsten Kapitel). Diese Möglichkeit bietet sich insbesondere dann an, wenn Sie ein Dokument über Fernleihe bestellen müssen. Es ist auch möglich (und sehr bequem), während einer Recherche bei einem der Datenbankanbieter, wie DIMDI (Deutsches Institut für Dokumentation und Information in Köln) oder NCBI, d. h. National Center for Biotechnical Information (S. 94), Zeitschriftenartikel online nach Registrierung zu bestellen. Dieses Verfahren ist zwar komfortabel und schnell – aber immer mit Kosten in unterschiedlicher Höhe verbunden.

6.2.5 Fernleihen und Lieferdienste

Die Fernleihe ist ein Service Ihrer Bibliothek, mit dem Bücher oder Zeitschriftenartikel, die vor Ort nicht vorhanden sind, von auswärtigen Bibliotheken beschafft werden. Der zuständige Mitarbeiter Ihrer Bibliothek wird sich bemühen, Ihnen das gewünschte Werk so schnell wie möglich zu besorgen. In besonderen Fällen kann die Lieferfrist jedoch einige Wochen betragen. Über den Eingang Ihrer Bestellung werden Sie informiert. Aus urheberrechtlichen Gründen werden Zeitschriftenartikel seit einigen Jahren nur noch ausgedruckt bereitgestellt. Dazu muss man freilich über einen Benutzerausweis der Bibliothek verfügen.

Sie können auch unabhängig von Ihrer Bibliothek bei einem auswärtigen Lieferdienst online bestellen. Diese Möglichkeit ist vor allem für Doktoranden interessant, die selten an ihrer Universität oder Klinik verkehren. Zeitschriftenaufsätze liefert die **Deutsche Zentralbibliothek für Medizin** in Köln (Bestellung nach Registrierung über das Suchportal MEDPILOT, www.medpilot.de). Diese Zentralbibliothek existiert seit mehr als 40 Jahren. Im Jahre 2014 wurde sie ins „Leibniz-Informationszentrum Lebenswissenschaften" integriert und in eine Stiftung des Öffentlichen Rechts umgewandelt. Als ein zentraler Serviceprovider bietet Ihnen ZB MED folgende Möglichkeiten:

- Sie können bei diesem System nach Zeitschriftentiteln recherchieren.
- Sie können ferner wählen, ob Ihr Artikel konventionell per Post oder Fax oder auf elektronischem Weg (falls rechtlich erlaubt) gesendet werden soll.
- Die Bearbeitungszeit beträgt höchstens 3 Werktage für den Normaldienst.
- Bei Dokumenten, die im Eildienst bestellt werden, wird eine Bearbeitungszeit von höchstens einem Tag zugesichert (wobei eventuell noch die Versandzeit mit der Post hinzuzurechnen ist).

Weitere Einzelheiten erfahren Sie über die Informationsseiten der Zentralbibliothek im Internet (www.zbmed.de).

Ebenso komfortabel bedient Sie der kostenpflichtige Dokumentlieferdienst **Subito** (www.subito-doc.de), über den Sie Zeitschriftenartikel und auch Bücher bestellen können. Subito ist eine länderübergreifende, kooperative Dienstleistung einiger großer Bibliotheken, die als Lieferbibliotheken fungieren (u. a. die Deutsche Zentralbibliothek

für Medizin in Köln [s. o.], die für Mediziner am interessantesten sein dürfte):
- Artikel aus Fachzeitschriften werden innerhalb von 3 Werktagen elektronisch versandt,
- Eilbestellungen benötigen einen Werktag.
- Bücher werden nur per Post verschickt; die Leihfrist beträgt 4 Wochen.

Auf der Homepage von Subito stehen Ihnen detaillierte Informationen bezüglich Registrierung, Dokumentlieferung und Preisen zur Verfügung.

Diese Dienste sind kostenpflichtig und teurer als die konventionelle Fernleihe über Ihre Bibliothek. Aber in Anbetracht der Tatsachen, dass man selbstständig nach Herzenslust recherchieren und bestellen kann und nur wenige Tage auf Dokumente warten muss, sind sie durchaus preiswert.

> **Merke**
>
> Für eine Bestellung wird der genaue Zeitschriftentitel benötigt.

Bei Zitaten sind diese Titel jedoch fast immer abgekürzt. Mit ein wenig Spürsinn kann man den vollständigen Titel erraten; sicherer ist es, ihn über ein Abkürzungsverzeichnis zu verifizieren. Dafür können Sie auf die PubMed Journals Database von NCBI (S. 93) zugreifen oder die Zeitschriftendatenbank http://dispatch.opac.d-nb.de nutzen.

Schließlich seien noch einige Internet-Adressen genannt, über die Sie recherchieren und teilweise auch Dokumente bestellen können. Der **Karlsruher Virtuelle Katalog** (www.ubka.uni-karlsruhe.de/kvk.html) ist ein Dienst der Universitätsbibliothek Karlsruhe zum Nachweis von 75 Millionen Büchern und Zeitschriften weltweit. Nützliche Adressen sind ferner das bereits erwähnte Suchportal MEDPILOT (www.medpilot.de) und der Katalog der **Deutschen Nationalbibliothek** in Frankfurt (www.dnb.de). Über diese Online-Kataloge findet man so gut wie alle medizinisch relevanten Bücher und Zeitschriften, auch solche mit älterem Erscheinungsjahr, sowie seltene Monografien und Habilitationsschriften.

6.3 Recherchieren, lesen und ordnen

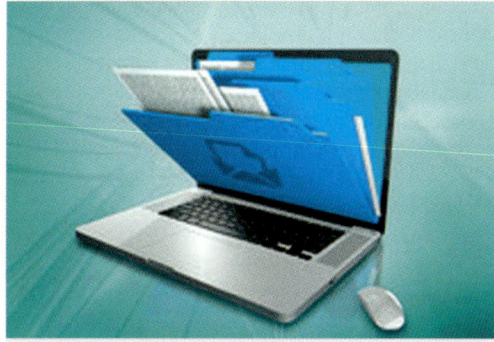

Abb. 6.3 Recherchieren und ordnen.
(© flydragon/Fotolia.com)

6.3.1 Klassisch recherchieren

Die ersten Papers, die Sie lesen, erhalten Sie in der Regel von Ihrem Betreuer. Im weiteren Verlauf der Arbeit müssen Sie selbst nach geeigneter Literatur suchen. Wie findet man diese?
- **Literaturverzeichnisse in vorhandenen Papers:** Jedes Paper nimmt Bezug auf frühere Publikationen und listet am Ende die entsprechenden Literaturangaben auf. Auf diese Weise stoßen Sie nach dem „Schneeballsystem" auf weitere interessante Papers zu Ihrem Thema, die aber naturgemäß älteren Datums sind. Es ist daher sinnvoll, mit einem aktuellen Paper in das Literaturstudium einzusteigen. Freilich ist es weder erforderlich noch ratsam, sich alle Papers zu besorgen, die in einem Literaturverzeichnis aufgelistet sind (deren Anzahl würde dann sehr schnell ins Unermessliche steigen). Markieren Sie sich beim Lesen eines Papers 1 bis maximal 3 Literaturangaben, die Sie wirklich interessieren – sonst verlieren Sie allzu leicht den Überblick! Nützlich kann bei deren Wahl auch der Impact Factor (S. 95) sein, der als Maß für den Bekanntheitsgrad eines Journals dienen kann.
- **Leitlinien:** Besonders in der Anfangsphase mögen aktuelle Leitlinien, die von medizinischen Fachgesellschaften herausgegeben werden, von Nutzen sein. Diese sind zugänglich über das Netzwerk AWMF (Arbeitsgemeinschaften der Medizinischen Fachgesellschaften) unter der Adresse http://www.awmf.org/. Damit kann man

sich ein gutes Fundament verschaffen, um den Inhalt spezieller Papers zu verstehen.
- **Papers aus Ihrer Institution:** Darüber hinaus ist es empfehlenswert, nach relevanten Papers zu suchen, deren Autoren der Klinik oder dem Institut angehör(t)en, in dem Sie Ihre Arbeit anfertigen. Früher oder später wird man von Ihnen erwarten, dass Sie diese Papers kennen. Sie erhalten dadurch mitunter sehr wertvolle Informationen, da anzunehmen ist, dass die beschriebenen Forschungsbereiche denen Ihrer Doktorarbeit zumindest teilweise ähneln. Bei Verständnisschwierigkeiten finden Sie leicht einen Ansprechpartner (oder gar einen Koautor), mit dem Sie die Inhalte dieser Papers diskutieren können.
- **Review:** Um einen umfassenden Überblick über die Literatur zu erhalten, sollten Sie in der Anfangsphase Ihrer Arbeit auch ein sog. **Review** lesen. Dies sind ausführliche Übersichtsarbeiten in Zeitschriften; sie enthalten naturgemäß zahlreiche Literaturzitate.

Nachdem Sie einige Papers und eventuell ein Review gelesen haben, sollten Sie eine **Literaturrecherche** durchführen. Bis vor einigen Jahren standen hierfür hauptsächlich der Index Medicus und der Science Citation Index in gedruckter Form zur Verfügung. Diese Systeme sind heute veraltet (der Druck wurde im Jahr 2004 gänzlich eingestellt); sie werden – entsprechend ihrer Entstehungsgeschichte – in diesem Abschnitt vor den modernen Online-Suchtechniken vorgestellt.

Den **Index Medicus** gibt es seit dem Jahre 1878. Früher bestand er aus einem gedruckten Schlagwort- und einem Autorenverzeichnis. Diese Verzeichnisse waren jahrgangsweise in dicken Bänden zusammengefasst und beanspruchten etliche Meter an Platz in den Bibliotheksregalen. Im Autorenverzeichnis waren alle Erst- und Koautoren mit den dazugehörenden Literaturangaben aufgelistet. Das Schlagwortverzeichnis enthielt Zitate mit dem Erstautor und allen bibliografischen Angaben. Die Schlagwörter (thematische Begriffe) wurden (und werden noch heute) von der **National Library of Medicine (NLM)** in Bethesda, Maryland (USA) vergeben und sind im MeSH-Katalog (MeSH = Medical Subject Heading) aufgelistet. Dieser Katalog (der bis heute weitergeführt wird) enthält einen kontrollierten Satz von mittlerweile mehr als 25 000 Schlagwörtern, die hierarchisch gegliedert sind. Die MeSH-Database ist über die bibliografische Datenbank www.ncbi.nlm.nih.gov/mesh einsehbar.

Die MeSH-Terms eignen sich besonders gut, um eine Recherche nach relevanter Literatur zu Ihrem Thema durchzuführen.

Der **Science Citation Index** war gänzlich anders angelegt. Dort fand man, ausgehend von einem bestimmten Paper, die Publikationen, die dieses Paper zitierten. Damit ließen sich jüngere Arbeiten zu einem Thema finden.

Schließlich seien noch die **Current Contents** (CC) erwähnt (die akutell sowohl als Online-Datenbank als auch als Printversion verfügbar sind). Die Printversionen des Current Contents werden wöchentlich vom Institute for Scientific Information (ISI) in Philadelphia (USA) herausgegeben. Sie enthalten die Inhaltsverzeichnisse wichtiger internationaler Zeitschriften und schließen die Lücke bis zum jeweils aktuellen Datum. Dadurch ist es möglich, an die allerneuesten Publikationen heranzukommen. Für experimentelle Arbeiten dürfte der CC/Life Sciences am interessantesten sein; er enthält Zitate aus dem Bereich der Medizin und deren Randgebiete. Der CC/Clinical Medicine enthält klinisch orientierte Zeitschriften.

6.3.2 Online recherchieren

Die Recherchen in den gedruckten Verzeichnissen waren mühsam, zeitaufwendig und unkomfortabel. Diese Zeiten sind vorbei! Aus Platzgründen wurde der Index Medicus in gedruckter Form – für die Benutzer nicht zugänglich – in die Magazine verbannt.

▶ **Datenbank MEDLINE.** Seit etlichen Jahren gibt es wesentlich bequemere Möglichkeiten zur Literaturrecherche: Der Index Medicus existiert mittlerweile als Datenbank. Ihr Name ist **MEDLINE**; sie wird ebenfalls von der National Library of Medicine (NLM) erstellt und ist frei zugänglich. Zugriffsmöglichkeiten bieten u. a. das DIMDI über www.dimdi.de und das NCBI (National Center of Biotechnological Information) über www.pubmed.gov (oder www.ncbi.nlm.nih.gov/pubmed/). Sicherlich gibt es auf den Internet-Seiten Ihrer Bibliothek einen direkten Zugriff auf die Literaturdatenbank PubMed, sodass Sie die Verbindung mit einem Mausklick herstellen können. Zusätzlich zum verschlagworteten MEDLINE-Teil sind in PubMed auch Publikationen „as supplied by publisher" und „in process" auffindbar.

▶ **Meta-Datenbank PubMed.** PubMed umfasst mehrere Datenbanken (u. a. Medline und PubMed Central) und enthält mehr als 24 Millionen Dokumente von über 5 000 internationalen Zeitschriften aus allen Bereichen der Medizin und ihrer Randgebiete (auch Zahnmedizin, Veterinärmedizin, Psychologie und Gesundheitswesen). Der Zeitraum der Veröffentlichungen erstreckt sich vom Jahr 1946 bis heute. An ältere Publikationen, die vor 1946 erschienen sind, kommt man allerdings nur über den gedruckten Index Medicus heran. Wenn Sie in Ihrer Arbeit eine historische Entwicklung aufzeigen oder über ein Thema aus der Geschichte der Medizin promovieren, müssen Sie auch heute noch diese altertümliche Form der Literaturrecherche praktizieren.

Die Online-Recherche in PubMed hat gegenüber der herkömmlichen Recherchemethode gravierende Vorteile:

- Sie können nicht nur nach Schlagwörtern und Autoren suchen, sondern auch nach **Phrasen**. Eine Phrase besteht aus mehreren zusammenhängenden Wörtern, die im Titel oder im Abstract eines Papers erscheinen. Diese Suchstrategie ist insbesondere dann interessant, wenn Arbeiten zu einem neuen Thema erscheinen, ehe von der NLM ein passendes Schlagwort vergeben worden ist. Außerdem kann man nach diversen anderen Kriterien suchen (z. B. Erscheinungsjahr, Sprache der Veröffentlichung, Name der Zeitschrift). Relevante Schlagwörter finden Sie in den Papers, die Sie bereits gelesen haben.
- Sie können mehrere Suchkriterien kombinieren mit den Begriffen AND, OR und NOT (Boole-Algebra).
  - Wenn Sie beispielsweise nach Papers suchen, die von den Autoren „Schmittner M" AND „Weiss C" publiziert wurden, erhalten Sie die Papers, in denen *beide* Namen in der Autorenliste aufgeführt sind.
  - Wenn Sie dagegen nach den Autoren „Schmittner M" OR „Weiss C" suchen, werden Sie wesentlich mehr Papers finden – nämlich alle, bei denen mindestens einer der genannten Autoren beteiligt war; dies beinhaltet freilich auch die Papers, an denen beide Autoren mitgewirkt haben.
  - Mit der Autorensuche „Schmittner M" NOT „Weiss C" finden Sie Publikationen des Autors Schmittner, die er ohne die Autorin Weiß erstellt hat.
- Für Online-Recherchen hat sich das sogenannte **PICO**-Schema bewährt. Diese Buchstaben stehen für **P**opulation (**P**atienten oder **P**roblem), **I**ntervention (diagnostische oder therapeutische Methode), **C**omparison (oder **C**ontrol) und **O**utcome (Zielgröße). Überlegen Sie anhand dieser Begriffe *vor* einer Recherche, nach welchen Schlagwörtern Sie suchen möchten und verknüpfen Sie diese dann mit den Bool'schen Operatoren in geeigneter Weise.
- Auch zusätzliche Features wie die Speicherung früherer Suchanfragen und ggf. die Verknüpfung von Recherchen sind einfach durchzuführen. Sie können über die Funktion „My NCBI" Ihre Suchanfrage speichern und diese als sog. **Alert-Dienst** immer wieder über Ihre Datenbank laufen lassen – die Ergebnisse werden Ihnen nach einem von Ihnen festzulegenden Zeitintervall (z. B. 4 Wochen) an Ihre E-Mail-Adresse geschickt.
- Die Datenbank wird täglich aktualisiert; auch neueste Publikationen sind (allerdings anfangs ohne Schlagwörter) in PubMed enthalten.
- Fast 80 % aller Dokumente enthalten ein Abstract (bei älteren Dokumenten aus den 1970er Jahren ist der Anteil etwas geringer).
- Sie können sich die Zitate direkt auf die Festplatte Ihres PCs laden und dann in Ihrer persönlichen Literaturdatenbank (S. 96) abspeichern.
- Wertvolle Tipps zur Literatursuche finden Sie unter www.pubmed.de/literatursuche/.

Nun gibt es auch medizinische Fachzeitschriften, die *nicht* in PubMed enthalten sind. Es lohnt sich deshalb, über die Homepage Ihrer Bibliothek in Erfahrung zu bringen, auf welche sonstigen Datenbanken Sie direkt oder über einen Datenbankanbieter zugreifen können. An dieser Stelle seien genannt:

▶ **Datenbankanbieter DIMDI.** Das DIMDI bietet Zugang zu etwa 40 Datenbanken (Literatur-, Fakten- und Volltextdatenbanken) mit etwa 100 Millionen Dokumenten aus den Bereichen Human- und Veterinärmedizin, Bio- und Gentechnologie, Öffentliches Gesundheitswesen u. a. In etwa 15 Datenbanken (darunter MEDLINE) kann man kostenlos recherchieren. Es existieren Kurzbeschreibungen, über die Sie sich informieren können, welche Datenbanken für Ihre Belange interessant sind. Vorteilhaft sind

- das einheitliche Suchverfahren,
- die Möglichkeit der Simultan-Recherche in mehreren Datenbanken sowie
- die Duplikat-Eliminierungs-Funktion, mit der mehrfach gefundene Zitate eliminiert werden.

Eine wichtige DIMDI-Datenbank ist **SciSearch** – sie entspricht dem sog. „Science Citation Index" bzw. dem größten Teil der kostenpflichtigen Datenbank „Web of Science Core Collection", die ggf. von Ihrer Bibliothek lizensiert wurde. Quellen sind über 9 000 internationale Zeitschriften. Allerdings stellt DIMDI diese Datenbank nicht unentgeltlich zur Verfügung.

▶ **Datenbankanbieter NCBI.** Das NCBI bietet außer der Meta-Datenbank PubMed diverse Faktendatenbanken (Protein-, Nucleotid-, Genom- und andere Datenbanken) an. Sie können während einer PubMed-Recherche direkt dem Link zu einem relevanten Artikel zum selben Thema innerhalb von PubMed oder einer anderen NCBI-Datenbank folgen (related articles function). Sie können auch über www.ncbi.nlm.nih.gov/sites/gquery in allen Datenbanken suchen („all databases").

▶ **Datenbank Cochrane-Library.** Wichtig ist schließlich noch die lizenzpflichtige Datenbank Cochrane-Library, die von der Cochrane Collaboration erstellt wird. Dies ist ein internationales Netzwerk von Wissenschaftlern. Sie verfassen zu einem bestimmten Thema systematische Übersichtsarbeiten, in denen die Ergebnisse aller dafür relevanten klinischen Studien zusammengefasst dargestellt werden. Die Datenbank wird ständig aktualisiert. Ziel dieser Vereinigung ist es, die Entwicklung der Evidence-based Medicine zu fördern. Detaillierte Informationen erhalten Sie über das Internet unter der Adresse www.cochrane.de.

▶ **Kostenlose und kostenpflichtige Datenbanken.** Nicht auf alle Datenbanken kann man kostenlos zugreifen. Erkundigen Sie sich nach den Möglichkeiten, die Ihre Bibliothek bereithält. Selbstverständlich benötigen Sie für diese Dienste ebenfalls einen Benutzerausweis! Leider kann es sich nicht jede Uni leisten, ihren Studenten und Mitarbeitern kostenlosen Zugriff zu allen potenziell wichtigen Datenbanksystemen zu bieten. Als letzte Möglichkeit steht Ihnen offen, selbst einen Nutzungsvertrag (etwa mit DIMDI) abzuschließen.

6.3.3 Tipps für das Lesen von Papers

Nun ist es nicht damit getan, die Papers aus der Bibliothek oder über Fernleihe zu besorgen – schließlich müssen Sie diese auch lesen und entscheiden, ob und inwieweit die Ergebnisse für Ihre Arbeit relevant sind. Hier seien einige Tipps genannt, die Ihnen diese Aufgabe etwas erleichtern sollen:

- Sie müssen nicht in kurzer Zeit möglichst viel Stoff in sich aufnehmen. Denken Sie an die Worte des Konfuzius und lesen Sie mit Bedacht!
- Drucken Sie das Paper einseitig aus, damit Sie Platz für Notizen haben.
- Lesen Sie das **Abstract** (also die Zusammenfassung am Beginn) sehr sorgfältig und versuchen Sie, den Inhalt zu verstehen! Es enthält die wesentlichen Ergebnisse und Schlussfolgerungen des Papers. Manchmal verspricht der Titel eines Papers mehr, als die Arbeit enthält – dann braucht man nach dem Abstract gar nicht mehr weiterzulesen.
- Danach ist es sinnvoll, sich mit der **Einleitung** zu befassen, um Näheres über die Motivation und das Ziel der vorliegenden Untersuchung zu erfahren. Dieser Teil liest sich normalerweise recht leicht. Dann sollten Sie den **Ergebnisteil** studieren, um nachzuvollziehen, ob damit der Inhalt des Abstracts bestätigt wird.
- Seien Sie kritisch beim Lesen der **Diskussion**! Einige Autoren unterliegen allzu menschlichen Schwächen und interpretieren ihre Ergebnisse nach ihren persönlichen Wunschvorstellungen. Geradezu unseriös erscheint es, wenn ein Autor schreibt: „Mit unseren Untersuchungen haben wir endgültig geklärt" oder gar: „bewiesen, dass...". Ein Mathematiker darf sich so ausdrücken – ein Mediziner kann aber nichts beweisen, sondern nur Hypothesen aufstellen und diese empirisch absichern.
- Die Angaben im Teil **Material und Methoden** sollten Sie ebenfalls kritisch unter die Lupe nehmen, um herauszufinden, ob und inwieweit Sie die Ergebnisse dieses Papers mit Ihren eigenen vergleichen können. Allerdings müssen Sie die beschriebenen Methoden nicht bis ins kleinste Detail beherrschen. Sie sollten sich nicht an einem Paper festbeißen!
- **Markieren** Sie beim Lesen Stellen, die Ihnen wichtig oder interessant erscheinen. Verwenden Sie dafür Buchstaben oder einfache Symbole, etwa
  - ein Z („dies könnte man eventuell in der Arbeit zitieren"),
  - IA („interessanter Aspekt"),
  - W („Widerspruch zu eigenen Untersuchungen"),

- ein Fragezeichen („unklar" oder „nicht verstanden");
- eigene Gedanken und Notizen können Sie am Rand oder auf der gegenüberliegenden Leerseite festhalten.
- **Textmarker** sollten Sie eher sparsam verwenden! Freilich kann man je nach Vorlieben wesentliche Aussagen eines Papers optisch hervorheben. Sie sollten allerdings darauf achten, dass Sie nicht wahllos jede Passage, die Ihnen beim ersten Lesen wichtig oder seltsam erscheint, sofort markieren. Es ist nicht gewinnbringend und in keiner Weise informativ, wenn nach der Lektüre das gesamte Paper schön bunt ist. Außerdem besteht die Gefahr, dass die zunächst leuchtenden Farben verblassen. Spätestens dann ist kaum noch nachvollziehbar, warum welche Stelle markiert wurde.
- Achten Sie auf die **Literaturzitate**. Wenn wichtige Aussagen durch ein Zitat belegt werden, überprüfen Sie dies! Notfalls müssten Sie sich das entsprechende Dokument besorgen.
- **Nachdem Sie das Paper gelesen haben:** Notieren Sie sich die wichtigsten Kernaussagen zusammen mit Überlegungen, ob und an welcher Stelle sie es in Ihrer Arbeit zitieren möchten – am besten auf einer leeren Seite des Papers, das man deshalb (siehe oben) einseitig ausdrucken sollte. Man kann zu diesem Zweck auch Post-its auf das Paper kleben (muss dann aber aufpassen, dass sie sich nicht lösen) oder die Notizen in seine persönliche Literaturdatenbank (S. 96) eingeben. Das klingt zunächst nach sehr viel Arbeit! Aber diese macht sich spätestens in der Schreibphase bezahlt. Durch das Erstellen einer eigenen, knappen Zusammenfassung erfassen Sie intensiver den Inhalt eines Papers und finden sich später, wenn Sie Ihre gelesenen Papers zitieren möchten, wesentlich schneller zurecht.

Das Durcharbeiten der ersten Papers gestaltet sich mitunter recht mühsam. Sie werden aber merken, dass Ihnen das Lesen bald leichter fällt, da sich nach kurzer Zeit eine gewisse Routine einstellt. Freuen Sie sich, dass Ihnen die Dissertation die Möglichkeit zu einem ausgiebigen Literaturstudium gibt. Später – wenn Sie beruflich stark angespannt sind – wünschen Sie sich vielleicht mehr Zeit zum Lesen.

6.3.4 Wie trennt man die Spreu vom Weizen?

Wenn Sie eine **Datenbank-Recherche** durchführen, werden Sie häufig eine schier unübersehbare Anzahl von Literaturangaben erhalten. Sie machen sich unglaubwürdig, wenn Sie in Ihrer Arbeit wahllos alles zitieren, was Sie in diversen Datenbanken gefunden haben – kein Mensch würde Ihnen glauben, dass Sie das alles gelesen haben. Sie sollten auch nicht aus Bequemlichkeit Zitate aus anderen Publikationen unbesehen übernehmen. Es ist gar nicht so selten, dass man beim Lesen der Originalliteratur erstaunt feststellt, dass diese in einem falschen Zusammenhang zitiert worden ist. Glauben Sie also nicht alles, was Sie schwarz auf weiß sehen!

Wie trennt man nun die Spreu vom Weizen? Um die Qualität einer Publikation beurteilen zu können, müsste man diese eigentlich komplett lesen. Diese Forderung erscheint jedoch in Anbetracht der Fülle der wissenschaftlichen Veröffentlichungen zu einem bestimmten Thema und der Zeit, die einem Doktoranden zu Verfügung steht, etwas unrealistisch zu sein. Deshalb seien einige **Kriterien zur Orientierung** genannt:

- Der **Impact Factor** ist ein Maß dafür, wie häufig die Artikel einer bestimmten Zeitschrift innerhalb eines bestimmten Jahres durchschnittlich zitiert werden. Er wird verwendet zur Bewertung der Qualität von Zeitschriften und auch zur Entscheidungshilfe für Wissenschaftler, die ein Paper in einer angesehenen Zeitschrift publizieren wollen. Die Auswertung erscheint jährlich in den **Journal Citation Reports (JCR)**. Je höher der Impact Factor, desto besser ist die jeweilige Zeitschrift angesehen. Allerdings muss kritisch hinzugefügt werden, dass der Impact Factor nicht das einzige Kriterium sein sollte, nach dem die Qualität eines Papers beurteilt wird. Letztlich quantifiziert er lediglich die Güte einer Zeitschrift und nicht die eines einzelnen Papers. Viele Bibliotheken bieten in ihrem Internet-Portal einen Link zu JCR, in der die aktuellen Impact Factors einsehbar sind.
Die Summe der Impact Factor Points, die sich aus den Publikationen eines Wissenschaftlers ergibt, wird häufig als Maß für dessen Qualifikation herangezogen.
- Neben dieser nicht unumstrittenen Messlatte sei noch die im Jahre 2005 von dem amerikanischen Physiker J. E. Hirsch erdachte Methode zur Beur-

teilung der Qualität einzelner Wissenschaftler genannt: der **Hirsch-Faktor** (oder **Hirsch-Index**). Dabei handelt es sich um eine ganze Zahl mit folgender Bedeutung: Ein Hirsch-Faktor von z. B. 20 besagt, dass der betreffende Wissenschaftler 20 Publikationen vorweisen kann, die *mindestens* 20-Mal zitiert wurden. Wissenschaftler, die am Beginn ihrer Karriere stehen, haben selbst mit herausragenden Publikationen keine Chance auf einen hohen Hirsch-Faktor. Dieses bibliometrische Maß mag geeignet sein, einen Wissenschaftler am Ende seiner Karriere zu beurteilen – es ist jedoch nur sehr eingeschränkt anwendbar, um die Güte eines Papers zu quantifizieren. Außerdem sind die Hirsch-Faktoren nicht veröffentlicht; sie können allenfalls mithilfe der Datenbank Web of Science für einzelne Wissenschaftler ermittelt werden.

Einige zusätzliche Punkte seien genannt, auf die man achten sollte:
- Sie können die Suche bei Datenbank-Recherchen eingrenzen, indem Sie nur nach bestimmten Sprachen suchen (etwa Englisch und Deutsch). Sie sollten sich hüten, Artikel zu zitieren, die in einer Sprache geschrieben sind, die Sie nicht beherrschen (zumindest sollte dann ein englisches Abstract vorhanden sein). Dies ist normalerweise auch nicht nötig – denn wichtige Papers erscheinen fast ausnahmslos in englischer Sprache. Nur bei Arbeiten, die spezifische Themen eines bestimmten Landes behandeln, müssen Sie eventuell auch Literatur in einer anderen Sprache lesen.
- Lesen Sie die Abstracts, soweit sie verfügbar sind, und entscheiden Sie dann, ob es sich lohnt, das Paper zu besorgen.
- Überprüfen Sie anhand der Ausführungen im Teil „Material und Methoden", ob die analysierten Merkmale klinisch oder wissenschaftlich relevant sind und ob die verwendeten statistischen Methoden adäquat sind. Publikationen, bei denen signifikante Ergebnisse mit unsauberen Mitteln quasi gewaltsam herbeigeführt wurden, sind es nicht wert, zitiert zu werden.
- Lesen und zitieren Sie aber in jedem Fall alle relevanten Papers Ihres Betreuers und Ihres Doktorvaters.

6.3.5 Die persönliche Literaturdatenbank

Gewöhnen Sie sich an, alle Papers nach einer bestimmten Systematik sorgsam abzuheften, damit sie jederzeit greifbar sind. Außerdem sollten Sie sie in Ihrer persönlichen Literaturdatenbank speichern.

Wie legt man eine solche Datenbank an? Auch hier gibt es einen konventionellen und einen modernen Weg. Die althergebrachte Methode besteht darin, dass man sich auf einer Karteikarte im Format DIN A5 das vollständige Literaturzitat mit allen bibliografischen Angaben handschriftlich vermerkt. Alternativ dazu kann man das Zitat, wenn es in gedruckter Form verfügbar ist – zusammen mit dem Abstract (falls vorhanden) – aufkleben. Bewahren Sie die Karten in einer passenden Box auf und ordnen Sie sie dort – am besten in alphabetischer Reihenfolge des Nachnamens des Erstautors. So können Sie schnell auf ein bestimmtes Paper (genauer: auf die entsprechende Karteikarte) zugreifen.

Weit mehr Möglichkeiten bieten **Literaturverwaltungsprogramme** für den PC oder als Online-Version (▶ Tab. 6.1). Die bekanntesten Software-Produkte sind **EndNote, Citavi** und **Reference Manager**. Wenn Sie Glück haben, verfügen Sie über einen Rechner in Ihrem Institut oder Ihrer Klinik mit einem Literaturverwaltungsprogramm. Eine neuere Entwicklung an Universitäten ermöglicht ihren Doktoranden, für den Zeitraum der Dissertation eine Lizenz für die Installation eines Lite-

Tab. 6.1 Möglichkeiten eines Literaturverwaltungsprogramms (LVP)

Vorteile	Nachteile
Recherche nach Schlagwörtern, Autoren, Erscheinungsjahr etc. innerhalb des LVP ist möglich.	Der Erwerb der Software ist in der Regel kostenpflichtig
Der Import Ihrer Suchergebnisse aus Datenbanken ist möglich.	Man muss hinreichend viel Zeit investieren, um den effizienten Umgang mit dieser Software zu erlernen.
Das Anlegen des Literaturverzeichnisses und das korrekte Zitieren innerhalb des laufenden Textes erfolgen nach Ihren Vorgaben automatisch.	

raturverwaltungsprogramms zu bekommen – erkundigen Sie sich danach bei Ihrer Bibliothek. Ansonsten sollten Sie sich überlegen, die Software käuflich zu erwerben. Wenn Sie vorhaben, auch nach Abschluss Ihrer Doktorarbeit Papers zu schreiben, lohnt sich die Investition! Sie sollten sich dann auch die Zeit nehmen, um den Umgang mit diesem Softwareprodukt zu erlernen.

6.4 Weitere Dienste des Internets

▶ **Allgemeine Informationen.** Der Siegeszug des Internets begann im Jahre 1991, als der Brite Tim Berners-Lee, der damals als Informatiker am CERN (dem Institut für Teilchenphysik in Genf) arbeitete, das WWW (**World Wide Web**) erfand. Jeder Rechner – aus dem wissenschaftlichen oder privaten Bereich – kann daran partizipieren. Das amerikanische Unternehmen InterNIC (NIC = Network Information Center) mit nationalen Filialen in vielen Ländern sorgt dafür, dass jeder Rechner im Internet einen eindeutigen Namen erhält und weltweit identifizierbar ist.

Das WWW ist heute der mit Abstand am häufigsten benutzte Dienst des Internets. Eine besondere Anwendungsmöglichkeit stellen die **Hyperlinks** dar – das sind Querverweise, die es ermöglichen, sich per Mausklick von einem WWW-Dokument zu einem anderen zu verbinden.

Die **URL** (Uniform Resource Locator) ist die eindeutige Adresse einer Internet-Ressource. Sie können in Ihrem Browser eine beliebige URL eingeben und damit einen anderen Rechner im Internet anwählen. Eine URL setzt sich aus mehreren Teilen zusammen, etwa: http://www.uni-heidelberg.de. Der erste Teil *http* steht für „Hyper Text Transfer Protocol" und bezeichnet das Übertragungsprotokoll. An der Abkürzung *www* ist erkennbar, dass es sich um einen Rechner des World Wide Web handelt. Danach folgen der Name der entsprechenden Einrichtung (also hier: uni-heidelberg) und schließlich das Kürzel *de*, das besagt, dass der Rechner in Deutschland steht. Wenn Sie diese URL in Ihren Browser eingeben, gelangen Sie zur **Homepage** der Universität Heidelberg, über die Sie mithilfe von Hyperlinks zu weiteren Universitätseinrichtungen (Fakultäten, Institute, Verwaltung, Bibliothek, Rechenzentrum etc.) gelangen.

▶ **Suchmaschinen.** Neben speziellen Datenbanken (S. 92) lassen sich mit **Suchmaschinen** (engl.: Search Engines) schnell und leicht Informationen unterschiedlichster Art finden. Die mächtigste und marktbeherrschende Suchmaschine ist Google (daneben gibt es u. a. noch Yahoo, Bing und WebCrawler). 1998 wurde das US-amerikanische Unternehmen Google Inc. gegründet; mittlerweile laufen in Deutschland mehr als 90 % und weltweit etwa 70 % aller Suchanfragen über diese Suchmaschine. Eine der wichtigsten Google-Suchmaschinenfunktionen ist die Volltextsuche: Nach Eingabe eines Suchbegriffs werden Dateien u. a. im HTML- und im PDF-Format durchsucht. Apropos HTML: Dies ist die Abkürzung für „Hyper Text Markup Language". HTML ist eine Auszeichnungssprache, die hauptsächlich zum Erstellen von WWW-Seiten benutzt wird. Der Browser kennt die HTML-Befehle, löst sie auf und stellt dann die entsprechende Seite am Bildschirm dar.

Außerdem finden sich im Internet eine Vielzahl von PDF-Dateien (Portable Document Format). Bei Zeitschriftenartikeln, die man über das Internet beziehen kann, handelt es sich meist um HTML-Seiten, die sich per Auswahlbutton auch als PDF-Files darstellen lassen. Dieses Dateiformat sollte man immer wählen, wenn man das Paper in guter Qualität ausdrucken möchte – die Darstellung der Grafiken und Bilder sowie die Zeilenumbrüche erfolgen unter Verwendung des PDF-Formats in bestmöglicher Form. Sie können eine Internet-Datei auf die Festplatte Ihres PCs kopieren; diesen Vorgang bezeichnet man als **Download**. Eine HTML-Datei lesen Sie mit dem Browser; zum Lesen einer PDF-Datei benötigen Sie eine spezielle Software auf Ihrem PC – den **Adobe Acrobat Reader**. Dieses Programm ist kostenlos erhältlich; nähere Informationen finden Sie unter www.adobe.de.

▶ **Konkrete Suche.** Wie funktioniert eine Suche nun konkret? Es gibt bezüglich der Eingabe der Suchbegriffe einige Regeln, die bei den einzelnen Suchmaschinen zwar etwas unterschiedlich sind, aber im Großen und Ganzen doch sehr ähnlich und leicht zu merken sind. Stellen Sie sich bitte vor, Sie möchten mittels der Suchmaschine Google Informationen über den Koautor dieses Buches, Herrn Axel W. Bauer, einholen:
- Wenn Sie nur das Wort *Bauer* eingeben, werden Ihnen Dokumente aufgelistet, die dieses Wort enthalten. Dies werden sehr viele mit unter-

schiedlichstem Inhalt sein – die wenigsten werden sich auf Axel W. Bauer beziehen.
- Wenn Sie stattdessen *Axel Bauer* (ODER-Operator) eingeben, erhalten Sie noch mehr Dokumente – nämlich alle, die die beiden Wörter *Axel* und *Bauer* enthalten (wobei diese nicht nebeneinander stehen müssen) und außerdem Dokumente, in denen nur eines der Wörter *Axel* oder *Bauer* vorkommt. Dies ist die sogenannte Freitextsuche.
- Sie können Ihre Suche präzisieren, indem Sie +*Axel* +*Bauer* eingeben (UND-Operator). Damit finden Sie Treffer, die sowohl *Axel* als auch *Bauer* enthalten.
- Sie präzisieren noch mehr, wenn Sie nach „*Axel W. Bauer*" suchen (wichtig sind die Anführungsstriche; es handelt sich um eine Phrasensuche). Dann erhalten Sie nur Dokumente, die diese Wörter in der angegebenen Reihenfolge enthalten.
- Die Eingabe *Axel* –*Bauer* (NICHT-Operator) würde dazu führen, dass Sie Ergebnisse erhalten, die zwar das Wort *Axel*, nicht aber den Begriff *Bauer* enthielten. Sie würden also über diverse Herren namens Axel, aber nichts über Axel Bauer erfahren.
- Schließlich sei noch der Platzhalter * erwähnt, der sehr nützlich sein kann. Wenn Sie beispielsweise *Bauer** eingeben, sucht die Maschine nach Dokumenten, die ein Wort enthalten, das mit *Bauer* beginnt und beliebig endet – also auch nach *Bauernhof* oder *Bauerlaubnis*.

▶ **Kommunikationsplattformen.** Ein wichtiger Dienst des Internets ist neben dem WWW die **E-Mail**. Weitere Möglichkeiten zur Kommunikation bieten soziale Netzwerke wie **Facebook** und **Twitter**. Für die Doktorarbeit sind diese Dienste jedoch nur sehr bedingt tauglich. Es ist weder notwendig noch sinnvoll, eine Vielzahl von Freunden, Kommilitonen und Verwandten via Internet über den Fortgang Ihrer Arbeit auf dem Laufenden zu halten oder gar permanent mit diesen Kommunikationsplattformen in Verbindung zu stehen. Hilfreich mag es dagegen sein, über den Telekommunikationsdienst „**WhatsApp**" eine Gruppe zu bilden (z. B. bestehend aus den Mitgliedern eines Doktorandenforums oder einer Schreibgruppe), um schnell Kontakte aufnehmen und Informationen austauschen zu können. Achten Sie bitte darauf, dass keine spezifischen Details Ihrer Arbeit über das Internet verbreitet werden. Letztlich kann man nicht kontrollieren, wer an diese Informationen herankommt und zu welchen Zwecken sie dann verwendet werden. – Interessante Informationsmöglichkeiten bietet das Videoportal **YouTube**. Nach Eingabe eines Suchbegriffs finden Sie vielleicht einen Vortrag oder eine kleine Vorlesung, sodass Sie sich – wenn Sie Glück haben – in unterhaltsamer Weise Kenntnisse zu einem Thema aneignen können.

Das Internet ist heutzutage ein unverzichtbares Informations- und Kommunikationsmedium, auch in der medizinischen Forschung. Sie sollten allerdings darauf achten, dass Sie dieses Medium effizient einsetzen und sich nicht von ihm beherrschen lassen. Dazu einige Anmerkungen:
- Nicht alle Informationen, auf die Sie im Internet stoßen, sind qualitativ hochwertig. Je mehr Sie finden, desto schwieriger wird es, Nützliches von Unbrauchbarem zu unterscheiden. Deshalb: Lassen Sie sich nicht zu ineffizienten Suchen verleiten!
- Legen Sie fixe Zeiten fest, an denen Sie im Internet recherchieren (etwa an einem bestimmten Wochentag). Auf diese Art vermeiden Sie, dass Sie wahllos und ungezielt Informationen horten.

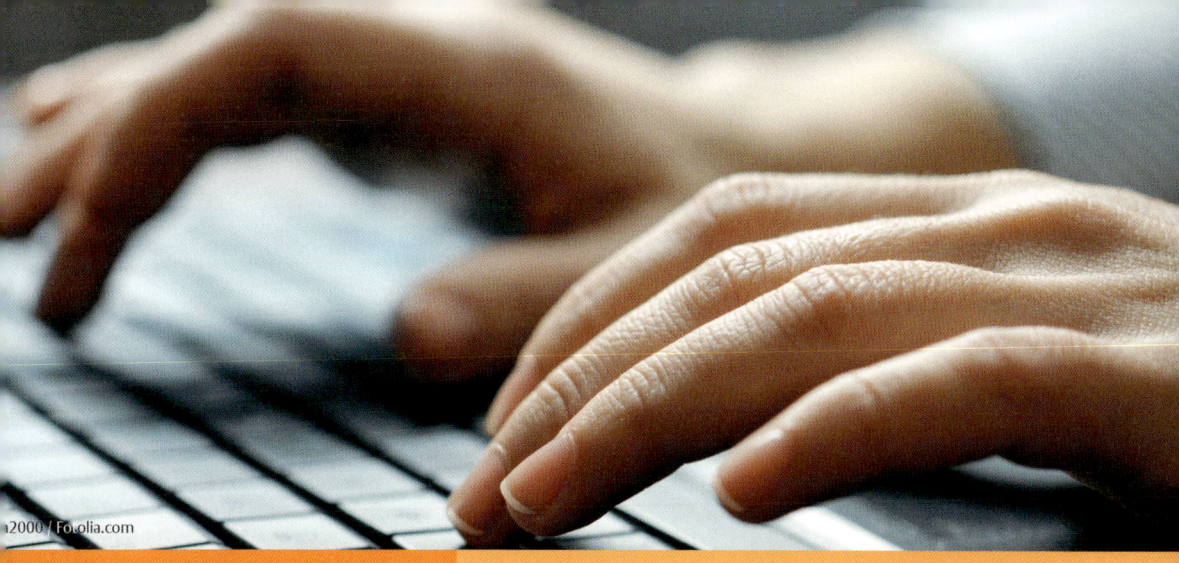

Kapitel 7

Die Hauptsache: das Schreiben

7.1	Bereiten Sie sich vor!	*100*
7.2	Das Gelbe vom Ei: der Inhalt der Arbeit	*101*
7.3	Ein Hoch auf die Technik: der Computer	*111*
7.4	Ein paar formale Dinge	*113*

7 Die Hauptsache: das Schreiben

7.1 Bereiten Sie sich vor!

Schreibe wie du redest, so schreibst du schön.
(Gotthold Ephraim Lessing, Schriftsteller und Philosoph, 1729–1781)

Beim Schreiben Ihrer Dissertation sind Sie gezwungen, Ihre Gedanken in eine Form zu bringen, die für Sie und andere nachvollziehbar ist. Die „anderen" sind zunächst Ihr Betreuer und die Gutachter. Deshalb muss die Arbeit gut geschrieben sein – schließlich hängt von den Urteilen der ersten Leser die Bewertung Ihres Werks ab.

Nun haben viele Studenten Schreibhemmungen – wenn es auch die wenigsten zugeben. Sie sitzen vor einem leeren Bildschirm oder einem weißen Blatt und bringen nichts in den PC bzw. zu Papier. Schnell stellen sich dann Gefühle wie Unlust, Frust und Selbstzweifel ein. Man hat das Gefühl, vor einem riesengroßen Berg zu stehen, der unüberwindbar erscheint. Aber dieses Problem lässt sich lösen, wenn man pragmatisch Schritt für Schritt vorgeht! Sie müssen die Dissertation nicht an einem einzigen Tag bewältigen! Ehe Sie mit dem Schreiben beginnen, beachten Sie bitte Folgendes:

- Besorgen Sie sich nach Möglichkeit 2 oder 3 Doktorarbeiten, die bei Ihrem Betreuer erstellt worden sind. Daraus können Sie entnehmen, wie diese Arbeiten aufgebaut sind und worauf Ihr Betreuer Wert legt.
- Erstellen Sie zunächst eine **grobe Gliederung** mit den Bezeichnungen der einzelnen Kapitel. Normalerweise ist eine medizinische Dissertation nach folgendem Schema gegliedert:
  - 1. Kapitel: Einleitung
  - 2. Kapitel: Material und Methoden
  - 3. Kapitel: Ergebnisse
  - 4. Kapitel: Diskussion
  - 5. Kapitel: Zusammenfassung
- Sie brauchen sich nicht sklavisch an diese Richtlinien zu halten. Bei besonderen Themen – etwa aus einem Gebiet wie Geschichte, Theorie und Ethik der Medizin – sehen die Gliederungen oft ganz anders aus. Anstelle eines einzigen Ergebniskapitels haben Sie dann eventuell mehrere Kapitel, in denen Sie unterschiedliche Aspekte Ihrer Forschung darstellen. Auch bei klinischen oder experimentellen Arbeiten sind Abweichungen denkbar. Sie können beispielsweise die Kapitel anders benennen oder die Arbeit um ein Kapitel ergänzen, wenn es Ihnen sinnvoll erscheint. Dennoch bietet das oben angegebene Schema für jeden Doktoranden zumindest eine grobe Orientierung.
- Überlegen Sie sich – ehe Sie mit dem Schreiben eines Kapitels beginnen – eine **präzise Gliederung**! Damit haben Sie die Arbeit in überschaubare Portionen zerlegt, die Sie nach und nach abarbeiten können. Auch wenn Sie diese Gliederung noch mehrmals ändern – Sie haben dennoch einen roten Faden, an dem Sie sich orientieren können. Das erleichtert das Schreiben ungemein.

Es ist weder üblich noch sinnvoll, beim Schreiben mit der Einleitung zu beginnen und dann die Kapitel in der oben angegebenen Reihenfolge nacheinander abzuarbeiten. Eine mögliche Vorgehensweise wäre folgende:

- Für den Anfang empfiehlt sich das Kapitel **Material und Methoden**, das überwiegend deskriptiv verfasst wird. Es ist anzunehmen, dass ein Doktorand, nachdem er die Untersuchungen abgeschlossen und alle relevanten Publikationen gelesen hat, sich recht gut in dieser Materie auskennt.
- Danach kann man das Kapitel **Ergebnisse** in Angriff nehmen. Auch dieses ist zu bewältigen, wenn die Daten ausgewertet sind und grafische Darstellungen vorliegen. Damit sind bereits 2 Kapitel abgeschlossen.
- Vor diesem Hintergrund ist man hoffentlich motiviert, sich an die **Diskussion** heranzuwagen, in der die eigenen Ergebnisse interpretiert und mit denen anderer Autoren verglichen werden.
- Die **Einleitung** und die **Zusammenfassung** schreibt man üblicherweise in der Endphase – nachdem man sich mit dem Thema der Dissertation in allen Details intensiv auseinandergesetzt hat.
- Dann kommt noch einiges an kleinen, aber essenziellen Formalitäten hinzu: das Titelblatt, das Inhaltsverzeichnis, das Literaturverzeichnis und die Danksagung. Diese Teile werden naturgemäß erst dann erstellt, wenn der Rest der Arbeit abgeschlossen ist.

Alle Empfehlungen und Ratschläge, die wir im Folgenden erteilen, entsprechen den Gepflogenheiten, die an Medizinischen Fakultäten in Deutschland allgemein üblich sind. Studieren Sie aber bitte ganz genau die **Richtlinien Ihrer Fakultät für die Abfassung der Dissertationsschrift** (sie sind im Internet oder über das Promotionsbüro erhältlich) dahingehend, ob es an Ihrer Universität besondere Regelungen gibt.

> **Merke**
>
> Um formale Fehler von Anfang an zu vermeiden, studieren Sie bitte genau die Promotionsrichtlinien Ihrer Fakultät.

Vieles ist auch abhängig vom Doktorvater: Es gibt Professoren, die eine ganz bestimmte Zitierweise oder eine spezielle Form des Inhaltsverzeichnisses verlangen, während anderen diese Dinge mehr oder weniger gleichgültig sind. Es ist in jedem Fall sinnvoll, derartige Formalitäten zu klären, ehe man mit dem Schreiben beginnt.

7.2 Das Gelbe vom Ei: der Inhalt der Arbeit

Im Folgenden werden die einzelnen Abschnitte der Dissertationsschrift besprochen, und zwar von deren Anfang (dem Titelblatt) bis zu deren Ende (üblicherweise der Danksagung), auch wenn man beim Schreiben diese Reihenfolge nicht einhält.

7.2.1 Am Anfang steht das Titelblatt

Das **Titelblatt** ist normalerweise die erste Seite, die gelesen und die letzte Seite, die geschrieben wird. Seine Gestaltung ist in den Dissertationsrichtlinien (meist zusammen mit einem Muster-Titelblatt) vorgegeben. Es enthält folgende Angaben:
- **Im oberen Teil:** die Institution, in der die Arbeit angefertigt wurde, und deren Leiter mit vollständigem Titel und Namen.
- **In der Mitte:**
  - den Titel der Arbeit (ohne Abkürzungen),
  - den Text *Inauguraldissertation zur Erlangung des Medizinischen Doktorgrades der* (Bezeichnung der Fakultät) *der* (Name der Universität) *zu* (Ort der Universität).

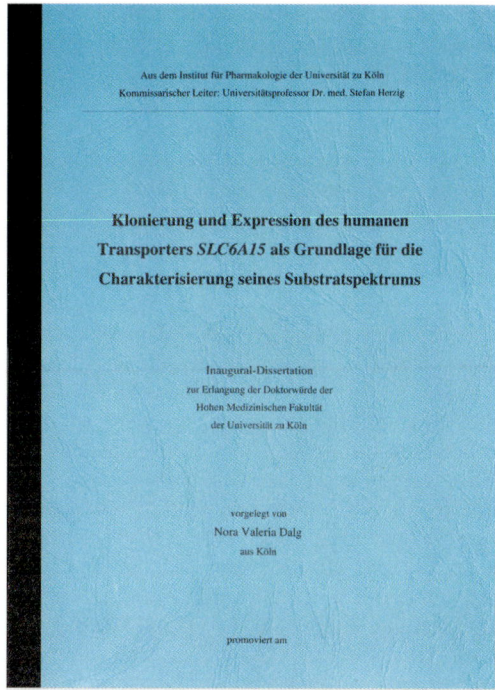

Abb. 7.1 Titelblatt einer Doktorarbeit.
(© Kirsten Oborny/Thieme Verlagsgruppe)

- **Im unteren Teil:**
  - den Text *vorgelegt von* (Vor- und Nachname des Doktoranden) *aus* (Geburtsort – nicht Wohnort – des Doktoranden und Geburtsland, wenn es nicht Deutschland ist),
  - das Jahr der Vorlage der Arbeit.

Diese Angaben müssen auf Seitenmitte zentriert sein. Erstellen Sie diese Seite und begutachten Sie diese aus ästhetischer Sicht! Sie ist das Aushängeschild Ihrer Arbeit und sollte optisch ansprechend gestaltet sein.

Nach dem Titelblatt erscheinen auf der nächsten Seite der Name des Dekans und der Name des Referenten (das ist der Doktorvater oder die Doktormutter), natürlich mit vollständigem akademischem Titel – etwa in der Form:
- Dekan: Prof. Dr. med. (Vor- und Nachname)
- Referentin: Priv.-Doz. Dr. med. (Vor- und Nachname)

Zum Titel gehört übrigens auch – falls vorhanden – der „Dr. h. c.". Der eigentliche Betreuer der Arbeit wird – wenn er nicht mit dem Doktorvater identisch ist – an dieser Stelle nicht erwähnt. Man wird ihn aber in der Danksagung (S. 111) gebührend berücksichtigen.

Wenn Sie das Titelblatt anfertigen, muss der endgültige **Titel Ihrer Dissertationsschrift** feststehen. Es soll Doktoranden geben, deren Arbeit fix und fertig ist, ohne dass sie bis dahin über einen Titel nachgedacht haben. Das sollten Sie tunlichst vermeiden – dazu ist er nämlich zu wichtig. Bedenken Sie: Ob sich später irgendjemand für Ihr Œuvre interessiert, oder ob es in den Magazinen irgendwelcher Bibliotheken ein Mauerblümchendasein fristet, hängt wesentlich vom Titel ab. Und wenn Sie später für eine Bewerbung eine Liste Ihrer Veröffentlichungen erstellen, wäre es doch peinlich, wenn ausgerechnet Ihre erste Meisterleistung einen unschönen Titel hätte!

Es ist in der Tat nicht ganz einfach, einen guten Titel zu finden. Sie sollten sich deshalb nicht erst kurz vor dem Abgabetermin darüber Gedanken machen. Legen Sie ziemlich früh einen vorläufigen Titel fest und denken Sie hin und wieder darüber nach, ob und wie man ihn verbessern könnte. Bestimmt kommen Ihnen bei der Bearbeitung Ihres Themas diesbezüglich einige Ideen.

Prinzipiell gilt:
- Der Titel sollte aussagekräftig, präzise und nicht allzu lang sein.
- Vermeiden Sie schwülstige Ausdrucksweisen wie „unter besonderer Berücksichtigung der physiologischen und pathologischen Besonderheiten von … ".
- Auch überflüssige Formulierungen sollten Sie unterlassen – wie etwa „retrospektive Fall-Kontroll-Studie" oder „prospektive, kontrollierte, doppelblinde klinische Therapiestudie".
- Konzentrieren Sie sich auf das Wesentliche und umgehen Sie langatmige, bis ins letzte Detail gehende Aufzählungen.
- Es ist auch möglich, zu einem übergreifenden Titel einen erläuternden Untertitel hinzuzufügen – wie z. B. „Epidemiologie der ANCA-assoziierten systemischen Vaskulitiden (AASV) – klinische und serologische Autoimmunphänomene bei Patienten und deren Familienangehörigen"; Dissertation von Marcella Wüst (S. 148), vorgelegt an der Universität Heidelberg im Jahre 2007.

Danach kann sich eine **Widmung** anschließen (diese ist selbstverständlich fakultativ). Gewöhnlich wird die Arbeit den Eltern, dem Lebenspartner, dem Kind bzw. den Kindern oder einem Hochschullehrer gewidmet. Theoretisch kann es sich dabei um jede beliebige (bekannte oder unbekannte) Person oder Gruppe handeln. Die Widmung sollte in jedem Fall aufrichtig gemeint sein und nicht in erster Linie dazu dienen, die Arbeit aufzuwerten! Manche Menschen haben seltsame Ideen und möchten ihre Arbeit einem Haustier oder einem abstrusen Gegenstand widmen. Das wirkt sehr unseriös und mag dazu führen, dass sich der Leser genarrt fühlt. Ansonsten bleibt es allein Ihnen überlassen, ob und wem Sie Ihre Arbeit widmen. – Wenn Sie möchten, können Sie Ihrer Arbeit ein **Motto** voranstellen. Dies kann ein besinnlicher oder heiterer Vers oder ein kleines Gedicht sein (natürlich müssten Sie die Quelle oder den Namen des Verfassers angeben). Das Motto wird auf einer Extraseite nach dem Titelblatt bzw. nach der Widmung platziert.

7.2.2 Das Inhaltsverzeichnis

Dem Titelblatt (eventuell der Widmung oder dem Motto) schließt sich das Inhaltsverzeichnis an. Dafür hat sich mittlerweile die Dezimalschreibweise mit Gliederungspunkten bis zu 3 Stellen eingebürgert (z. B. 2.1.4). In der Arbeit selbst können bis zu 4 Stellen (z. B. 2.1.4.3) verwendet werden. Bitte beachten Sie: Nach der letzten Ziffer steht *kein* Punkt!

Neben den Überschriften der einzelnen Kapitel bzw. Abschnitte stehen am rechten Seitenrand die entsprechenden Seitenzahlen. Die erste Seite der Einleitung wird als „Seite 1" bezeichnet. Von da an werden alle Seiten durchnummeriert bis zur letzten Seite. Den der Einleitung vorangehenden Seiten (also dem Titelblatt und dem Inhaltsverzeichnis) werden keine Seitenzahlen zugeordnet.

Die Länge des Inhaltsverzeichnisses sollte nicht mehr als 2, höchstens 3 Seiten betragen. Es wirkt übersichtlich, wenn die Unterpunkte etwas eingerückt werden.

Eventuell können Sie auch das traditionelle Gliederungssystem benutzen, wenn Ihnen dieses sympathischer ist. Vor allem Juristen benutzen es noch immer. Dabei erfolgt die Einteilung nach:
- A. (1. Stufe – Großbuchstaben),
- I. (2. Stufe – große römische Zahlen),
- 1. (3. Stufe – arabische Zahlen),
- a) (4. Stufe – Kleinbuchstaben).

Falls erforderlich, schließt sich an das Inhaltsverzeichnis ein **Abkürzungsverzeichnis** an, in dem alle in der Arbeit verwendeten Abkürzungen und deren Bedeutungen aufgelistet sind (und zwar in alphabetischer Reihenfolge der Abkürzungen). Ausnahmen sind allgemein anerkannte Standards außerhalb der medizinischen Fachsprache (wie „Abb.", „Prof.", „z. B.", „etc."), gängige Maßeinheiten (z. B. cm, kg, mmHg) oder Abkürzungen, die nur in Tabellen der Arbeit verwendet werden: Diese sollten nicht im Abkürzungsverzeichnis erscheinen. Im laufenden Text sollten Sie bei der ersten Nennung einer Abkürzung deren Bedeutung angeben. – Ein Abkürzungsverzeichnis ist vor allem dann sinnvoll, wenn Sie selbst erfundene oder nicht allgemein übliche Abkürzungen verwenden.

7.2.3 Einleitung

Voraussetzungen für das **Schreiben der Einleitung** sind ein umfassender Überblick über das Dissertationsthema und ein intensives Literaturstudium. Deshalb wird die Einleitung erst in der Endphase erstellt. Dieses erste Kapitel ist gewissermaßen ein Aperitif, also ein Appetitanreger. Sie müssen darin dem Leser Ihre Arbeit schmackhaft machen. Wenn die Einleitung interessant und spannend geschrieben ist, wird er gerne weiter lesen.

Was gehört in die Einleitung?

Es ist oftmals interessant, die historische Entwicklung eines Themas anhand einiger wichtiger Publikationen aufzuzeigen. Dies führt dann ganz automatisch dazu, dass Sie den neuesten Wissensstand auf Ihrem Spezialgebiet beschreiben. Schließlich müssen Sie ausführen, welche Idee Ihrer Arbeit zugrunde liegt, die Forschungsmethode skizzieren und die präzise Fragestellung und Zielsetzung angeben. Damit zeigen Sie, aus welchem Motiv heraus Sie die Arbeit in Angriff genommen haben. Dem Leser muss klar gemacht werden, dass der gegenwärtige Wissensstand eine Lücke enthält und dass Ihre Arbeit dazu beitragen soll, diese Lücke zu schließen.

Am Ende der Einleitung können Sie kurz und knapp auf den Inhalt der einzelnen Kapitel eingehen, damit der Leser sich ein Bild davon machen kann, was ihn bei der weiteren Lektüre erwartet. Eventuell ist es sinnvoll, die Einleitung in mehrere Abschnitte zu unterteilen, etwa in dieser Art:
- 1.1 Historische Entwicklung
- 1.2 Aktueller Wissensstand
- 1.3 Fragestellung und Zielsetzung

> **Merke**
>
> Die Einleitung soll kein Lehrbuchwissen beinhalten.

Damit würden Sie dem Leser Ihrer Arbeit unterstellen, dass er dieses Wissen nicht beherrscht. Alle darüber hinausgehenden Informationen müssen Sie anhand von Literaturzitaten belegen. Bei einer Gemeinschaftsarbeit von mehreren Doktoranden muss in der Einleitung explizit dargelegt werden, welcher Doktorand für welchen Teil verantwortlich ist. Insgesamt sollte die Einleitung nicht mehr als 10–15 % des Gesamtumfangs Ihrer Arbeit betragen.

Es gibt Einleitungen, in denen auf etlichen Seiten alle verfügbare Literatur langatmig beschrieben wird – und am Ende fragt sich der Leser: „Was sind denn eigentlich Ziel und Zweck der vorliegenden Arbeit?" Deshalb: Lesen Sie die Einleitung, sobald sie fertig geschrieben ist, mehrmals durch und fragen Sie sich:
- Wird wirklich klar herausgestellt, warum Ihre Untersuchungen notwendig sind und
- was Sie damit erreichen wollen?

7.2.4 Material und Methoden

Wie bereits erwähnt: Dies ist normalerweise das erste Kapitel, an das sich ein Doktorand heranwagt.

Die Bezeichnung **„Material und Methoden"** ist nicht unbedingt für jede Arbeit passend. Wenn ein Doktorand Patienten untersucht oder Experimente mit Tieren durchführt, wäre es sehr unpassend, diese als „Material" zu bezeichnen. Es ist deshalb statthaft, dieses Kapitel umzubenennen, beispielsweise in „Patienten, Material und Methoden". Sie müssen nicht auf alle Punkte eingehen, die im Folgenden aufgezählt sind, sondern nur auf diejenigen, die für Ihre Arbeit relevant sind.
- **Patienten und Probanden:**
  - Bei einer **retrospektiven Studie** müssen Sie präzise darlegen, nach welchen Kriterien die Patienten oder Probanden ausgewählt und aus welchen Quellen die Daten entnommen wurden. Bei einer Fall-Kontroll-Studie (die ja auch retrospektiv ist) ist anzugeben, nach welchen Kriterien die Gruppen der Fälle und der Kontrollen zusammengestellt wurden.

- Bei einer **prospektiven Studie** müssen Sie aufzeigen, unter welchen Voraussetzungen Sie einen Patienten oder Probanden in Ihre Untersuchungen aufgenommen haben. Bei einer klinischen Therapiestudie sind alle Einschluss-, Ausschluss- und Abbruchkriterien explizit anzugeben.
- Jede der zu vergleichenden Subgruppen muss charakterisiert werden. Dazu sind folgende Angaben nötig: die Größe der Gruppe, das durchschnittliche Alter der Patienten oder Probanden, die Verteilung des Geschlechts (außer wenn es sich um eine Studie handelt, für die nur Frauen oder nur Männer herangezogen werden) sowie weitere relevante Merkmale (etwa Anamnesen, Diagnosen oder Therapieformen).

- **Versuchstiere:** Bei einer tierexperimentellen Studie nennt man die Tierart, die Rasse, das durchschnittliche Alter, das Geschlecht, die Herkunft und eventuell weitere Besonderheiten (z. B. Albino oder pigmentiert). Bei größeren Tieren (Schafen, Schweinen, Hunden oder Katzen) gibt man das durchschnittliche Körpergewicht an. Darüber hinaus müssen Sie beschreiben, wie die Tiere gehalten wurden. Hierzu gehören Angaben zu Art und Menge der Fütterung, zu Typ und Größe des Stalls bzw. des Käfigs, zu Raumklima, Lichtmenge und Betreuung.
- **Geräte und Chemikalien:** Für alle Geräte, Apparate, Medikamente, Chemikalien und Reagenzien müssen der Hersteller (und eventuell die Bezugsquelle) angegeben werden. Chemikalien sind außerdem durch die CAS-Registrierung (Chemical Abstracts Society) bzw. die EC-Nummer der Enzyme Commission zu kennzeichnen. Beim Gebrauch von Maßeinheiten sollten Sie sich an dem **SI-System** (Système International d'Unités) orientieren. Wenn ein Gerät von Ihnen selbst entwickelt worden ist, müssen Sie dessen Aufbau und Funktion ausführlich beschreiben. Sie können auch eine Skizze oder eine Fotografie beifügen (S. 106).
- **Hard- und Software:** Alle speziellen Hardware- und Softwareprodukte, mit denen Sie Ihre Ergebnisse produziert haben, sollten Sie explizit unter Angabe der Herstellerfirma nennen (freilich fallen darunter nicht der Computer und das Textverarbeitungssystem, mit dem Sie Ihre Arbeit schreiben). Falls Sie im Rahmen Ihrer Arbeit ein eigenes Softwareprogramm entwickelt haben, müssen Sie dessen Programmcode auflisten (am besten in einem Anhang nach dem Literaturverzeichnis).
- **Studienbeschreibung:** Nach der Auflistung aller Materialien, Patienten etc. folgt eine eingehende Beschreibung der Studie (bei klinischen Arbeiten) bzw. eine genaue Darstellung des Versuchsablaufs (bei experimentellen Arbeiten). Ein gut geführtes **Studienprotokoll** (S. 60) wird Ihnen dabei sicherlich von großem Nutzen sein.
- **Methoden:** In diesem Kapitel sind alle verwendeten Methoden (Untersuchungs- und Labormethoden, Operationstechniken etc.) zu nennen.
  - Einfache Methoden, die jedem Mediziner geläufig sind (etwa das Messen der Körpertemperatur oder des Blutdrucks), müssen nicht näher erläutert werden.
  - Methoden und Techniken, die zwar etabliert, aber wenig gebräuchlich und deshalb nicht allgemein bekannt sind, sollten Sie in einigen Sätzen umreißen und auf ein oder mehrere Literaturzitate verweisen.
  - Wenn Sie im Rahmen Ihrer Doktorarbeit eine Methode neu entwickelt oder modifiziert haben, müssen Sie diese detailliert beschreiben. Wenn es didaktisch sinnvoll ist, können Sie Skizzen oder Fotos beifügen (S. 106).
- **Angaben zur Statistik:** Auch sie sollen nicht fehlen: die statistischen Methoden und die Software, mit denen Sie Ihre Daten analysiert haben. Sie dürfen dabei voraussetzen, dass Kenngrößen wie Mittelwert, Standardabweichung, Korrelationskoeffizient etc. sowie die gebräuchlichsten statistischen Tests (t-Test, U-Test, Chi^2-Test) dem Leser bekannt sind. Es ist nicht notwendig, mathematische Formeln oder Literaturzitate anzugeben. Der Leser wird Ihnen aber dankbar sein, wenn Sie in knappen Worten darlegen, warum Sie sich für eine bestimmte Methode entschieden haben und weshalb die Voraussetzungen (zumindest annähernd) erfüllt sind. Wenn Sie ein weniger bekanntes Verfahren verwenden, sollten Sie auf ein Literaturzitat verweisen. Wenn Sie für die statistischen Analysen fremde Hilfe in Anspruch genommen haben, können Sie dies an dieser Stelle anführen. Bei unentgeltlicher Hilfe genügt es, dies in der Danksagung zu erwähnen.

Gestalten Sie das Kapitel **Material und Methoden** übersichtlich, indem Sie es entsprechend der oben genannten Punkte gliedern. Bei besonders umfangreichen Darstellungen (Computerprogrammen, Fragebögen, langen Listen etc.) ist es sinnvoll, diese als Anhang hinter dem Literaturverzeichnis zu platzieren und im laufenden Text darauf zu verweisen.

Wenn Sie im Rahmen Ihrer Doktorarbeit **eine eigene Methode** entwickelt haben, sollten Sie das Kapitel „Material und Methoden" zweiteilen. In einem Kapitel beschreiben Sie das Material und die etablierten Methoden, die Sie verwendet haben; Ihrer eigenen Methode widmen Sie ein Extrakapitel und verleihen ihr damit ein höheres Gewicht.

Sie fragen sich vielleicht: Warum sind all diese Angaben in dieser Ausführlichkeit notwendig? Dafür gibt es 2 Gründe.
- Jeder Leser sollte die Möglichkeit haben, Ihre Untersuchungen oder Experimente zu wiederholen und Ihre Ergebnisse zu reproduzieren. Dieser Aspekt ist insbesondere dann von Bedeutung, wenn Sie in Ihrer Arbeit eine neue Methode oder Therapie vorstellen, von der Sie hoffen, dass sie fortan breite Anwendung finden möge.
- Nur wenn Sie die Dinge beim Namen nennen – also Patienten, Tiere, Material und Methoden genau beschreiben –, kann der Leser beurteilen, ob Sie wissenschaftlich sauber und korrekt gearbeitet haben und inwieweit Ihre Ergebnisse für seine Klinik oder sein Labor relevant sind. Wenn Sie Informationen weglassen, setzen Sie sich dem Verdacht aus, dass Sie etwas zu verbergen haben.

7.2.5 Ergebnisse

Beim Schreiben dieses Kapitels beachten Sie bitte Folgendes:
- **Gliedern Sie es** in überschaubare, logisch zusammenhängende Abschnitte. Dadurch wird die Darstellung übersichtlicher.
- **Stellen Sie Ihre Ergebnisse ausführlich und sachlich dar!** Hüten Sie sich davor, sie an dieser Stelle zu interpretieren, zu deuten oder mit den Ergebnissen anderer Autoren zu vergleichen. Auch wenn es Ihnen beim Schreiben in den Fingern juckt – Interpretationen gehören in die Diskussion.
- Im Ergebnisteil darf **keine Literatur** zitiert werden! (Diese Regel gilt aber nicht für medizinhistorische oder medizinethische Arbeiten.)
- Verwenden Sie in diesem Kapitel nach Möglichkeit **grafische Darstellungen und Tabellen** (s. nächstes Kapitel). Gelungene Diagramme, Fotos oder Zeichnungen lockern den Text auf und machen die Ergebnisse anschaulich. Ein Bild sagt (unter Umständen) mehr als tausend Worte!

Auf **Abbildungen und Tabellen** muss im laufenden Text verwiesen werden. Vermeiden Sie dabei nichtssagende Sätze wie: „Die Untersuchungsergebnisse findet man in Tab. 2" oder „Die Mittelwerte und Standardabweichungen sind in Abb. 1 dargestellt". Versuchen Sie stattdessen, die Kernaussagen der Abbildungen und Tabellen wiederzugeben und informative Sätze zu formulieren wie z. B.: „Nach einer Behandlungsdauer von 2 Wochen sank der Blutdruck auf Werte unter 140 mmHg (Tab. 2)" oder „Der Unterschied zwischen den beiden Therapiegruppen ist signifikant (Abb. 1)". In grafischen Darstellungen können signifikante Unterschiede durch ein Sternchen (*) hervorgehoben werden (s. ▶ Abb. 5.6).

Im Ergebnisteil werden **statistische Kenngrößen** (Mittelwerte, Standardabweichungen etc.) angegeben, die in der Regel von einem Computer ermittelt werden – mit bis zu 8 Stellen nach dem Dezimalkomma. Diese Darstellung sollten Sie jedoch nicht übernehmen. Die Kenngrößen erhalten üblicherweise nur eine Kommastelle mehr als die Daten der Stichprobe. Wenn Sie also ein Merkmal (etwa den Blutdruck) in ganzen Zahlen erfassen, sollten Sie den Mittelwert und die Standardabweichung mit nur einer Kommastelle angeben, so z. B. $\bar{x} \pm s = (153{,}8 \pm 9{,}6)$ mmHg. Ansonsten täuschen Sie eine höhere Messgenauigkeit vor als sie in Wirklichkeit gegeben ist.

Probleme beim Schreiben dieses Kapitels ergeben sich hin und wieder dadurch, dass man vor lauter Bäumen den Wald nicht mehr sieht. Im klinischen Kontext und im Laborbereich gibt es diverse Geräte, die automatisch eine schier unüberschaubare Fülle von Daten produzieren; mit geeigneter Software lassen sich mühelos alle denkbaren Maßzahlen berechnen, Diagramme erstellen und zahllose statistische Tests durchführen. Am Ende hat mancher Doktorand weit mehr Daten und Ergebnisse, als ihm lieb ist. Es ist weder sinnvoll noch notwendig, all diese Informationen aufzubereiten. Konzentrieren Sie sich auf das Wesentliche!

> **Merke**
>
> Stellen Sie nur die Ergebnisse dar, die für Ihre Fragestellung relevant sind und auf die Sie in der Diskussion eingehen.

7.2.6 Dazwischen: Abbildungen und Tabellen

Grafiken, Fotos oder Diagramme werden als **Abbildungen** bezeichnet; sie werden in einer Dissertation normalerweise fortlaufend nummeriert. Sie finden sich überwiegend im Ergebnisteil, sie können jedoch auch in den Kapiteln „Material und Methoden" oder in der Diskussion vorhanden sein (auf keinen Fall jedoch in der Zusammenfassung).

Während man **Diagramme** hauptsächlich zur Veranschaulichung statistischer Ergebnisse einsetzt, werden **Fotos** zur Darstellung von Sektionsbefunden, Geräten, Versuchsanordnungen, Operationspräparaten, Röntgenbildern etc. verwendet. Selbstverständlich muss ein Foto richtig belichtet und technisch einwandfrei sein. Wenn Sie wenig Erfahrung mit Fotografie haben, sollten Sie jemanden um Hilfe bitten. Ideal wäre es, wenn Ihnen ein Mitarbeiter aus der Fotoabteilung mit seiner Expertise und seiner technischen Ausrüstung zur Seite stünde. Überzeugen Sie sich davon, dass sich die Fotos in zufriedenstellender Qualität einscannen und ausdrucken lassen. Bei farbigen Fotos benötigen Sie freilich einen Farbdrucker.

Bedenken Sie: Für Sie als Autor ist jede Abbildung, die Sie erstellt haben, sonnenklar. Das können Sie jedoch nicht unbedingt von einem Leser Ihrer Arbeit erwarten. Sie dürfen auch nicht verlangen, dass er mehrere Seiten vor und nach der Abbildung liest, ehe er sie verstehen kann. Deshalb:

- **Konzentrieren Sie sich auf das Wesentliche** und verzichten Sie auf unnötigen Schnickschnack. Grafische Darstellungen sollen dem Leser eine bessere Orientierung ermöglichen und nicht Ihr künstlerisches Talent unter Beweis stellen.
- Bei Diagrammen sollten die Abszisse (x-Achse) und die Ordinate (y-Achse) beschriftet sein. Nur so kann man verstehen, was die Abbildung aussagen soll.
- Unterhalb der Abbildung steht eine **Legende**. Sie beginnt üblicherweise mit: „Abb. 2:..." (das Wort „Abbildung" wird abgekürzt). Danach folgen der Titel der Abbildung und weitere Informationen. Alle verwendeten Maßeinheiten (cm, kg etc.) und Abkürzungen müssen in der Legende aufgeführt bzw. erläutert sein.

Wenn Sie eine Abbildung (gleich welcher Art) aus einer fremden Quelle entnehmen, müssen Sie selbstverständlich den entsprechenden Literaturhinweis in der Legende angeben.

Tabellen dienen zur übersichtlichen Darstellung von umfangreichem Datenmaterial. Die Bedeutung der einzelnen Zeilen und Spalten muss klar erkennbar sein. Sinnvollerweise wird man eine Tabelle so anordnen, dass sie mehr Zeilen als Spalten enthält, damit sie im Hochformat geschrieben und gelesen werden kann.

Tabellen werden – ähnlich wie Abbildungen – in der Regel fortlaufend nummeriert, etwa in der Art: „Tabelle 1..." oder „Tab. 1...". Danach folgen die Bezeichnung der Tabelle und Informationen, die zu deren Verständnis erforderlich sind. Die Legende steht – anders als bei Abbildungen – oberhalb der Tabelle. Abkürzungen und spezielle Symbole, die zum Verständnis einer Tabelle erforderlich sind, können eventuell unterhalb der Tabelle erläutert werden (falls dies übersichtlicher ist). Abkürzungen, die Sie nur aus Platzgründen in einer Tabelle verwenden (aber nicht im laufenden Text), müssen Sie nicht im Abkürzungsverzeichnis auflisten.

Die wesentlichen Eigenschaften der Daten einer Tabelle sind auf den ersten Blick kaum erkennbar. Kein Leser wird sich die Mühe machen, jedes einzelne Datum zu lesen oder nachzuvollziehen. Dennoch sind Tabellen unverzichtbar: Sie sind nämlich die Grundlage für alle grafischen Darstellungen und statistischen Analysen und damit das Fundament aller Ergebnisse Ihrer Arbeit.

7.2.7 Diskussion

Im Kapitel Ergebnisse stellen Sie die Befunde Ihrer Arbeit dar; in der **Diskussion** sollen Sie diese **bewerten**. Dies ist didaktisch nicht ganz einfach. Es ist deshalb ganz besonders wichtig, dieses Kapitel in logisch konsistente Absätze zu strukturieren. Sinnvollerweise orientiert man sich dabei am vorangegangenen Kapitel „Ergebnisse". Jeden Abschnitt sollten Sie dann unter folgenden Gesichtspunkten diskutieren:

- **Interpretation:** Interpretieren Sie Ihre Befunde unter medizinisch-fachlichen Aspekten!
- **Vergleich:** Vergleichen Sie sie mit den Befunden anderer Autoren!
- **Schwachpunkte:** Weisen Sie auf mögliche Schwachpunkte Ihrer Methoden hin und diskutieren Sie die Fehlermöglichkeiten!
- **Konklusion:** Zeigen Sie auf, welche Schlüsse sich aus Ihren Ergebnissen ziehen lassen!
  Noch eine Bemerkung am Rande: Sie können

nicht erwarten, dass der Leser alle Ergebnisse Ihrer Arbeit im Kopf hat. Deshalb sollten Sie die zu diskutierenden Befunde nochmals kurz darstellen oder auf entsprechende Abbildungen im Ergebnisteil hinweisen, ehe Sie sich auf die Diskussion einlassen.

Was ist bei den genannten Punkten im Detail zu beachten?
- **Interpretation eines statistischen Ergebnisses:** Nicht nur Doktoranden neigen häufig dazu, ein Ergebnis in Abhängigkeit von der statistischen Signifikanz zu interpretieren. Jedem signifikanten Ergebnis (d. h. einem p-Wert, der kleiner ist als 0,05), misst man eine immense Bedeutung bei. Nicht signifikante Ergebnisse (mit $p > 0,05$) werden dagegen kaum beachtet. Doch Vorsicht: Ob ein Ergebnis klinisch oder wissenschaftlich bedeutsam ist, entscheidet sich nicht an der Grenze $p = 0,05$ (S. 73). Wenn Sie bei einem statistisch signifikanten Ergebnis berechtigten Grund zur Annahme haben, dass die Alternativhypothese tatsächlich zutrifft, sollten Sie das Ergebnis mit fachlichen Argumenten untermauern. Eine theoretische Herleitung **und** eine statistische Signifikanz sind nur zusammen eine runde Sache! Wenn Sie jedoch bei einer Serie von zwanzig oder mehr Tests **ein** signifikantes Ergebnis erhalten, sollten Sie sich ernsthaft fragen, ob dies von Bedeutung ist oder ob es sich um einen banalen α-Fehler handelt.
- **Wie behandelt man nun ein nicht signifikantes Ergebnis?** Wenn man gar keinen Unterschied oder Zusammenhang erwartet, ist ein solches Testergebnis nicht weiter aufsehenerregend und braucht nicht eigens diskutiert zu werden. Nun könnte es aber sein, dass Sie einen Unterschied vermuten, den Sie aber statistisch nicht absichern können. Dann müssen Sie darüber nachdenken, ob die Nullhypothese entgegen Ihren Annahmen vielleicht doch zutrifft oder ob es einen Unterschied gibt, den Sie aber – etwa aufgrund eines zu geringen Stichprobenumfangs – nicht nachweisen können (damit hätten Sie einen β-Fehler begangen). Wenn der p-Wert knapp über 0,05 liegt und das Konfidenzintervall (S. 78) Werte enthält, die praktisch relevant sein könnten, ist die Alternativhypothese zumindest theoretisch noch nicht auszuschließen. Ein solches Ergebnis bietet Stoff für die Diskussion: Sie können ausführen, welche fachlichen Gründe für die Alternativhypothese sprechen und anregen, dies in einer nachfolgenden Studie eingehend zu untersuchen.
- **Vergleich mit der Literatur:** Der Vergleich der eigenen Befunde mit den Ergebnissen anderer Autoren ist ein wichtiger Teil der Dissertation. Man fühlt sich natürlich bestätigt, wenn man Papers zitieren kann, die die eigenen Ergebnisse erhärten; das dürfen Sie auch ohne Weiteres tun! Überprüfen Sie aber bitte, ob und inwieweit derartige Schlussfolgerungen überhaupt zulässig sind.
- Eventuell stoßen Sie auch auf Publikationen, die Ihren Ergebnissen widersprechen. Auch diese müssen Sie berücksichtigen. Lesen Sie in diesen Papers den Teil „Material und Methoden" sehr aufmerksam, um einen möglichen Grund dafür zu finden. Möglicherweise sind die Ergebnisse aufgrund unterschiedlicher Populationen oder Messmethoden zustande gekommen. Hüten Sie sich davor, nur den Autoren zu glauben, in deren Papers Ihre eigenen Ergebnisse bestätigt werden!
- **Zitation eines Papers:** Wenn Sie ein Paper zitieren, sollten Sie dessen Kernaussage deutlich formulieren. Der Leser Ihrer Arbeit kennt sich höchstwahrscheinlich nicht so gut in der Literatur aus wie Sie und kann deshalb nicht wissen, worauf Sie sich beim Zitat eines Papers beziehen.
- Wenn sie Mängel in andern Papers aufspüren (etwa ein nicht adäquates Studiendesign oder unzulässige Schlussfolgerungen), sollten Sie dies in Ihrer Arbeit erwähnen. Sie müssen selbstverständlich nachvollziehbare Argumente für Ihre Kritik darlegen.
- **Schwachpunkte:** Jede Studie hat nur eine beschränkte Aussagekraft, und diese ist unter anderem abhängig von den verwendeten Methoden. Selbstverständlich ist es legitim, dass Sie in Ihrer Arbeit die Vorteile Ihrer Methode gegenüber anderen Verfahren darstellen. Sie müssen aber auch deren Schwachpunkte erwähnen und Fehlermöglichkeiten diskutieren. Nach dem Abschluss der Untersuchungen ist ein Doktorand mit der Methode gewöhnlich bestens vertraut und kann vielleicht Lösungswege aufzeigen oder Verbesserungsvorschläge unterbreiten. Dies ist insbesondere dann wichtig, wenn es sich bei Ihrer Arbeit um ein Pilotprojekt handelt, bei dem erstmals eine Methode routinemäßig eingesetzt wurde. Sie würden weder Ihrem Doktorvater noch sich selbst und schon gar nicht den potenziellen Anwendern Ihrer Methode einen Gefallen

erweisen, wenn Sie Schwachpunkte einfach ignorieren.
- Eine **weitere Problematik** stellen die Stichproben dar. Überlegen Sie kritisch, ob und auf wen oder was Ihre Ergebnisse übertragbar sind – mit anderen Worten: Für welche Populationen sind Ihre Stichproben repräsentativ? Sie können beispielsweise aus den Untersuchungen von Risikopatienten einer Spezialklinik nicht auf den gesamten Rest der Menschheit schließen! Ganz besonders problematisch gestaltet sich die Übertragbarkeit der Ergebnisse von Tieren auf Menschen. **Bedenken Sie:** Alles, was Sie untersucht und erforscht haben, gilt zunächst nur für Ihre Stichproben. Der Rest ist induktive Generalisierung und muss mit der für diese Erkenntnismethode gebotenen Vorsicht diskutiert werden.
- **Konklusion:** Jeweils am Ende eines Abschnitts sollten Sie Schlussfolgerungen ziehen, die Sie aus Ihren eigenen Ergebnissen und der bekannten Literatur herleiten. Zeigen Sie klar und deutlich, was mit Ihren Untersuchungen erreicht wurde und wie sich das medizinische Wissen dadurch (wenn vielleicht auch nur marginal) vermehrt hat. Es bietet sich an, zur Deutung Ihrer Ergebnisse Hypothesen aufzustellen und anzuregen, diese als Basis für nachfolgende Studien zu benutzen. Schießen Sie dabei aber bitte nicht über das Ziel hinaus! Bleiben Sie bei Ihren Ausführungen sachlich und korrekt! Verzichten Sie auf Formulierungen wie: „Die Befunde bestätigen eindrucksvoll, dass ..." oder „Die von uns entwickelte Methode bietet vielfältige Anwendungsmöglichkeiten." Dies entscheiden nicht Sie, sondern die akademische Nachwelt!

Überprüfen Sie selbstkritisch jeden einzelnen Abschnitt dahingehend, ob er verständlich geschrieben und logisch nachvollziehbar ist. Oft plätschert der Text einfach so dahin, die Lektüre langweilt den Leser, und er fragt sich zum Schluss: „Was ist denn eigentlich bei all diesen Untersuchungen herausgekommen?"

> **Merke**
>
> Sie müssen dem Leser das Neue und Innovative Ihrer Arbeit klar vor Augen führen!

7.2.8 Zusammenfassung

Die meisten Doktoranden sind verständlicherweise heilfroh, wenn sie bis zur Zusammenfassung durchgedrungen sind, haben mittlerweile die Lust am Schreiben verloren und meinen, diese 1 bis 2 Seiten schnell „runterreißen" zu können – nach dem Motto: Die Zusammenfassung liest ohnehin kein Mensch!

Weit gefehlt! Sie sollten gerade auf die Zusammenfassung extrem viel Sorgfalt und Mühe verwenden. Warum? Der einzige, der die Arbeit komplett von Anfang bis Ende durchliest, dürfte Ihr Betreuer (und eventuell der Koreferent) sein. Das mag frustrierend sein, ist aber leider so. Die Mitglieder des Promotionsausschusses beschränken sich jedoch oft (wenn sie überhaupt etwas lesen) auf die Zusammenfassung, bestenfalls überfliegen sie noch die Einleitung. Das war's dann schon! Daraus bilden sie sich ein Urteil bezüglich Ihrer Arbeit. Deshalb sind diese beiden Kapitel – wenn auch gering bezüglich ihres Umfangs – die jedenfalls strategisch wichtigsten der Dissertationsschrift.

> **Merke**
>
> Einleitung und Zusammenfassung sind die strategisch wichtigsten Kapitel Ihrer Dissertationsschrift.

In der Zusammenfassung muss die **gesamte Arbeit** abgehandelt werden – angefangen bei Material und Methoden über die Ergebnisse bis hin zur Diskussion. Nennen Sie kurz die Methoden, stellen Sie sachlich und korrekt Ihre Ergebnisse dar und drücken Sie sich vorsichtig beim Formulieren der Schlussfolgerungen aus. Spekulative Hypothesen sind hier fehl am Platz. Die Zusammenfassung muss in sich geschlossen und für sich allein verständlich sein.

Dieses Kapitel darf keine Literaturhinweise, Abbildungen oder Tabellen enthalten. Die Länge beträgt normalerweise maximal 2 Seiten. In den Promotionsrichtlinien sind weitere Einzelheiten vorgegeben. Halten Sie sich unbedingt an diese Vorgaben! Deren Nichtbeachtung könnte zur Zurückverweisung Ihrer Dissertation und zur erneuten Überarbeitung führen.

7.2.9 Literaturverzeichnis

Alle im Text zitierten Publikationen (Papers und Buchbeiträge) müssen im **Literaturverzeichnis** aufgelistet sein; umgekehrt müssen alle Literaturstellen dieses Verzeichnisses irgendwo in der Arbeit zitiert werden. Es muss gewährleistet sein, dass jeder Leser anhand der Angaben im Literaturverzeichnis in der Lage ist, die Originalpublikation zu finden. Dafür gibt es einige Richtlinien:

- **Papers:** Hier sind zu nennen: die Nachnamen aller Autoren mit den Initialen der Vornamen, Jahr der Publikation, Titel des Papers, Abkürzung des Zeitschriftentitels, Bandnummer sowie erste und letzte Seitenzahl des Beitrags. Folgendes Beispiel möge dies verdeutlichen:
  - Heinzelbecker J, Gropp T, Weiss C, Huettl K, Stroebel P, Haecker A, Bolenz C, Trojan L: The role of lymph vessel density and lymphangiogenesis in metastatic tumor spread of nonseminomatous testicular germ cell tumors. Urol Oncol 2014; 32(2): 178–185
- Auch wenn wie im obigen Beispiel viele Autoren beteiligt sind, dürfen Sie die Autorenliste nicht abkürzen mit „et al.". Die korrekte Abkürzung eines Zeitschriftentitels entnehmen Sie der MEDLINE-Datenbank oder der PubMed Journals Database (S. 92). Falls Sie auch dort nicht fündig werden, wenden Sie sich am besten an einen Mitarbeiter Ihrer Bibliothek.
- **Beiträge aus Handbüchern und Sammelwerken:** Diese Bücher haben einen oder mehrere Herausgeber; die einzelnen Kapitel werden von unterschiedlichen Autoren erstellt. Beim Zitat eines Kapitels werden aufgeführt: Namen aller Autoren mit den Initialen der Vornamen, Erscheinungsjahr, Titel des Beitrags, Namen der Herausgeber, Buchtitel, Band (falls mehrere erschienen sind), Auflage (falls es sich nicht um die erste handelt), Name des Verlags, Verlagsort (bis zu 3 Angaben), erste und letzte Seite des Beitrags. Als Beispiel möge dienen:
  - David H (1995): Virchows Zellularpathologie – fehlleitendes Dogma des 19. Jahrhunderts oder Basis des Krankheitsverständnisses auch für das 21. Jahrhundert. In: Bauer A (Hrsg.): Theorie der Medizin. Dialoge zwischen Grundlagenfächern und Klinik. Johann Ambrosius Barth; Heidelberg, Leipzig, 19–33
- **Monografien:** Beim Zitieren einer Monografie sind folgende Angaben notwendig: Autoren, Erscheinungsjahr, Buchtitel, Auflage (falls nicht die erste), Name des Verlags, Verlagsort (bis zu 3 Angaben). Man wird allerdings selten auf eine komplette Monografie Bezug nehmen (Handbücher dürfen in keinem Fall als ganzes Werk zitiert werden, s. o.), sondern nur auf eine bestimmte Seite oder ein Kapitel. Dann fügt man die relevanten Seitenzahlen an. Beispiel:
  - Wilhelm W (2013): Praxis der Intensivmedizin. 2. Auflage, Springer; Berlin, Heidelberg, 293–306
- **Habilitationen und Dissertationen:** Geben Sie an: den Namen des Autors, das Erscheinungsjahr, den Titel der Arbeit, den Text *Med. Habilitationsschrift* bzw. *Med. Dissertation* sowie *Universität* und den Universitätsort. Ein Beispiel:
  - Bauer A (1985): Pathologie auf den Versammlungen Deutscher Naturforscher und Ärzte von 1822 bis 1872. Die Krankheitslehre auf dem Weg zur naturwissenschaftlichen Morphologie. Med. Habilitationsschrift, Universität Heidelberg
- **Zur Publikation angenommene Arbeiten:** Bei diesen Zitaten erscheinen dieselben Angaben wie bei veröffentlichten Papers; die Bandnummer und Seitenzahlen sind zu ersetzen durch den in Klammern gesetzten Text *(zur Publikation angenommen)*. Die Angabe *im Druck* ist nicht ausreichend.
- **Internetquellen:** Beim Zitieren von Online-Publikationen ist darauf zu achten, dass eine vollständige Quellenangabe (URL, s. Kap. 6.4) sowie das Zugriffsdatum angegeben werden.
- **Unveröffentlichte Befunde:** Diese zitiert man in folgender Form:
  - Weiß C (2014): Persönliche Mitteilung
  - Anstelle des Textes „Persönliche Mitteilung" kann auch stehen „Publikation in Vorbereitung" oder „Unveröffentlichte Befunde". Generell sollte man solche Zitate sparsam verwenden, da deren Inhalte nicht nachprüfbar sind.

Üblicherweise wird das Literaturverzeichnis alphabetisch geordnet und durchnummeriert. Die Auflistung der Zitate erfolgt dabei nach folgenden Ordnungskriterien:

- Das erste Kriterium ist der **Familienname des Erstautors**. Wenn mehrere Erstautoren denselben Namen haben, richtet man sich nach den Initialen der Vornamen.
- Wenn mehrere Arbeiten desselben Erstautors zitiert werden, werden zuerst die Publikationen genannt, die er **allein geschrieben** hat. Danach

folgen die Publikationen, bei denen Koautoren mitgewirkt haben, und zwar in alphabetischer Reihenfolge des Nachnamens des zweiten Autors.
- Wenn bei mehreren Papers sämtliche Autoren übereinstimmen, richtet sich die Reihenfolge nach dem **Erscheinungsjahr.** Dabei wird aufsteigend sortiert, d. h. die ältesten Publikationen werden zuerst angegeben.
- Wenn der ungewöhnliche Fall eintritt, dass alle Autoren und das Erscheinungsjahr identisch sind, fügt man an die Jahreszahl einen **Kleinbuchstaben** *a*, *b* etc. an.
- Adels- und Herkunftsprädikate wie *von, van* oder *de* gelten als Bestandteil des Vornamens. *Dietrich von Engelhardt* wird also so zitiert: „Engelhardt D von".
- Die Vokale ä, ö und ü werden wie a, o und u behandelt, der Konsonant ß wie ss.

Eventuell (wenn in Ihren Promotionsrichtlinien nichts Gegenteiliges steht) können Sie die Zitate auflisten in der Reihenfolge, wie sie in der Arbeit genannt werden. Dieses System hat aber den Nachteil, dass man anhand des Literaturverzeichnisses mangels alphabetischer Ordnung nur sehr mühsam recherchieren kann, ob ein bestimmter Autor zitiert wird. Es findet daher heute kaum noch Verwendung.

Publikationen, bei denen Sie als Erst- oder als Koautor beteiligt sind, werden an das Literaturverzeichnis unter der Überschrift „Eigene Publikationen" angehängt und wie oben beschrieben aufgelistet. Diese Veröffentlichungen werden in der Arbeit nicht zitiert; deshalb wird ihnen *keine* Zahl zugeordnet.

Im laufenden Text der Arbeit kann man auf 2 Weisen zitieren:
- **Numerisches System:** Sie zitieren die Nummern der Zitate des Literaturverzeichnisses in runden (oder eckigen) Klammern, beispielsweise [11, 37, 128]. Der Vorteil dieses Systems ist, dass der Text nicht durch lange Zitate zerrissen wird. Bei diesem System sollte man unbedingt ein Literaturverwaltungsprogramm (S. 96) verwenden. Ansonsten müsste das Literaturverzeichnis quasi komplett sein, ehe man mit dem Schreiben beginnt.
- **Harvard-System mit Angabe der Autorennamen:** Bei diesem System geben Sie die Namen der Erstautoren an. Wenn die Publikation von einem einzigen Autor erstellt wurde, schreibt man beispielsweise [Meßmer 1990]. Bei 2 Autoren gibt man beide Nachnamen an, etwa [Burkhardt und Weiss 2007]. Bei mehr als 2 Autoren zitiert man in der Form [Trojan et al. 2006]. Zitiert man mehrere Publikationen derselben Autoren aus einem Erscheinungsjahr, fügt man an die Jahreszahl *a* oder *b* an (ebenso wie im Literaturverzeichnis). Der Vorteil dieses Systems liegt darin, dass man das Literaturverzeichnis schrittweise aufbauen kann. Nachteilig ist, dass diese Form des Zitierens sehr viel Platz beansprucht und der Text der Dissertation – insbesondere bei häufigem Zitieren und einem umfangreichen Literaturverzeichnis – zerstückelt wird.

Nun sind bei den Zitaten im Literaturverzeichnis die Form der Darstellung und die Reihenfolge der darin enthaltenen Angaben bundesweit nicht einheitlich vorgeschrieben. Es ist möglich, dass Ihre Fakultät Richtlinien vorgibt, die von den oben genannten Regeln geringfügig abweichen (etwa bezüglich der Reihenfolge der bibliografischen Angaben oder des Gebrauchs von Sonderzeichen).

> **Merke**
>
> Vergewissern Sie sich anhand Ihrer Promotionsrichtlinien, wie Sie korrekt zitieren.

Vorsichtshalber sollten Sie Ihren Doktorvater fragen, ob er ein bestimmtes Zitiersystem bevorzugt (das können Sie freilich auch in Erfahrung bringen, indem Sie sich eine bei ihm erstellte Doktorarbeit ansehen).

7.2.10 Der Lebenslauf

Nach dem Literaturverzeichnis folgt – falls erforderlich – ein **tabellarischer Anhang**. Daran schließt sich der kurz gefasste Lebenslauf des Doktoranden an. Er enthält persönliche Daten sowie Angaben zum schulischen und universitären Werdegang. Dazu zählen:
- Name und Vorname des Doktoranden
- Geburtstag und Geburtsort (eventuell Geburtsland)
- Familienstand
- Konfession (nicht unbedingt erforderlich)
- Namen und Berufe der Eltern (Berufe ebenfalls nicht erforderlich)

- Schulbesuche mit Zeiten und die jeweiligen Abschlüsse (insbesondere Allgemeine Hochschulreife)
- eventuell die Zeit des Wehr- bzw. des Zivildienstes
- Medizinstudium (Zeiten, Studienorte)
- Angaben zu ärztlichen Prüfungen, Famulaturen, Praktischem Jahr.

Wenn es in Ihrem Lebenslauf noch etwas Erwähnenswertes gibt (z. B. einen längeren Auslandsaufenthalt, eine Berufsausbildung oder ein Vorstudium), sollten Sie dies ebenfalls auflisten.

7.2.11 Ganz am Ende: die Danksagung

Eine Danksagung ist zwar nicht zwingend vorgeschrieben, sie wird aber erwartet. Zuerst bedankt man sich beim Doktorvater und danach beim Betreuer (falls dieser nicht mit dem Doktorvater identisch ist). Wenn das Thema Ihrer Arbeit interessant und die Betreuung gut war, sollten Sie dies auch zum Ausdruck bringen und nicht nur die üblichen Floskeln aus anderen Arbeiten abschreiben. Es gibt vielerlei Gründe, sich zu bedanken: für die Überlassung des Themas, für anregende Diskussionen, für hilfreiche Unterstützung, für konstruktive Kritik, für Ermutigungen etc., etc.

Sie sollten außerdem namentlich allen Personen danken, die zum Gelingen Ihrer Arbeit beigetragen haben. Dies können bestimmte Ärzte, MTAs oder Pfleger sein; auch Geber von Drittmitteln oder Stipendien sind an dieser Stelle zu nennen. Sie sollten auch nicht vergessen, sich beim Biomathematiker zu bedanken, wenn er Ihnen geholfen hat. Danken kostet nichts! Die Personen, bei denen Sie sich bedanken, freuen sich, dass ihre Arbeit anerkannt wird und sind dann hoffentlich motiviert, auch weiterhin Doktoranden zu unterstützen.

Sie können sich auch bei Familienangehörigen (Eltern, Partner, Kindern) bedanken, die ja oft mit gelitten haben. Dies ist selbstverständlich ganz allein Ihre Entscheidung.

7.3 Ein Hoch auf die Technik: der Computer

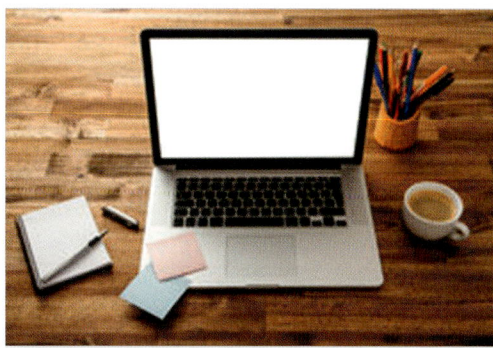

Abb. 7.2 Unverzichtbar – der Computer.
(© Lukas Godja / Fotolia.com)

7.3.1 Hardware und Software

Eine Doktorarbeit schreibt man heutzutage am Computer – eine sinnvolle Alternative dazu gibt es nicht. Die Vorteile liegen auf der Hand:
- Man tippt den Text ein und sieht sofort, wie die gedruckte Version aussieht.
- Schreibfehler lassen sich problemlos korrigieren.
- Der Text lässt sich beliebig oft überarbeiten.
- Es stehen komfortable Hilfen zur Verfügung (Rechtschreibprüfung, Thesaurus u. a.).
- Die Gestaltungsmöglichkeiten (Schriftart, Schriftgröße, Seitengestaltung u. a.) sind äußerst vielfältig.

Wenn Sie beabsichtigen, einen Rechner zu erwerben, erkundigen Sie sich nach Vertragshändlern, die Angehörigen Ihrer Universität oder Ihres Klinikums Rabatte einräumen.

Zur Grundausstattung eines Rechners gehören das **Betriebssystem** und die **Standardsoftware**. Bei PCs sind dies Windows und das Programmpaket Office der Firma Microsoft. Macintosh-Rechner arbeiten mit dem von der Firma Apple entwickelten Betriebssystem MacOS-X. Das ist ein leistungsfähiges Mehrbenutzersystem, das auf UNIX basiert. Microsoft-Office wird auch als Macintosh-Version angeboten, sodass man problemlos Dateien mit Windows-Benutzern austauschen kann. Das Unix-ähnliche Betriebssystem Linux ist vor allem bei Mathematikern und Naturwissenschaftlern verbreitet; es wird von Medizinern eher selten verwendet (wenngleich nichts dagegen spricht). Manche Anwender schwören auf die Open-Office-Variante, die kostenlos über das Internet zur Verfügung steht. Im Zweifelsfall orientieren Sie sich an Ihrer näheren Umgebung und erwerben ein System, das die meisten Ihrer Freunde verwenden. So können Sie leichter Hilfe erhalten, falls dies einmal nötig sein sollte.

Wichtige Office-Komponenten sind u. a.:
- das Textverarbeitungssystem **Word 2013**;
- das Tabellenkalkulationsprogramm **Excel**, um Tabellen anzulegen, Diagramme zu erstellen oder einfache statistische Berechnungen durchzuführen;
- das Präsentationsprogramm **Power Point**.

Achten Sie darauf, dass in Ihrem Rechner mit dem Office-Paket ein **Formel-Editor** installiert wird. Auch wenn Ihre Arbeit keine komplexen Formeln enthält, kann Ihnen der Editor bei einfachen mathematischen, physikalischen oder chemischen Termini von Nutzen sein. Um den Umgang mit diesen Systemen zu erlernen, lohnt sich – falls erforderlich – der Besuch geeigneter Kurse (die von vielen Rechenzentren oder Bibliotheken, teilweise auch von Biomathematischen Instituten angeboten werden und die auf die Anforderungen von Studenten zugeschnitten sind). Empfehlenswert ist außerdem geeignete Literatur wie zum Beispiel das Büchlein „Wissenschaftliche Arbeiten mit Word 2013" [8]. Darüber hinaus können ein Literaturverwaltungsprogramm (S. 96) oder eine Statistiksoftware (S. 83), eventuell auch ein Grafikprogrammpaket hilfreich sein.

Ob und welches dieser Produkte für Sie sinnvoll ist, hängt von mehreren Faktoren ab:
- von der Ausstattung Ihres Rechners,
- der benötigten Einarbeitungszeit,
- von Ihrer eigenen Erfahrung im Umgang mit solchen Programmen und dem erforderlichen Lernaufwand,
- von den Kosten und Nutzen und
- letzten Endes auch davon, ob Sie beabsichtigen, sich nach Ihrer Promotion weiterhin wissenschaftlich zu betätigen.

Wenn Sie eine spezielle Software privat erwerben möchten, dann erkundigen Sie sich beim Rechenzentrum Ihrer Universität nach Sonderkonditionen. Ansonsten fragen Sie im Fachhandel und bei der Herstellerfirma bzw. (bei im Ausland erzeugten Produkten) bei der deutschen Vertreiberfirma nach günstigen Konditionen. Adressen finden Sie im Internet! Sie müssen in jedem Fall abwägen, ob sich der finanzielle Aufwand und der Lernaufwand lohnen.

7.3.2 Tipps für das Arbeiten am Computer

Der wichtigste Tipp an alle Doktoranden: Erstellen Sie **immer**, ehe Sie Ihren Rechner ausschalten, eine **Sicherungskopie** Ihrer Arbeit auf einem USB-Stick, einer CD oder externen Festplatte oder schicken Sie die Dateien an eine Mail-Box, auf die Sie unabhängig von Ihrem Rechner zugreifen können! Die meisten Anwender (Doktoranden eingeschlossen) unterlassen dies – sei es aus Schlamperei, Geiz oder Vergesslichkeit. Und eines Tages tritt die Katastrophe ein: Doktorarbeit fertig – Doktorarbeit weg! Leider sind das keine maßlos übertriebenen Horrorstorys, sondern leidvolle Erfahrungen einiger Doktoranden! Nicht wenige schleppen ihre Doktorarbeit unentwegt mit sich herum – in Form eines Notebooks, auf dem sämtliche Informationen, die für die Arbeit in irgendeiner Weise relevant sind, abgelegt sind. Was tut man, wenn dieses Notebook verloren geht oder zerstört wird? Das ist zwar unwahrscheinlich, aber keineswegs unmöglich. Verlassen Sie sich **niemals** darauf, dass Ihr Rechner stabil ist oder dass bei Ihrem Pool regelmäßig Backups durchgeführt werden. Ein kompletter Systemabsturz mit Verlust aller Daten aufgrund höherer Gewalt ist niemals ganz auszuschließen.

Vergewissern Sie sich, dass Ihre aktuelle Datei in regelmäßigen Abständen (etwa alle 10 Minuten) automatisch gespeichert wird. Wenn Sie etwas ganz Besonderes erstellt haben (z. B. eine Grafik, eine Tabelle oder eine besonders gelungene Textpassage), sollten Sie sofort zwischenspeichern! Erstellen Sie für jedes Kapitel Ihrer Arbeit mindestens eine eigene Datei!

> **Merke**
>
> Erstellen Sie **immer**, bevor Sie Ihren Rechner ausschalten, eine **Sicherungskopie**.

Noch etwas: Bewahren Sie die CD oder den USB-Stick sorgsam auf (sonst nutzt die Sicherungsmaßnahme nichts)! Auch dies ist schon vorgekommen: Ein Stick wird irgendwo vergessen oder achtlos zusammen mit anderen Utensilien in eine Tasche gestopft. Dann darf man sich nicht wundern, wenn man im Bedarfsfall nicht auf ihn zugreifen kann.

7.4 Ein paar formale Dinge

7.4.1 Hinweise zur Rechtschreibung

Rechtschreibfehler, Fehler in Grammatik und Zeichensetzung sind keine Kavaliersdelikte! Die **Rechtschreibung** ist ein Teil der sprachlichen Normen, die es dem Leser erlauben, sich auf das Wesentliche zu konzentrieren. Es ist beileibe kein Zeichen geistiger Genialität, ein paar Wortfetzen unter Missachtung sämtlicher Regeln bezüglich Zeichensetzung oder Groß- und Kleinschreibung zu Papier zu bringen und den Leser damit zu konfrontieren. Ganz im Gegenteil: Es wäre für einen angehenden promovierten Akademiker beschämend, wenn er die **Regeln der deutschen Sprache** nicht wenigstens in ihren Grundzügen beherrschen würde.

Nun sind diese Regeln zugegebenermaßen teilweise schwierig oder logisch nicht stringent. Das Textverarbeitungsprogramm Word beinhaltet eine Rechtschreibprüfung und eine automatische Silbentrennung. Diese Hilfsmittel sind jedoch nur bedingt tauglich. Verlassen Sie sich in keinem Fall blindlings darauf! Mit der Einführung der „neuen" Rechtschreibung sollte sich vieles vereinfachen. Tatsächlich wurde vieles komplizierter, Unsicherheit herrscht allenthalben, und eine offizielle Instanz (die früher der Duden-Verlag innehatte) gibt es nicht mehr. Dennoch verlangen auch heute noch die meisten Promotionsrichtlinien eine **Rechtschreibung gemäß Duden**. Man kann den Duden als Druckausgabe erwerben; einfacher ist die Benutzung über das Internet (www.duden.de). Nach der Eingabe eines Stichworts findet man nicht nur Hinweise zur Rechtschreibung, sondern auch zu Grammatik und Etymologie sowie Synonyme, Antonyme und feststehende Redewendungen. Für medizinische Fachausdrücke stehen das „Wörterbuch medizinischer Fachausdrücke" (ebenfalls im Dudenverlag erschienen) oder der „Pschyrembel" zur Verfügung. Besondere Vorsicht ist geboten bei:

- **Silbentrennungen:** Vergewissern Sie sich im Zweifelsfall! Seien Sie vorsichtig, wenn Sie fremdsprachliche Begriffe verwenden (die deutschen Trennregeln lassen sich nicht übertragen).
- **Artikeln:** Vielfach hat sich bei medizinischen Fachausdrücken die Benutzung falscher Artikel eingebürgert (es heißt beispielsweise korrekt **das** Virus und nicht **der** Virus). Auch das sollte Ihnen nicht passieren.
- **Komposita:** Oft besteht die Tendenz, lange oder unübersichtliche Wörter durch Bindestriche in kleinere Strukturen zu zerlegen. Aber auch dabei sollte man keineswegs das Gefühl walten lassen, sondern sich an geltenden Regeln orientieren.

Außerdem beachten Sie bitte Folgendes:
- Lange Zeit war es üblich, ganze Zahlen von 1 bis 12 als Wörter auszuschreiben (außer in Verbindung mit einer Maßeinheit, z. B. 10 cm) und nur größere Zahlen numerisch darzustellen. Mittlerweile ist es gebräuchlich, alle ganzen Zahlen mit Ziffern darzustellen. Sie sollten allerdings prüfen, ob Ihre Promotionsordnung diesbezüglich spezielle Vorschriften beinhaltet.
- Wenn Sie allgemein übliche Abkürzungen der medizinischen Fachsprache verwenden (z. B. EKG für Elektrokardiogramm) oder selbst erfundene Abkürzungen verwenden, sollten Sie bei der ersten Nennung deren Bedeutung angeben. Ein Abkürzungsverzeichnis (S. 102) erleichtert dem Leser die Orientierung.
- Wenn am Ende eines Satzes eine Abkürzung mit einem Punkt steht (z. B. etc.), dann endet dieser Satz mit nur einem Punkt.
- Es sollten nur Einheiten des **SI-Systems** und davon abgeleitete Einheiten verwendet werden. Dies hat zur Folge, dass man Wärmemengen in der Einheit kJ (Kilojoule) angibt und nicht mehr – wie früher – in kcal.
- Wenn Sie Zahlen auflisten (in Tabellen oder im laufenden Text), dann achten Sie bitte auf eine einheitliche Darstellungsweise. Es ist nicht sinnvoll, die Werte eines bestimmten Merkmals teilweise ohne und teilweise mit 1, 2 oder 7 Kommastellen aufzulisten (auch wenn der Computer sie in dieser Form ausgibt). Die Anzahl der Kommastellen entspricht der Messgenauigkeit.

Wenn Sie bei einer Frage bezüglich Rechtschreibung, Zeichensetzung oder Grammatik gar nicht mehr weiter wissen, hilft Ihnen möglicherweise die Online-Textprüfung oder die telefonische Sprachberatung des Duden-Verlags.

7.4.2 Die Gestaltung der Arbeit

Der Computer bietet außerordentlich viele Möglichkeiten, was die **Gestaltung der Arbeit** (Schriftart, Schriftgröße etc.) angeht. Der Gestaltungsfreiraum wird freilich massiv eingeschränkt durch die Vorgaben der Promotionsrichtlinien (teilweise sind sogar eine ganz bestimmte Schriftart und -größe explizit vorgegeben).

Sie sollten in jedem Fall darauf achten, dass Ihre **Schrift** gut lesbar ist. Dafür eignen sich die sog. Serifen-Schriften, wie z. B. Times New Roman. Die Serifen sind die kleinen waagrechten Striche an den Buchstaben, die das Auge führen. Serifenlose Schriften sehen vielleicht etwas eleganter aus; sie sind jedoch nicht so gut lesbar und deshalb für Dissertationsschriften weniger geeignet. In Überschriften sowie in den Legenden von Tabellen und Abbildungen können jedoch auch serifenlose Schriften verwendet werden. Die Schriftgröße im laufenden Text liegt üblicherweise bei 10–12 Punkt; für Überschriften kommen größere Schriften bis zu 20 Punkt infrage.

> **Merke**
>
> Auch wenn Ihnen Ihre Promotionsrichtlinien einige Freiheiten gewähren, sollte Ihre Arbeit durch den Inhalt hervorstechen und nicht durch ausgefallene Schrifttypen oder besondere Stilattribute.

Es ist sinnvoll, dass Sie gleich zu Beginn Ihrer Schreibarbeit wissen, auf welchem **Drucker** die Endfassung Ihrer Arbeit ausgedruckt werden soll. Wenn Sie zu einem späteren Zeitpunkt einen anderen Drucker wählen, wird die Arbeit vielleicht anders gestaltet – Schriften verändern sich, Zeilen- und Seitenumbrüche verrutschen etc. Es ist irritierend, wenn die Arbeit plötzlich eine andere Gestalt annimmt! Achten Sie darauf, dass weder „Hurenkinder" (die letzte Zeile eines Absatzes steht allein oben am Beginn einer Seite) noch „Schusterjungen" (die erste Zeile eines neuen Absatzes steht allein unten an einer Seite oder Spalte) vorkommen.

Beim Satz können Sie wählen zwischen linksbündigem Flattersatz und Blocksatz. Der **Blocksatz** wird im Allgemeinen bevorzugt, da er sauberer aussieht (allerdings muss man dann häufiger trennen, um zu große Wortabstände zu vermeiden). Weitere Anregungen bezüglich der Gestaltung erhalten Sie, wenn Sie in anderen Doktorarbeiten schmökern. Ein Format, für das man sich einmal entschieden hat, muss konsequent durchgehalten werden!

7.4.3 Tipps zum Schreiben

Es ist schwer oder gar unmöglich, einem Doktoranden einen flüssigen und ansprechenden **Schreibstil anzutrainieren**. Einige haben in dieser Richtung eine Begabung – andere tun sich schwer damit. Andererseits gilt aber auch: Wenn man sich einmal überwunden und ein paar Seiten geschrieben hat, erlangt man eine gewisse Übung und wird im Laufe der Zeit etwas routinierter und sicherer in Fragen des Stils. Einige Hinweise seien an dieser Stelle genannt:

- Beherzigen Sie Lessings Rat und reden Sie, ehe Sie schreiben! Stellen Sie sich vor, Sie seien Dozent und müssten jemandem die Thematik erläutern. Hilfreich ist es, wenn Ihnen jemand dabei zuhört. Ihr Gesprächspartner oder Sie selbst merken sehr schnell, wenn der Text unlogisch aufgebaut, nicht gut strukturiert oder generell unverständlich ist.
- Schreiben Sie in kurzen und vollständigen Sätzen! Bei langen, verschachtelten Sätzen kann der Leser nur mit Mühe (oder überhaupt nicht) herausfinden, was der Autor eigentlich gemeint hat. Gegen Schachtelsätze gibt es ein probates Mittel: Aus einem Satz lassen sich 2, notfalls sogar 3 machen!
- Bemühen Sie sich um eine sachliche Sprache! Vermeiden Sie wertende Begriffe wie „leider", „zu unserem Erstaunen", „unglücklicherweise" etc.
- Vermeiden Sie überflüssige Wiederholungen!
- Nutzen Sie die Funktionen Ihres Textverarbeitungsprogramms! Mit der Thesaurus-Funktion lassen sich leicht Synonyme finden.
- Zur Verwendung der Zeiten ist Folgendes zu sagen:
  ○ Wenn man sich auf die Untersuchungen früherer Publikationen bezieht, verwendet man das Imperfekt; bereits bewiesene Fakten werden im Präsens dargestellt (z. B.: *Samo zeigte, dass postoperative Infektionen nach homologen Infusionen vermehrt auftreten*).
  ○ Die für die Arbeit durchgeführten Tätigkeiten und erhobenen Befunde werden ebenfalls im Imperfekt beschrieben (z. B. *Die Tiere wurden 3 Monate vor Beginn der Versuche splenektomiert.*

Oder: *Der präoperative Hämatokrit stieg von durchschnittlich 0,39 auf 0,46*).

- Im deutschen Sprachgebrauch ist es unüblich (anders als in den USA), dass wissenschaftliche Publikationen Ausdrücke wie *ich*, *wir* oder davon abgeleitete Ausdrücke enthalten. Floskeln wie „meines Erachtens" oder „Wir sind der Überzeugung, dass…" sollten Sie deshalb unterlassen.

Gönnen Sie sich, nachdem Sie einen längeren Text geschrieben haben, eine schöpferische Pause von 2 oder 3 Tagen. Lesen Sie ihn dann erneut. Sie müssen berücksichtigen, dass Sie sich (hoffentlich!) bestens in der Materie und der relevanten Literatur auskennen. Bei den Lesern Ihrer Arbeit können Sie diesen Kenntnisstand jedoch nicht voraussetzen. Versuchen Sie einmal, sich in die Situation hineinzudenken, als Sie mit Ihrer Promotion gerade begonnen hatten. Fragen Sie sich kritisch:

- Hätten Sie zur damaligen Zeit Ihren eigenen Text verstanden?
- Wirkt er gut strukturiert und didaktisch verständlich?

> **Merke**
>
> Drucken Sie Ihren Text aus, wenn Sie ihn korrigieren (mit Tagesdatum und Uhrzeit). Am Bildschirm übersieht man erfahrungsgemäß eine Menge Fehler!

Tipps zum Lösen einer Schreibblockade finden Sie im Kap. „Das Überwinden von Schreibblockaden" (S. 124).

7.4.4 Worauf Sie sonst noch achten sollten

Von mancher Seite wird den Doktoranden geraten, die Arbeit von Anfang bis Ende fertig zu schreiben und dann dem Betreuer erstmals vorzulegen. Unseres Erachtens ist dies wenig sinnvoll. Der Doktorand geht dabei nämlich ein sehr hohes Risiko ein: Wenn der Betreuer die Arbeit in Bausch und Bogen verdammt, hat er eine Menge an unnötiger Zeit und Energie investiert. Nichts ist frustrierender und demotivierender.

Sie sollten auch während des Schreibprozesses einen intensiven Umgang mit dem Betreuer pflegen und ihm bereits die **Gliederung zur Ansicht** vorlegen. Wenn Sie Ihr erstes Kapitel (üblicherweise „Material und Methoden") fertig geschrieben haben, sollten Sie es ihm zeigen. Er kann dann noch in der Anfangsphase des Schreibens beurteilen, ob der Inhalt, der Schreibstil oder was auch immer seinen Vorstellungen entsprechen, und er kann Ratschläge erteilen. Für Sie als Doktorand ist es beruhigend, von Anfang an zu wissen, dass der Betreuer mit Ihrer Dissertation einigermaßen zufrieden ist. Im anderen Fall können Sie rechtzeitig Gegenmaßnahmen ergreifen, ohne allzu viel Zeit verloren zu haben.

Eine Arbeit wird nicht dadurch gut, dass sie besonders lang ist. Ganz im Gegenteil: Sie würden damit Ihre Gutachter verdrießen, noch ehe sie die Arbeit lesen und bewerten. Die Doktorarbeit von Carl Friedrich Gauß bestand aus einer ganzen Seite, ebenso die von Watson und Crick, die die Struktur der DNA beschrieben haben. Um keine Missverständnisse aufkommen zu lassen: Das bedeutet freilich nicht, dass Sie sich Hoffnungen auf den Nobelpreis machen dürfen, wenn Sie eine Arbeit von wenigen Seiten abgeben! Aber Sie sollten auch wissen: Der Umfang einer Arbeit besagt nichts über deren Qualität.

> **Merke**
>
> Die Qualität sollte immer vor der Quantität stehen.

Sie sollten auch darauf achten, dass die Länge der einzelnen Abschnitte der untersten Gliederungsebene angemessen ist. Abschnitte, die nur aus wenigen Zeilen bestehen, sollten vermieden werden (dieser Inhalt lässt sich an anderer Stelle unterbringen); extrem lange Abschnitte sollten der besseren Überschaubarkeit untergliedert werden.

Überprüfen Sie Ihre Arbeit auf gewisse formale Kriterien, ehe Sie die erste Version Ihrem Betreuer vorlegen. Dieser erhält nämlich einen denkbar schlechten Eindruck, wenn er feststellt, dass die Arbeit formale Unstimmigkeiten enthält. Im Einzelnen seien genannt:

- Überzeugen Sie sich, dass die **Seitenzahlen des Inhaltsverzeichnisses** richtig zugeordnet sind.
- Überprüfen Sie, ob die Abkürzungen im **Abkürzungsverzeichnis** korrekt alphabetisch angeordnet sind.
- Checken Sie, ob die **Textüberschriften** mit den Gliederungspunkten des Inhaltsverzeichnisses übereinstimmen.

- Prüfen Sie, ob die **Abbildungen und Tabellen** richtig durchnummeriert sind, ob die Legenden an der richtigen Stelle platziert sind, ob sie alle notwendigen Informationen enthalten und verständlich sind.
- Überprüfen Sie die **Seitenzahlen**. Ist die Arbeit korrekt durchnummeriert, beginnend bei 1 (Einleitung) in Einser-Schritten aufwärts bis zur Danksagung?
- Ist das **Literaturverzeichnis** richtig angeordnet? Überzeugen Sie sich stichprobenartig davon, dass die Zitate im Text korrekt sind!
- Ist die **Zusammenfassung** nichtssagend? Das wäre fatal!

Wenn Sie großes Glück haben, wird Ihr Betreuer die Arbeit vom ersten bis zum letzten Buchstaben sorgfältig lesen und außer auf den Inhalt auch auf Orthografie, Zeichensetzung und Stil achten. Im schlimmsten Fall überfliegt er nur die Zusammenfassung und allenfalls noch die Einleitung. Wie auch immer: Für alle formalen Dinge sind allein Sie verantwortlich, und es wirft ein beschämendes Bild auf Sie (nicht auf Ihren Betreuer oder Doktorvater), wenn Ihre Arbeit in ihrer Endversion diesbezüglich Mängel enthalten sollte. Bemühen Sie sich von Anfang an, dass es so weit gar nicht kommt!

Irgendwann müssen Sie Ihre Dissertation aus der Hand geben. Danach können Sie zunächst einmal aufatmen. Die Arbeit hängt nun nicht mehr an Ihnen, sondern an Ihrem Betreuer, der sie korrigieren muss. Freilich hat man ein wenig Sorge, wie dessen Kommentar ausfallen wird (ein bisschen Nervenkitzel gehört einfach dazu). Aber Sie können sich glücklich schätzen, wenn Sie erst einmal so weit auf dem Weg zu Ihrem Doktorgrad vorangekommen sind!

▶ **Hinweis.** Anregungen zum Verfassen eines Textes und Formulierungshilfen enthalten beispielsweise die Bücher „Wissenschaftlich schreiben leicht gemacht" von Martin Kornmeier [11] oder „Richtig wissenschaftlich schreiben" von Helga Esselborn-Krumbiegel [6]. Hilfestellungen für das Textverarbeitungsprogramm Word findet man im Büchlein von Susanne Franz [8].

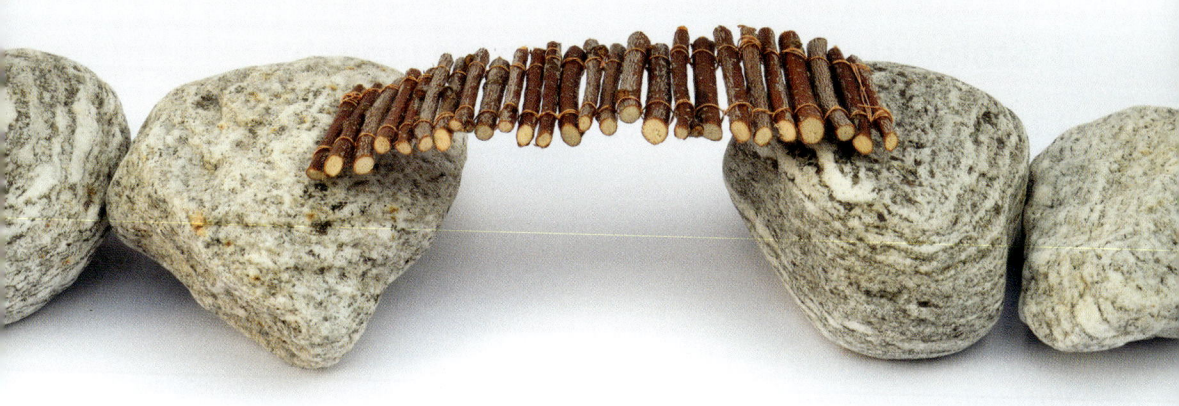

Kapitel 8

Stolpersteine – und wie man sie umgeht

8.1	Einige Bemerkungen vorab	118
8.2	Zwischenmenschliche Probleme	119
8.3	Schwierigkeiten beim Schreiben	123
8.4	Die Zeit läuft davon	125
8.5	Zu guter Letzt noch ein paar Tipps	129

8 Stolpersteine – und wie man sie umgeht

8.1 Einige Bemerkungen vorab

Auch aus Steinen, die einem in den Weg gelegt werden, kann man Schönes bauen.
(Johann Wolfgang von Goethe, Dichter, 1749–1832)

8.1.1 Vermeiden Sie Probleme im Vorfeld!

Manche Stolpersteine, mit denen der Weg zum **Doktortitel** mitunter gepflastert ist, lassen sich unmittelbar nach dem ersten Gespräch mit dem Betreuer vorhersehen. Deshalb ist dieses Gespräch so wichtig (S. 29). Wie oft hörten wir Studenten stöhnen, nachdem sie monate- oder gar jahrelang ein aussichtsloses Thema bearbeitet hatten: „Ich hatte von Anfang an ein komisches Gefühl."

Ein solches Gefühl trügt selten. Es kann nicht oft genug darauf hingewiesen werden: Sagen Sie bei einem Thema, das Ihnen angeboten wird, nicht voreilig zu! **Seien Sie skeptisch**, wenn Ihnen Ihr Betreuer keine präzise Fragestellung nennen kann! Viele Doktoranden spüren intuitiv, wenn der Betreuer über das Thema selbst noch nicht richtig nachgedacht hat. Versuchen Sie in diesem Fall, mit jemandem Kontakt aufzunehmen, der sich in dem relevanten Fachgebiet ein wenig auskennt. Es kann auch hilfreich sein, sich an einen Mitarbeiter des Biomathematischen Instituts oder des Promotionsbüros zu wenden. Diese Leute stehen mit zahlreichen Doktoranden aus allen Fachrichtungen in Kontakt und verfügen oft über eine erhebliche Expertise, was die Qualität der Themen und der Betreuer angeht.

Sprechen Sie unbedingt mit ehemaligen Doktoranden, um etwas über Ihren Betreuer in Erfahrung zu bringen! Klären Sie vorab so viel wie möglich! Wenn Sie große Zweifel hegen, ob Ihnen das Thema, die Betreuung oder das Arbeitsumfeld zusagen, dann sehen Sie sich besser nach einem anderen Thema um. So werden Sie sich Ärger und Enttäuschungen ersparen.

8.1.2 Wägen Sie Risiken ab!

In jedem Forschungsvorhaben steckt ein Risiko! Bei Ihrer Arbeit ist dieses Risiko möglicherweise dadurch bedingt, dass Sie eine Methode anwenden müssen, von der Sie vorab nicht genau wissen, ob und wie sie funktioniert. Dieses Risiko lässt sich jedoch vorher abschätzen!

Bei **experimentellen Studien** kann es Gegenstand der Arbeit sein, eine neue Methode zu entwickeln oder eine etablierte Methode weiterzuentwickeln. Dabei ergeben sich fast zwangsläufig Schwierigkeiten. Wenn es dem Doktoranden gelingt, eine neue Methode zu etablieren, wird dies als eine herausragende Leistung anerkannt. Er geht allerdings das **Risiko** ein, dass er am Ende enttäuscht ist, weil die Ergebnisse doch nicht so bahnbrechend sind, wie er das erwartet hat. Es ist keineswegs ausgeschlossen, dass sich eine Methode nicht etablieren lässt – dann ist eben diese Aussage das Ergebnis der Doktorarbeit. Freilich ist ein solches Ergebnis nicht unbedingt das, was man sich anfangs erhofft hatte. Man braucht bei experimentellen Studien in jedem Fall sehr viel Zeit, Geduld und Ausdauer und darf nicht bei den ersten Problemen die Flinte ins Korn werfen. Kandidaten, die auf Nummer sicher gehen wollen, empfehlen wir, eine solche Arbeit *nicht* in Angriff zu nehmen.

Es erscheint weniger problematisch, wenn der Doktorand bei seinen Untersuchungen auf eine bereits etablierte Methode zurückgreifen kann (etwa bei einer prospektiven Studie, in deren Verlauf Patienten zu untersuchen sind). In diesem Fall sollten Sie Ihrem Betreuer beim ersten Gespräch unbedingt die Frage stellen: „**Ist die Methode etabliert?**" Auch wenn Ihnen dies glaubhaft versichert wird, ist es dennoch fast normal, dass die Versuche oder Untersuchungen anfangs nicht klappen. Das kann zu erheblichen Verzögerungen Ihrer Arbeit führen. Dennoch ist dies kein Grund zu verzweifeln. Für die Methode sind Sie nicht allein verantwortlich! Es wird Ihrem Betreuer viel daran gelegen sein, dass die Untersuchungen brauchbare Ergebnisse liefern. Ansonsten wären sie teuer, wertlos und eventuell ethisch problematisch. Sehen Sie sich als Mitglied eines Teams, das daran arbeitet, die Methode zu etablieren und fragen Sie sich, welchen Teil Sie dazu beitragen können.

Überlegen Sie sich also im Vorfeld: Wenn Sie eine prospektive Arbeit in Angriff nehmen, müssen Sie in jedem Fall damit rechnen, dass sich Schwierigkeiten mit der Methode ergeben. Ihre Promotionszeit wird spannend werden mit Höhen und Tiefen. Dafür haben Sie die Chance, eine innovative Leistung zu erbringen, die auch entsprechend honoriert werden dürfte. Das geringste Risiko mit der Methodik gehen Sie bei einer retrospektiven Arbeit oder einer Literaturarbeit ein. Hier ist es nicht erforderlich, eine Untersuchungsmethode in der Praxis anzuwenden. Allerdings ist von vornherein klar, dass es sich bei retrospektiven Untersuchungen in den meisten Fällen um eine überwiegend deskriptive Arbeit handelt, bei der nicht viel mehr als „rite" zu erwarten ist.

8.1.3 Das erste Resümee

Sie merken schon nach kurzer Zeit, ob die Betreuung gut oder schlecht ist, ob Sie mit den Mitarbeitern des Labors oder der Klinik zurechtkommen, und ob die anzuwendende Methode funktioniert.

Etwa 4 Wochen nach Beginn Ihrer Arbeit sollten Sie sich fragen, ob Sie mit der Betreuung und Ihrem Arbeitsumfeld zufrieden sind, und ob Sie das Thema wirklich so brennend interessiert, dass Sie sich vorstellen können, noch Monate und Jahre intensiv daran zu arbeiten.

Wenn Schwierigkeiten auftreten und Sie meinen, diese allein nicht lösen zu können, dann sprechen Sie am besten mit jemandem, der die Dinge aus einer gewissen Distanz kritisch beurteilt:
- Dies kann ein älterer Kommilitone oder ein junger Arzt sein, der seine Doktorarbeit bereits abgeschlossen hat.
- Es ist mitunter auch sinnvoll, einen Kommilitonen aus der Fachschaft anzusprechen. Dort kennt man oft die geschilderten Probleme und kann mitunter Ratschläge erteilen.
- Es mag auch nützlich sein, einen Ihnen bekannten Hochschullehrer zu kontaktieren, der Erfahrung im Umgang mit Doktoranden hat.

In Einzelfällen kann es vorkommen, dass man das Gefühl hat, die Situation sei nicht mehr tragbar und es sei nicht sinnvoll, weiterzumachen. Wenn Sie ernsthaft erwägen, Ihre Arbeit bereits in der Anfangsphase abzubrechen, bitten Sie Ihren Betreuer um ein Gespräch und erläutern Sie ihm Ihre Gründe. Vielleicht hat er Verständnis für Ihre Probleme und versucht eine Lösung zu finden, denn auch für ihn ist eine abgebrochene Doktorarbeit kein gutes Aushängeschild. Ansonsten sollten Sie – wenn Sie sich nach reiflicher Überlegung dazu entschlossen haben – abbrechen, ehe Sie unnötig viel Zeit verlieren (nach dem Motto: besser ein Ende mit Schrecken als ein Schrecken ohne Ende). Überlegen Sie sich, wie Sie im nächsten Anlauf verhindern, dass sich ein solches Dilemma wiederholt.

8.1.4 Ihr Status als Doktorand

Dem Betreuer hat man viel zu verdanken: die Idee zur Arbeit und die Bereitschaft, diese zu betreuen. Das bedeutet aber keineswegs, dass man ihm bis zum Abgabetermin schutzlos ausgeliefert ist.

Die Doktorarbeit muss beim Dekanat angemeldet werden; der Promotionsausschuss entscheidet über die Annahme des Themas. Das gibt Ihnen eine gewisse Sicherheit. Auch Ihr Doktorvater hat nämlich jetzt für Sie und Ihre Arbeit eine Verantwortung, und das Dekanat ist offiziell davon unterrichtet.

Ihr **Status als Doktorand** ist dennoch nicht allzu stark. Sie sind – daran ist nicht zu rütteln – von Ihrem Betreuer und eventuell von dessen Mitarbeitern abhängig.
- Seien Sie kooperativ und dankbar für jede Unterstützung, die man Ihnen gewährt.
- Zeigen Sie aber auch ein gewisses Maß an Selbstbewusstsein.
- Weisen Sie – falls nötig – höflich, aber bestimmt darauf hin, dass Sie im Institut sind, um zu promovieren.

Das ist freilich eine Gratwanderung, da man es sich mit niemandem verscherzen möchte. Aber Sie haben ein Recht auf eine gute Betreuung, und auch Ihr Betreuer, der diese Aufgabe freiwillig übernommen hat, ist daran interessiert, dass Sie Ihre Arbeit erfolgreich beenden.

8.2 Zwischenmenschliche Probleme

8.2.1 Uninteressierte Betreuer

Dies ist der häufigste Grund, der Anlass zu Frust und Enttäuschung gibt. Die Betreuung wird in den seltensten Fällen von Anfang bis Ende in vollkommener Harmonie verlaufen. Probleme unterschiedlichster Art können in allen Phasen der Arbeit auftreten.

▶ **Probleme in der Anfangsphase**
- Am besten ist es, wenn vor Beginn der Arbeit feste Vereinbarungen getroffen werden, was die Betreuung angeht (zum Beispiel regelmäßigen Informationsaustausch). Darauf können Sie sich

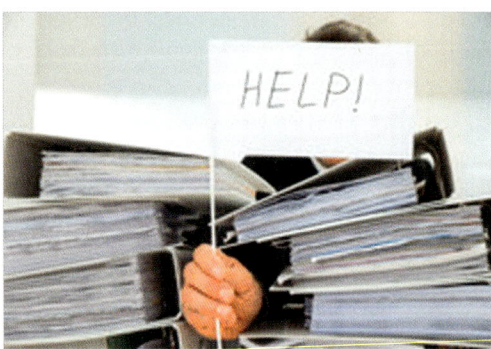

Abb. 8.1 Probleme am Anfang, im Verlauf, mit dem Betreuer...? (© apops/Fotolia.com)

berufen, wenn sich kurz danach herausstellen sollte, dass die Betreuung nicht zufriedenstellend ist. Es ist in der Tat alarmierend, wenn sich solche Probleme gleich zu Anfang einstellen.

- Fragen Sie aber bitte auch, ob Sie vielleicht zu hohe Erwartungen haben. Bedenken Sie, dass sich Ihr Betreuer außer um Ihre Doktorarbeit noch um eine Menge anderer Dinge zu kümmern hat. Er ist in einen Klinik- oder Institutsbetrieb involviert; er ist verantwortlich für seine Patienten oder sein Labor; er hat außer Ihnen vermutlich noch andere Doktoranden zu betreuen; er ist möglicherweise mit eigenen Forschungsarbeiten oder seiner Habilitation befasst. Kurz und gut: Ihre Doktorarbeit ist (zumindest in der Anfangsphase) für Sie persönlich ein wesentlicher Bestandteil Ihres Alltags – für Ihren Betreuer ist sie nur eine Angelegenheit unter vielen.
- Überlegen Sie vor jedem Treffen, was Sie Ihrem Betreuer konkret mitzuteilen haben. Schildern Sie ihm, was Sie nach Ihrem letzten Treffen zuwege gebracht haben. Wenn ein Problem oder eine schwierige Fragestellung ansteht: Versuchen Sie im Vorfeld, eine Erklärung zu finden oder einen Lösungsansatz zu erarbeiten. Bei einer solchen Strategie gestalten **Sie** das Gespräch und zeigen, dass Sie selbstständig arbeiten. Davon wird Ihr Betreuer mit Sicherheit mehr beeindruckt sein, als wenn Sie ihm Ihre Schwierigkeiten nur ausführlich schildern und ihn dann mit großen Augen erwartungsvoll anblicken würden.
- Es sollte selbstverständlich sein, dass Sie zu vereinbarten Treffen pünktlich erscheinen. Das bedeutet: Nicht zu spät, aber auch nicht viel zu früh! Sie können nicht erwarten, dass Ihr Betreuer dem Treffen mit Ihnen entgegenfiebert und begeistert ist, wenn Sie eine halbe Stunde früher als verabredet bei ihm anklopfen.

▶ **Probleme, die später auftreten**
- Sie kennen Ihren Betreuer nun schon eine Weile und haben plötzlich den Eindruck, dass er sich für Ihre Arbeit nicht mehr interessiert. Ein Abbruch kommt kaum noch infrage – dafür hat man schon zu viel Zeit und Energie investiert. Wenn Sie sich sein Verhalten nicht erklären können, sollten Sie ihn ansprechen. Vielleicht ist ihm das selbst noch gar nicht zu Bewusstsein gekommen, oder er kann Ihnen Gründe dafür nennen.
- Seien Sie aber bitte auch selbstkritisch und überlegen Sie, ob Sie etwas dazu beigetragen haben. Es gibt durchaus Gründe, weshalb sich Betreuer über Doktoranden ärgern (nicht nur umgekehrt). Diese können beispielsweise sein:
  ○ Beim Doktoranden ist der anfängliche Eifer verflogen und der Betreuer hat den Eindruck gewonnen, dass ihm andere Dinge weit wichtiger sind als seine Doktorarbeit. Er wartet vergebens darauf, über den Fortgang der Arbeit informiert zu werden.
  ○ Der Betreuer gibt dem Doktoranden Anregungen (z. B. Literaturempfehlungen) und merkt, dass seine Ratschläge in keiner Weise befolgt werden.
  ○ Ganz besonders ärgerlich ist es für den Betreuer, wenn der Doktorand ihm mehrmals einen Ausdruck der Arbeit (oder eines Kapitels) vorlegt, der schlampig erstellt und in Bezug auf Rechtschreibung, Zeichensetzung und Ausdrucksweise eine Katastrophe ist! Es ist nicht seine Aufgabe, den Erstentwurf einer Dissertation so oft zu überarbeiten, bis eine vorzeigbare Version entsteht.

Wenn Sie Ihrem Betreuer Anlass zur Unzufriedenheit gegeben haben, sollten Sie das in einem offenen Gespräch klären. Sie müssen natürlich auch bereit sein, Fehler einzugestehen und Ihr Verhalten zu ändern. Die Erfahrungen eines Doktoranden, der erst nach einigen Jahren seine Doktorarbeit abgebrochen hat, können Sie in Kap. 10.6 (S. 144) nachlesen.

- **Probleme in der Endphase.** Auch diese können nervenaufreibend sein. Einige typische Situationen seien hier genannt:
  - Der Betreuer ist nicht zufriedenzustellen. Die Arbeit ist eigentlich fertig; aber vor jedem Kongress (für den er Ergebnisse benötigt) fallen ihm unzählige Dinge ein, die man noch „reinbringen" könnte. Machen Sie ihn in diesem Fall darauf aufmerksam, dass dies anfangs so nicht vorgesehen war und stellen Sie klar, dass Sie die Arbeit beenden wollen. Sonst werden Sie nie fertig!
  - Die Erstversion Ihrer Arbeit liegt ein halbes Jahr oder noch länger auf dem Schreibtisch Ihres Betreuers, ehe er sie korrigiert. Diese Situation ist für den Doktoranden höchst ärgerlich, weil sich dadurch der Abgabetermin verzögert.
  - Die Arbeit ist endgültig fertig und könnte eingereicht werden. Unglücklicherweise kommt der Betreuer wegen Arbeitsüberlastung mehrere Monate nicht dazu, ein Gutachten zu schreiben.

All die genannten Situationen können sehr unangenehm werden, wenn Gespräche nichts bringen. Theoretisch besteht zwar die Möglichkeit, sich offiziell beim Dekan zu beschweren. Damit würden Sie Ihren Betreuer allerdings sehr verärgern (was sich nachteilig auf die Bewertung auswirken könnte). Besser ist es, eine neutrale dritte Person einzuschalten. Bei Spannungen zwischen dem Doktoranden und seinem Betreuer könnte dies der Doktorvater oder ein Ihnen bekannter Mitarbeiter des Instituts oder der Klinik sein. Auch ein Mitarbeiter des Promotionsbüros kann vielleicht weiterhelfen, weil ihm derlei Probleme nicht unbekannt sind.

> **Merke**
>
> Bei Problemen mit dem Betreuer hilft im Allgemeinen nur eines: Bleiben Sie hartnäckig und machen Sie höflich, aber bestimmt auf sich und Ihre Belange aufmerksam.

In jeder Phase Ihrer Doktorarbeit sollten Sie sich klarmachen: Ihr Betreuer hat selbst vor einigen Jahren promoviert und hat damals wahrscheinlich ähnliche Erfahrungen gemacht wie Sie es aktuell tun. Es dürfte nicht schaden, wenn Sie ihn bei passender Gelegenheit augenzwinkernd daran erinnern!

8.2.2 Unkooperative Mitarbeiter

Bei vielen Arbeiten ist man auf **Mitarbeiter** angewiesen, die einen im Labor oder auf einer Station einarbeiten. Oft hört man Studenten klagen, diese Ansprechpartner hätten keine Zeit oder keine Lust, man sei ganz auf sich allein gestellt und werde nur als ein Störfaktor empfunden. Mit Sätzen wie „Da hinten stehen die Geräte. Fangen Sie schon mal an" ist es eben nicht getan. Besonders ärgerlich ist es, wenn der Doktorand zu wichtigen Untersuchungen nicht gerufen wird, weil sich niemand dafür verantwortlich fühlt. Häufig haben Doktoranden das Gefühl, ausgenutzt zu werden: Sie werden zu Routinearbeiten im Labor herangezogen, dienen als „Pipettierknechte" oder sollen Dienstbotengänge und Kopierarbeiten durchführen.

Sie erkennen an diesen Beispielen, wie wichtig es ist, dass der Betreuer loyal hinter Ihnen steht. Nur dann werden seine Mitarbeiter auch bereit sein, Sie zu unterstützen. Wenn es in dieser Hinsicht Probleme gibt, versuchen Sie zunächst, diese in einem klärenden Gespräch mit dem jeweiligen Mitarbeiter zu lösen. Sagen Sie ihm, dass Sie auf seine Hilfe angewiesen sind und dass Sie ihm dankbar dafür sind.

Wenn Sie Schwierigkeiten allein nicht lösen können, bitten Sie Ihren Betreuer, Unstimmigkeiten aus dem Weg zu räumen. Bedenken Sie dabei aber auch, dass Ihre Anwesenheit zusätzliche Arbeit bedeutet und dass Sie nicht erwarten können, dass Ihnen permanent jemand zu Diensten ist. Sie haben es selbst in der Hand, zu einer guten **Arbeitsatmosphäre** beizutragen.

In diesem Zusammenhang sei noch auf Folgendes hingewiesen: Bei einigen Einrichtungen, die Sie als Doktorand hin und wieder aufsuchen müssen, gibt es feste Sprechzeiten (z. B. im Promotionsbüro). Informieren Sie sich vorab über diese Zeiten und halten Sie sich daran! Es ist zwar ärgerlich, wenn man außerhalb der Sprechzeiten irgendwo auftaucht und sein Anliegen nicht persönlich vorbringen kann. Es wird aber als unhöflich empfunden, wenn Sie trotzdem vorsprechen und erwarten, dass Sie bevorzugt behandelt werden. Damit machen Sie sich nur unbeliebt. Wenn Sie Mails schreiben, Formulare verschicken oder Unterlagen in einem Briefkasten hinterlegen: Achten Sie auf ein höfliches und fehlerfreies Anschreiben an die betreffende Person. Alles andere wäre respektlos.

8.2.3 Konkurrierende Doktoranden

Probleme in diesem Bereich entstehen, wenn Sie gezwungen sind, eng **mit anderen Doktoranden zusammenzuarbeiten**. Dies ist beispielsweise dann gegeben, wenn mehrere Arbeiten auf derselben Tierversuchsserie basieren. Dann werden Experimente gemeinsam geplant und durchgeführt, und es werden dieselben Methoden zur Aufbereitung und Verarbeitung der Daten verwendet. Wie leicht hat man dabei das Gefühl, ausgenutzt zu werden! So kann es passieren, dass ein Student, der sich gut in Statistik auskennt, anfangs bereitwillig alle Daten analysiert und später ganz selbstverständlich sämtliche statistischen Auswertungen alleine durchführt.

> **Merke**
>
> Treffen Sie im Vorfeld klare Absprachen!

Ertragen Sie Ärger und Frust nicht klaglos, sondern versuchen Sie, mit Ihren Kommilitonen sachlich zu diskutieren. Hier ist eine Arbeitsgruppe, zu der sich die Doktoranden in regelmäßigen Abständen treffen, sehr vorteilhaft.

In diesem Zusammenhang noch einige Bemerkungen zum Thema **Doktorarbeit zu zweit**. An manchen Fakultäten besteht die Möglichkeit, ein Thema zu zweit (oder gar zu dritt) zu bearbeiten. Die Promotionsordnung verlangt, dass die Leistung eines jeden Einzelnen klar ersichtlich ist. Einige Studenten wünschen sich ein solches Thema, weil sie dann bei Schwierigkeiten nicht alleine sind. Dennoch ist ein solches Vorhaben problematisch. Früher oder später ergeben sich mit Sicherheit Reibungspunkte. Sie sollten auch bedenken, dass solche Arbeiten in aller Regel nicht mit Höchstnoten bedacht werden. Ein Betreuer wird die Note „magna cum laude" oder gar „summa cum laude" nur dann vorschlagen wollen, wenn er sich sicher ist, dass es sich um eine eigenständige Leistung des Doktoranden handelt. Bei Gemeinschaftsarbeiten ist dies jedoch nur schwer einschätzbar. Grundvoraussetzung ist, dass die Beteiligten sich schon längere Zeit kennen und gut miteinander harmonieren. Es besteht durchaus die Gefahr, dass – vielleicht erst nach einiger Zeit – einer der beiden Kandidaten als Trittbrettfahrer agiert und der andere sich ausgenutzt fühlt. Überlegen Sie sich die Sache reiflich, bevor Sie sie angehen!

Manchmal werden Themen vergeben, die ähnliche Fragestellungen behandeln und aus denen 2 Doktorarbeiten hervorgehen. Dies ist empfehlenswert für Kommilitonen, die sich gut kennen und effizient zusammenarbeiten. Ein Beispiel finden Sie in Kap. 10.2.8.

8.2.4 Der Betreuer verlässt die Universität

Natürlich wünschen sich die meisten Doktoranden, dass sie von Anfang bis Ende der Arbeit mit demselben Betreuer zusammenarbeiten. Deshalb kann es wichtig sein, vor Inangriffnahme eines Themas in Erfahrung zu bringen, ob Ihr potenzieller Betreuer möglicherweise die Einrichtung verlässt. Es gibt einige **Anhaltspunkte**, die darauf hindeuten, ob ein Dozent in naher Zukunft wahrscheinlich geht, oder ob er bleibt.

- Wenn ein Dozent einen Ruf auf eine auswärtige Professur erhalten und angenommen hat, wird dies offiziell bekannt gegeben – dann kann man ganz sicher sein, dass er geht. Solche Leute werden aber kaum noch Doktorarbeiten anbieten.
- Bei Juniorprofessoren, Privatdozenten oder jüngeren W2-Professoren muss man damit rechnen, dass sie jede Chance, die sich Ihnen bietet, nutzen werden, um Lehrstuhlinhaber (also beamteter W3-Professor mit Leitungsfunktion) zu werden oder anderweitig Karriere zu machen.
- Bei Klinikdirektoren und Institutsleitern darf man am ehesten annehmen, dass sie bleiben.
- Auch bei Dozenten, die noch nicht lange in einer Institution arbeiten, ist kaum anzunehmen, dass sie nach kurzer Zeit die Stelle erneut wechseln. Auszuschließen ist dies jedoch in keinem Fall.

Wenn Sie befürchten, dass Ihr Betreuer beabsichtigt, sich beruflich zu verändern, sollten Sie ihn darauf **ansprechen**. Sie werden zwar nicht immer eine ehrliche Auskunft erhalten, denn kaum einer wird ihnen ausführlich von seinen Bewerbungsbemühungen erzählen, wenn er noch keine feste Zusage hat. Sie können seiner Antwort aber vielleicht doch entnehmen, ob er einen Stellenwechsel ins Auge fasst, oder ob er diesbezüglich keine Ambitionen hegt. Fragen Sie gegebenenfalls nach, ob und wie die weitere Betreuung im Falle eines Falles erfolgen wird.

Nun vollziehen sich Stellenwechsel in den seltensten Fällen von heute auf morgen. Wenn sich für Ihren Betreuer eine berufliche Chance ergibt, wird er Sie hoffentlich so früh wie möglich informieren – alles andere wäre unfair. Es ergeben sich trotz Stellenwechsel Ihres Betreuers mehrere Möglichkeiten der weiteren Betreuung:

- Wenn Sie einen wesentlichen Teil Ihrer Arbeit bereits abgeschlossen haben und Ihr Betreuer ernsthaft daran interessiert ist, ist es nicht unbedingt von Nachteil, wenn er zu einer anderen Einrichtung geht. Die Qualität einer Betreuung ist nicht maßgeblich von der Entfernung abhängig; schließlich gibt es moderne Kommunikationsmedien. Sie müssen allerdings einkalkulieren, dass Sie – ehe Sie die Arbeit fertigstellen können – ggf. ein oder auch mehrere Male zu Ihrem Betreuer reisen müssen.
- Eine andere Möglichkeit besteht darin, dass sich Ihr Betreuer um einen „Ersatz" bemüht, der in Ihrer Klinik oder an Ihrer Universität arbeitet. Dies ist insbesondere dann vorteilhaft, wenn Sie mit Ihrer Arbeit noch am Anfang stehen. Mit ein wenig gutem Willen auf beiden Seiten sollte es möglich sein, sich auf die neue Situation einzustellen und die Arbeit erfolgreich zu Ende zu bringen.
- Weniger problematisch ist es, wenn „nur" der offizielle Doktorvater geht (falls er nicht identisch mit dem Betreuer ist). Für den Doktoranden ändert sich dadurch nicht allzu viel. Der offizielle Doktorvater behält weiterhin das Recht zur Erstbegutachtung an seiner ehemaligen Universität.

Der **äußerste Extremfall** tritt ein, wenn ein Doktorand plötzlich ganz ohne Betreuer dasteht (beispielsweise nach dessen unerwartetem Tod). Dann müssen Sie einen anderen Dozenten finden, der Ihre (halbfertige) Arbeit weiter betreut. Sie können sich auch an das Dekanat oder ein Mitglied der Promotionskonferenz wenden und um Hilfe bitten.

8.3 Schwierigkeiten beim Schreiben

8.3.1 Allgemeine Hinweise

Vielen Kandidaten bereitet das **Schreiben des Textes** die größten Schwierigkeiten. Bei der Durchführung von Experimenten, der Untersuchung von Patienten oder der Datenanalyse kann man zu Recht Unterstützung einfordern (denn schließlich verfügt man als Doktorand in der Regel nicht über ausreichende Erfahrung, um diese Tätigkeiten selbstständig durchzuführen). Das Literaturstudium ist dagegen ein eher passiver Vorgang, bei dem Sie als Doktorand die Arbeit anderer Autoren lesen und beurteilen, aber selbst nicht kreativ tätig sein müssen.

Beim Schreiben sind Sie jedoch weitgehend auf sich allein gestellt. Niemand kann Ihnen diese Arbeit abnehmen oder auch nur teilweise übernehmen (das wäre in der Tat Betrug). Dabei wird der **Fortschritt einer Dissertation** erst durch den geschriebenen Text offenbar. Ein umfassendes Literaturstudium, sorgfältig durchgeführte Experimente, gewissenhafte Untersuchungen oder eine effiziente Datenanalyse nützen nichts, wenn die sich daraus ergebenden Erkenntnisse nicht dokumentiert werden. Auch den Betreuer wird es auf Dauer nicht zufriedenstellen, wenn Sie ihm wiederholt versichern, dass Ihre Untersuchungen abgeschlossen und die Daten ausgewertet sind oder dass Sie fleißig gelesen haben, sofern Sie keinen selbst verfassten Text vorweisen können.

Einige **Tipps zum effizienten Arbeiten** haben Sie wahrscheinlich schon häufig gehört oder gelesen, aber nicht unbedingt beherzigt:

- Es ist ideal, wenn Sie einen festen Arbeitsplatz mit PC, Internet-Anschluss und Drucker haben, an dem Sie Ihre Arbeit erstellen.
- Ihr Arbeitsplatz sollte nicht von Chaos beherrscht werden. Es ist extrem demotivierend, wenn man zunächst Blätter sortieren und schmutzige Tassen beseitigen muss, ehe man mit der eigentlichen Arbeit beginnen kann.
- Lesen Sie während der Arbeitsphase am besten keine Mails und stellen Sie das Telefon oder Ihr Handy lautlos (oder lassen Sie nur ausgewählte Nummern zu).
- Fragen Sie sich, was Sie am meisten ablenkt und verbannen Sie diese Gegenstände aus Ihrem Blickfeld. Menschen sind individuell unterschiedlich veranlagt: So kann beispielsweise ein Urlaubsfoto den einen zum zielführenden Arbeiten motivieren, während es den anderen zu unnützen Tagträumen verleitet.
- Hinterlassen Sie am Ende des Tages einen aufgeräumten Schreibtisch! Legen Sie wichtige Unterlagen an geeigneter Stelle ab und entsorgen Sie Papiere, die Sie nicht mehr benötigen.

Noch ein Hinweis: Sie sollten unbedingt jemanden am Entstehungsprozess Ihrer Arbeit teilhaben lassen. Vielleicht haben Sie das Glück, jemanden in Ihrem Familien- oder Freundeskreis zu kennen, der gut formulieren kann und sicher in stilistischen Fragen ist (das muss kein Mediziner sein). Bitten Sie diese Person, Ihren Text kritisch durchzulesen.

> **Merke**
>
> Es kann in keinem Fall schaden, wenn Sie die Meinung eines „Außenstehenden" hören und beachten.

Sie müssen sich klar darüber sein, dass Schreiben ein kreativer Prozess ist! Professionelle Schreiber werden Ihnen versichern: **Schreiben beansprucht Zeit.** Sie dürfen nicht erwarten, dass die erste Version eines Textes druckreif ist. Lassen Sie sich dadurch nicht entmutigen! Sie werden jeden Abschnitt mehrmals überarbeiten und dabei immer wieder korrigieren. Mit einem Textverarbeitungssystem ist dies kein großes Problem, im Gegenteil: Es macht sogar Spaß! Irgendwann haben Sie dann das Gefühl: Jetzt ist es wirklich gut!

8.3.2 Das Überwinden von Schreibblockaden

Einige Tipps zum Schreiben finden Sie im Kap. 7.4.3 und Kap. 7.4.4. Wenn Sie trotz aller Bemühungen meinen, nichts Sinnvolles zustande zu bringen, müssen Sie selbstkritisch die Ursachen erkunden. Nur so können Sie Abhilfe schaffen. Welche Gründe treffen bei Ihnen zu?

▶ **Angst vor dem leeren Blatt.** Sie starren hilflos auf den leeren Bildschirm? Dem lässt sich leicht abhelfen. Nehmen Sie sich ein Kapitel vor (das erste Kapitel, das man schreibt, ist üblicherweise „Material und Methoden") und geben Sie die Überschriften der einzelnen Abschnitte ein. Bei jedem Abschnitt können Sie dann Stichworte zum Inhalt und relevante Literaturstellen eintippen (anhand der Notizen, die Sie sich bei jedem gelesenen Papier gemacht haben sollten) – und schon ist das Blatt bzw. der Bildschirm nicht mehr leer.

▶ **Ungenügende Vorbereitung.** Müssen Sie sich etwa eingestehen, dass Sie den **Stoff**, über den Sie schreiben wollen, **nicht beherrschen?**

- Wenn Sie sich nicht intensiv mit den verwendeten Methoden befasst haben, ist es sinnlos, dass Sie sich an das Kapitel „Material und Methoden" heranwagen.
- Das Kapitel „Ergebnisse" setzt voraus, dass Sie Ihre Daten mit adäquaten statistischen Methoden analysiert und eventuell aussagekräftige Grafiken erstellt haben.
- Für das Schreiben der „Diskussion" sollten Sie einen Großteil der relevanten Papers gelesen und verinnerlicht haben.

Das alles kostet Zeit. **Diese Zeit müssen Sie sich nehmen!** Es ist nicht zielführend, Dinge, die man nur halbwegs verstanden hat, irgendwo abzuschreiben oder gar aus dem Englischen zu übersetzen. Es ist ebenso wenig zweckdienlich, die Ergebnisse dilettantisch durchgeführter Analysen zu präsentieren oder unausgereifte Gedanken zu Papier zu bringen. All dies vermindert die Qualität Ihrer Arbeit und bringt Sie nicht wirklich voran!

▶ **Unstrukturiertes Gedankenchaos.** Ihnen fallen tausend Dinge ein, die ein Abschnitt enthalten sollte – aber Sie finden keinen Anfang? Bringen Sie Systematik ins Chaos!
- Notieren Sie für jeden Abschnitt inhaltliche Schwerpunkte, die dieser enthalten soll und überlegen Sie vor dem Schreiben, in welcher Reihenfolge diese abzuarbeiten sind.
- Überlegen Sie außerdem, welche Literatur zitiert werden sollte, und notieren Sie die entsprechenden Papers.
- Sie sollten auch wissen: Man lernt während des Schreibprozesses. Zusammenhänge werden klarer, Unklarheiten werden erkennbar.

▶ **Mangelndes Selbstvertrauen.** Niemand sieht Ihnen über die Schulter! Deshalb können Sie mit dem Schreiben beginnen, ohne befürchten zu müssen, dass sich jemand über Ihre Schreibkünste mokiert. Sie müssen dabei (zunächst) nicht auf stilistische Feinheiten achten.

▶ **Angst vor dem Urteil des Betreuers.** Sie haben eine Schreibblockade, weil Sie sich vor dem Urteil Ihres Betreuers fürchten? Vielleicht ist es ein kleiner Trost für Sie, dass die Dissertation Ihres Betreuers ebenfalls begutachtet wurde. Wenn er an seiner Habilitation arbeitet, befindet er sich in einer ähnlichen Situation wie Sie. Aber auch habilitierte Betreuer müssen sich permanent der Kritik stellen, etwa wenn sie Papers einreichen oder auf Kongressen vortragen. Wissenschaft lebt vom geistigen Austausch! Deshalb müssen auch Sie sich der Kritik stellen und bereit sein, diese zu überdenken. Anderen Doktoranden ergeht es ebenso! Sachliche Kritik ist konstruktiv und nicht gegen Sie als Person gerichtet.

▶ **Schwierigkeiten mit der Software.** Nicht jeder kennt die zahlreichen Kniffe und Tricks, die das Textverarbeitungsprogramm Word bietet. Dies ist jedoch kein Grund, der Sie vom Schreiben abhalten sollte. Bei der ersten Version ist die Formatierung weniger wichtig. Die Endversion der Arbeit sollte freilich perfekt formatiert sein. Es ist daher in jedem Fall sinnvoll, sich fehlende Kenntnisse durch den Besuch geeigneter Kurse oder autodidaktisch anzueignen. Notfalls muss man jemanden um Unterstützung bitten.

▶ **Unzufriedenheit über den eigenen Text.** Wenn Sie einen Text zum wiederholten Male durchlesen und immer noch unzufrieden sind, fragen Sie sich, woran das liegen mag:
- Gefällt Ihnen Ihr eigener Stil nicht?
- Ist der Text logisch nicht stringent aufgebaut?
- Glauben Sie, dass der Text generell unverständlich ist?

Es mag hilfreich sein, den Text zunächst beiseite zu legen und sich anderen Aufgaben zu widmen. Vielleicht kommt Ihnen ja dabei plötzlich ein zündender Gedanke! Nach einiger Zeit fällt Ihnen das Überarbeiten Ihres Textes wahrscheinlich leichter. Eventuell sollten Sie in Erwägung ziehen, mit anderen Doktoranden eine Schreibgruppe zu bilden. Hier können Sie:
- sich mit Gleichgesinnten austauschen,
- Schwierigkeiten besprechen,
- sich gegenseitig motivieren und kontrollieren.

Manche Universitäten bieten Seminare an, in denen psychologische Hilfestellungen gewährt werden. Optimal sind individuelle Sprachberatungen, die beispielsweise die Graduiertenakademie der Universität Heidelberg gewährt. Informationen finden Sie unter www.graduateacademy.uni-heidelberg.de/servicestelle/korrekturservice_deutsch.html. Professionelle Hilfe können Sie auch über das Internet finden, wenn Sie nach „Schreib-Coach" oder „Schreibwerkstatt" suchen. Sehen Sie sich die Internetseiten genau an, ehe Sie Kontakt aufnehmen und achten Sie darauf, dass der Anbieter seriös ist. Überzeugen Sie sich, dass das jeweilige Angebot auf Ihr Anliegen zugeschnitten ist (Sie wollen einen wissenschaftlichen Text, keinen Roman, kein Tagebuch und keinen Ratgeber schreiben), und prüfen Sie, ob die Kosten angemessen sind (für Studenten gibt es eventuell ermäßigte Preise). In keinem Fall sollten Sie Ihre Arbeit aus der Hand geben und von einem „Ghostwriter" schreiben lassen.

▶ **Permanente Unlust.** Sie haben schlicht und einfach keine Lust, sich an Ihren Schreibtisch zu setzen und mit dem Schreiben zu beginnen? Sie lassen sich allzu leicht ablenken? Verständnis oder gar Mitleid können Sie bei dieser Einstellung nicht erwarten. Ohne ein Minimum an Selbstdisziplin klappt es nicht. Fangen Sie endlich an!

8.4 Die Zeit läuft davon

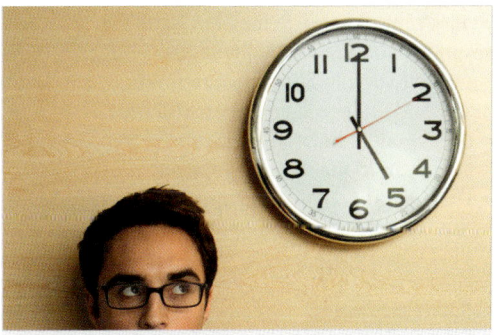

Abb. 8.2 Zeitprobleme (© moodboard/Fotolia.com)

8.4.1 Ursachen

Anfangs ergeben sich häufig Probleme mit der **Zeitplanung**. Sie entstehen beispielsweise, wenn der Betreuer verlangt, dass Sie zu bestimmten Zeiten im Labor erscheinen, während Sie gleichzeitig eine Vorlesung besuchen wollen. Das lässt sich aber leicht in den Griff kriegen. Wenn Sie in einer solchen Situation sind, schildern Sie Ihrem Betreuer das Dilemma und versuchen Sie, eine ehrliche und verlässliche Absprache zu treffen. Für die Zukunft sollten Sie besser planen, um derartige Probleme zu vermeiden.

Ein **gravierenderes Problem** ist gegeben, wenn Sie nach einigen Monaten feststellen, dass Ihnen die Zeit unter den Händen zerrinnt. Dann ist zu befürchten, dass die ganze Sache aus dem Ruder läuft, wenn man nicht gegensteuert. Am Anfang der Doktorarbeit stehen meist Datenerhebungen, Untersuchungen oder Experimente auf dem Plan. Zum Teil handelt es sich dabei um Routinearbeiten, die ein gewisses Maß an Fleiß erfordern, aber keine allzu großen intellektuellen Leistungen abverlangen. Diese Arbeiten werden in der Regel relativ zügig erledigt.

Dann folgt der **schwierigere Teil**, nämlich die Datenauswertung und die Schreibarbeit, verbunden mit einem umfangreichen Literaturstudium. „Mit der Doktorarbeit bin ich fast fertig. Ich muss nur noch schreiben" hört man dann oft, als ob dies in kürzester Zeit ohne großen Aufwand zu erledigen wäre.

Die Datenanalyse, das Literaturstudium und das Schreiben fallen aber vielen Studenten enorm schwer, nicht zuletzt deshalb, weil dies während des Studiums kaum von ihnen verlangt worden ist. Deshalb sind sie sehr einfallsreich, wenn es darum geht, Ausreden für ihre geringe Motivation zu finden. Während des Semesters sind sie mit Vorlesungen und Praktika vollauf beschäftigt. Sie nehmen sich vor, die Semesterferien zu nutzen. Dann sucht und findet man neue **Ausflüchte**:

- Die Freundin ist beleidigt, wenn man nicht einen längeren Urlaub mit ihr verbringt.
- Die Videofilme müssen vorgeführt werden, damit Freunde und Verwandte sehen, wie schön der Urlaub war.
- Die Oma erwartet, dass man sie zu ihrem Geburtstag besucht.
- Man muss jobben, um sein Studium zu finanzieren.
- Die Wohnung könnte mal wieder neu tapeziert werden.
- Endlich hat man Zeit, sich um die Familie und Freunde zu kümmern, die man doch so lange vernachlässigt hat.

Alles, was vom Schreiben abhält, ist willkommen. So gehen die Semesterferien vorbei, und am Ende ist man mit der Dissertation genauso weit wie zu Beginn.

Kandidaten, die bereits im Praktischen Jahr oder als approbierter Arzt arbeiten, brauchen sich weniger um Ausreden zu bemühen. Der Tagesablauf an einer Klinik, zu dem noch Wochenend- oder Nachtdienste kommen, ist so vollgepackt, dass man in der karg bemessenen Freizeit kaum noch dazu kommt, sich um die Doktorarbeit zu kümmern.

Monate und Jahre ziehen ins Land – es entsteht ein Teufelskreis. Einerseits plagt einen permanent das schlechte Gewissen, weil man sich gar nicht ernsthaft bemüht, weiterzukommen. Andererseits werden das Neu-Anfangen immer schwieriger und der Horror davor immer größer. Also drückt man sich weiterhin vor der Arbeit.

8.4.2 Folgen

Die Folgen, die sich daraus ergeben, reichen weiter, als man zunächst vermuten würde.

- Je länger man die Arbeit liegen gelassen hat, umso schwieriger wird der Wiedereinstieg. Es dauert dann oft mehrere Tage, bis man sich erneut in die Materie eingearbeitet hat und die Gedanken, die man sich vor langer Zeit gemacht hatte, wieder nachvollziehen kann.
- Je mehr Zeit vergeht, desto umfangreicher wird die Literatur. Dies bedeutet wiederum zusätzliche Arbeit, denn gerade die neueste Literatur muss in jedem Fall angemessen berücksichtigt werden.
- Die Untersuchungsergebnisse sind längst nicht mehr so aktuell, wenn die Doktorarbeit erst Jahre nach deren Erhebung fertiggestellt wird. Die Veröffentlichung in einer wissenschaftlichen Zeitschrift wird schwieriger.
- Je mehr Zeit vergeht, desto geringer ist die Wahrscheinlichkeit, dass man noch vor Beginn des Praktischen Jahres damit fertig wird.
- Wenn man später als Arzt in einer anderen Stadt tätig ist und die Doktorarbeit noch immer anhängen hat, gestaltet sich der Informationsaustausch mit dem Betreuer schwieriger.
- Es macht bei Bewerbungen keinen guten Eindruck, wenn man übermäßig lange mit der Dissertation beschäftigt war. Schnell kommt dann der Verdacht auf, dass der Kandidat nicht effizient arbeiten kann.
- Die Promotionsordnungen einiger Fakultäten sehen vor, einen Kandidaten von der mündlichen Prüfung, dem Rigorosum, zu befreien, wenn seit dem Abschluss des letzten Abschnitts der Ärztlichen Prüfung nicht mehr als 2 Jahre vergangen sind.
- Und das Allerschlimmste: Man verliert die Selbstachtung!

8.4.3 Gegenmaßnahmen

Sie müssen diesen Teufelskreis durchbrechen oder – noch besser – dafür sorgen, dass es erst gar nicht so weit kommt.

- In allen Phasen Ihrer Arbeit ist es extrem motivierend, ein **konkretes Ziel** vor Augen zu haben: den **Abschluss Ihres Promotionsverfahrens**. Das reicht aber nicht aus. Es wäre unrealistisch, mit einer rosaroten Brille vor Augen von diesem Ziel zu träumen, ohne Schwierigkeiten in Betracht zu ziehen. Deshalb ist es sinnvoll, sich **einen Zeitplan** zu erstellen! Dieser ist zu Beginn kaum bis ins letzte chronologische Detail perfekt. Dennoch ist es wichtig, sich konkrete Etappenziele zu setzen. Es ist freilich schwierig, hierzu allgemeine Ratschläge zu erteilen. Ein vernünftiger Zeitplan ist abhängig von vielerlei Dingen, insbesondere der Art des Themas und der individuellen Situation des Doktoranden (u. a. von dessen Kenntnissen, Erfahrungen, Motivation, familiärer und beruflicher Situation). Einige allgemeine Tipps zum Erstellen eines Zeitplans seien an dieser Stelle genannt:
- Erkundigen Sie sich, wann die nächsten Semester beginnen und enden und markieren Sie vorlesungsfreie Zeiten in Ihrem Plan! Es gibt Tätigkeiten, die während eines laufenden Semesters schwierig zu bewältigen sind (z. B. das Schreiben eines Kapitels). Andere Arbeiten (z. B. Lesen) lassen sich jedoch auch abends bewältigen.
- Tragen Sie ein, welche Zeiträume in den nächsten 2 Jahren verplant sind (für Prüfungsvorbereitungen, Famulaturen, Jobben etc.). Reservieren Sie eine angemessene Zeit für Urlaube und freie Wochenenden (die Sie dann ohne schlechtes Gewissen genießen können). Auch wenn Ihnen 2 Jahre sehr lange erscheinen – die wenigsten Doktorarbeiten sind vorher beendet.
- Wenn Ihre Dissertation ein paar Wochen oder Monate Anwesenheit in einem Labor, einem Betrieb oder einer anderen Institution erfordert: Versuchen Sie, diese Zeiträume möglichst früh zu vereinbaren und notieren Sie diese.
- Das erste Etappenziel könnte das Erstellen eines Exposés sein. Dazu müssen Sie sich intensiv mit der Fragestellung auseinandersetzen, sich anhand von Handbüchern in die Thematik einarbeiten und sich einen groben Überblick über die aktuelle Literatur verschaffen. Dafür sollten Sie 2 bis 3 Monate an Zeit reservieren.
- Überlegen Sie: Sollten Sie spezielle Kurse besuchen, weil Ihnen die für Ihre Doktorarbeit notwendigen Kenntnisse fehlen (z. B. einen Kurs zu Literaturverwaltung)? Erkundigen Sie sich, wann diese Kurse angeboten werden. Melden Sie sich so früh wie möglich an und notieren Sie die Termine in Ihrem Zeitplan.
- Reservieren Sie mindestens 2 bis 3 Monate, in denen Sie sich einem intensiven Literaturstudium widmen. Kandidaten, die eine Literaturarbeit in Angriff nehmen, müssen hierfür noch wesentlich mehr Zeit investieren. Führen Sie eine Literaturrecherche durch und überlegen Sie, welche Papers Sie unbedingt lesen müssen, ehe Sie mit der Schreibarbeit beginnen. Hinweise zur Wahl geeigneter Papers finden Sie im Kapitel „Tipps für das Lesen von Papers" (S. 94). Es ist sinnvoll, dies mit dem Betreuer zu besprechen.
- Planen Sie genügend Zeit für das Akquirieren Ihrer Daten ein. Bei retrospektiven Studien müssen Sie Ihre Daten in Patientenakten suchen oder auch Personen telefonisch kontaktieren. Fragen Sie Ihren Betreuer oder einen anderen (ehemaligen) Doktoranden, der diese Arbeit bereits absolviert hat, wie viel Zeit man dafür reservieren muss. Bei prospektiven Arbeiten müssen Sie klarstellen, wie viele Patienten oder Probanden zu rekrutieren sind und mit Ihrem Betreuer besprechen, in welchem Zeitraum dies vonstattengehen soll. Erfahrungsgemäß ist es sinnvoll, für diese Tätigkeiten mindestens 1 Monat zusätzlich zu verplanen. Tragen Sie diese Zeiträume in Ihren Plan ein!
- Wenn Sie sich genügend Kenntnisse angeeignet haben, können Sie sich an das Kapitel „Material und Methoden" heranwagen. Erstellen Sie zunächst eine detaillierte Gliederung. Überschlagen Sie, wie lang dieses Kapitel etwa werden soll (eventuell anhand von anderen Doktorarbeiten, die bei Ihrem Betreuer erstellt wurden). Gehen Sie davon aus, dass Sie durchschnittlich eine Seite pro Tag schreiben werden.
- Das Schreiben des Ergebniskapitels setzt voraus, dass Sie alle Daten erhoben, dokumentiert und analysiert haben. Rechnen Sie damit, dass Sie 2 bis 4 Wochen für die Analyse Ihrer Daten benötigen. Dazu zählt nicht nur die Zusammenarbeit mit dem Statistiker. Sie müssen die verwendeten Methoden verstanden haben, die Ergebnisse der Analyse nachvollziehen und interpretieren können. Für das Schreiben des Ergebnisteils ist ebenfalls eine Seite pro Tag zu veranschlagen.

- Ein weiterer Meilenstein ist das Kapitel „Diskussion". Dazu müssen Sie alle relevanten Papers (alte und aktuelle) gelesen haben. Dieses Kapitel kann parallel zum Lesen in Angriff genommen werden (indem man gute Ideen und Gedanken, die sich beim Lesen einstellen, sofort an passender Stelle im Diskussionsteil festhält). Das endgültige Schreiben sollte nach dem Schreiben des Ergebnisteils durchgeführt werden. Da dieses Kapitel eine sehr intensive Auseinandersetzung mit der Literatur und den eigenen Ergebnissen erfordert und da es sich um das letzte umfangreiche Kapitel der Arbeit handelt, sollte man hierfür etwa 2 freie Monate (idealerweise in den Semesterferien) reservieren.
- Für den Rest (die Kapitel „Einleitung" und „Zusammenfassung", Lebenslauf, Danksagung etc.) sollte man ebenfalls 1 Monat veranschlagen.
- Einen (letzten) Monat sollte man reservieren, um die geschriebene Arbeit ein letztes Mal durchzulesen, ehe man sie als fertig deklariert.

Diese Punkte müssen nicht unbedingt chronologisch nacheinander abgearbeitet werden. Einige Phasen überlappen sich teilweise (etwa Lesen und Schreiben); die Reihenfolge der Durchführung und die Zeitdauer, die für die einzelnen Phasen notwendig sind, mögen von Fall zu Fall variieren. Dennoch bietet dieses Schema für jeden Doktoranden einen groben Anhaltspunkt, um einen einigermaßen realistischen Zeitplan erstellen zu können.

Folgende Hilfen sind nützlich, damit Sie Ihren Zeitplan einhalten können:

Vereinbaren Sie konkrete Termine. Es ist empfehlenswert, sich mit dem Betreuer regelmäßig zu treffen, um mit ihm über den Fortgang der Arbeit zu sprechen. Diese Gespräche haben eine Kontrollfunktion: Es besteht weniger die Gefahr, dass Sie die Dinge schleifen lassen.

Setzen Sie sich realistische Tagesziele! Beginnen Sie jeden Tag mit einer interessanten Aufgabe, die Sie gerne angehen. Überlegen Sie sich am Tag zuvor, welche Aufgabe dies sein kann: z. B. das Fertigschreiben eines Abschnitts, das Zu-Ende-Lesen eines Papers, das Erstellen einer Tabelle oder einer Grafik.

Wenn Sie ein halbes Jahr nach der Inangriffnahme des Themas merken, dass Sie kaum weitergekommen sind, sollten Sie **selbstkritisch Antworten auf die Frage suchen**, warum dies so ist. Dabei sollten Sie keine Ausreden zulassen wie etwa „Tagsüber komme ich nicht dazu und abends bin ich so müde". Suchen Sie die Schuld nicht nur bei anderen oder bei äußeren Umständen. Versuchen Sie, Ursachen zu ergründen und Gegenmaßnahmen zu treffen.

Selbstverständlich müssen Sie Ihren **Zeitplan anpassen**, wenn Sie merken, dass Sie ihn unmöglich einhalten können. Versuchen Sie beim Erstellen des neuen Plans, Ihre bisher gemachten Erfahrungen einfließen zu lassen und einigermaßen realistische Zeiträume für die einzelnen Schritte festzulegen.

Ein Student sollte Folgendes beherzigen:
- Bemühen Sie sich, die **Dissertation** so weit wie möglich **während Ihres klinischen Studiums abzuschließen**. Das heißt, Sie sollten früh damit beginnen und die Semesterferien zum Schreiben nutzen. Seien Sie froh um die vorlesungsfreie Zeit – als Student im Praktischen Jahr oder als Arzt kommen Sie nicht mehr in diesen Genuss.
- **Setzen Sie Prioritäten!** In den Semesterferien sollte Ihre Dissertation an erster Stelle stehen. Viele Studenten müssen in dieser Zeit jobben; außerdem muss Zeit für Examensvorbereitungen eingeplant werden. Bei anderen Dingen (z. B. Urlaubsreisen oder Hobbys) sollten Sie sich aber fragen, ob Sie Abstriche machen können.
- **Seien Sie realistisch!** Es hat keinen Sinn, sich für die Semesterferien viel vorzunehmen, wenn Sie vorab wissen, dass Sie 4 Wochen jobben und 3 Wochen verreisen. Viele Doktoranden nehmen ein Notebook und diverse Papers mit in den Urlaub und haben die besten Vorsätze, jeden Tag einige Stunden zu arbeiten. Fragen Sie sich selbstkritisch, ob Sie die dazu notwendige Disziplin aufbringen, oder ob Sie voraussichtlich während des gesamten Urlaubs faul am Strand liegen und das Notebook ungenutzt und die Papers ungelesen zurücktransportieren.
- Ihre Familie und Ihr Freundeskreis müssen auf Ihre Belange Rücksicht nehmen. Es ist enorm wichtig, dass man in dieser Zeit einen Partner hat, der einen unterstützt und nicht unentwegt Ansprüche stellt. Sie selbst müssen **hin und wieder „nein" sagen** – etwa, wenn Sie von Freunden eingeladen werden zu einer Zeit, die Sie für Ihre Dissertation eingeplant haben.
- Es ist erfahrungsgemäß nicht sinnvoll, sich vage Ziele zu setzen wie etwa: „Bis Ende Juli muss das zweite Kapitel fertig sein." Labile Charaktere werden dann den halben Juli verstreichen lassen, ohne einen Finger zu krümmen und dann – wenn sie merken, dass sie nicht fertig werden –

schamlos die Frist bis Mitte August verlängern. So entsteht eine Schraube ohne Ende. Es ist effektiver, anstehende Arbeiten wochenweise zu planen und sie dann auf einzelne Tage zu verteilen. Dies ist ein guter Weg, um **große Ziele** in konkrete, **überschaubare Etappenziele** zu zerlegen.
- **Trainieren Sie sich ein gutes Zeitmanagement an!** Planen Sie genau, zu welchen Tageszeiten Sie arbeiten! Halten Sie sich streng an diese Vorgaben (auch wenn draußen die Sonne scheint und Sie lieber ins Freibad gehen möchten). Dann können Sie unbeschwert Ihre Freizeit genießen. Ansonsten vertrödelt man leicht den ganzen Tag und hat abends keine Lust mehr, sich an den Schreibtisch zu setzen (und ständig plagt einen das schlechte Gewissen). Nach kurzer Zeit werden Sie merken, dass Ihre Arbeit langsam Gestalt annimmt. Damit wächst auch die Motivation, weiter zu schreiben.
- Wenn Sie es nicht schaffen, die Arbeit während des klinischen Studienabschnitts zu beenden, sollten Sie erwägen, ein **Freisemester vor dem Praktischen Jahr** einzuschieben. Dies ist aber nur dann sinnvoll, wenn Sie sich in dieser Zeit uneingeschränkt Ihrer Dissertation widmen können.

Welche Maßnahmen kann man ergreifen, wenn man bereits im Praktischen Jahr steht oder berufstätig ist? Hier ist guter Rat teuer. Nach einem stressigen Tag und etlichen Überstunden in einer Klinik oder Praxis ist man so müde, dass abends oder nachts keine Energie mehr vorhanden ist, für die Dissertation kreativ tätig zu sein. Wenn Sie sich in einer solchen Situation befinden, müssen Sie eine harte Durststrecke zurücklegen, denn sonst ist es kaum zu schaffen. Also:
- Planen Sie tageweise und versuchen Sie, so oft wie möglich ein paar Stündchen für die Doktorarbeit abzuknapsen. Wochenenden und Urlaubstage sollten frei von sonstigen Verpflichtungen sein.
- Wenn Sie es schaffen: Stehen Sie morgens 1 Stunde früher auf und nutzen Sie diese Zeit, um ungestört zu arbeiten! Es ist ungemein motivierend, den Tag so zu beginnen.
- Am besten ist es, wenn Sie einen mehrwöchigen Urlaub einplanen, in dem Sie sich ausschließlich Ihrer Doktorarbeit widmen.
- Ihre Familie und Ihre Freunde müssen Ihnen in dieser schwierigen Zeit den Rücken frei halten.

- Halsen Sie sich möglichst keine zusätzliche Arbeit auf, die nicht unbedingt notwendig ist. Laden Sie alles auf andere ab, was Sie nicht selbst erledigen müssen (im beruflichen und im privaten Umfeld).
- Halten Sie Kontakt zu Ihrem Betreuer! Am besten ist es, wenn Sie sich an festgelegten Tagen treffen, etwa jeden ersten Montag im Monat. Damit setzen Sie sich selbst ein wenig unter Druck – denn Sie müssen ja etwas vorzuweisen haben.
- Wenn Sie am Ende des Praktischen Jahres mit dem Schreiben noch nicht fertig sind, sollten Sie, wenn irgend möglich, zuerst die Doktorarbeit abschließen, ehe Sie eine Stelle antreten.

8.5 Zu guter Letzt noch ein paar Tipps

Es ist hoffentlich deutlich geworden: Das Schreiben Ihrer Dissertation ist mit Anstrengung verbunden. Es gibt einfache Tricks, mit denen Sie sich dieses Vorhaben etwas erleichtern können:
- Teilen Sie möglichst vielen Familienmitgliedern, Freunden und Bekannten mit, dass Sie sich in der nächsten Zeit mit Nachdruck Ihrer **Doktorarbeit widmen** werden. Diese Personen wissen dann Bescheid und werden Sie durch konkrete Fragen an Ihr Vorhaben erinnern. Wenn sie allerdings merken, dass Sie auf Fragen ausweichend reagieren und Ihre Arbeit keine Fortschritte macht, werden sie schnell das Interesse verlieren.
- **Sorgen Sie für Abwechslung!** Das heißt: Bleiben Sie nicht stundenlang an einer Aufgabe, wenn Sie merken, dass Sie sich nicht mehr konzentrieren können.
- Die Selbstdisziplin nimmt im Laufe des Tages ab. Deshalb sollte man **Dinge**, für die Sie Ihren „inneren Schweinehund" überwinden müssen, **vormittags erledigen**.
- Suchen Sie einen Menschen aus Ihrem persönlichen Umfeld, der Interesse an Ihrer Arbeit hat. Machen Sie es sich zur Gewohnheit, mit dieser Person an einem bestimmten Tag in der Woche über Ihre Arbeit zu sprechen. Dabei geht es nicht nur um inhaltliche Dinge. Lassen Sie sich anfeuern, loben und tadeln, kontrollieren und ermuntern, kritisieren und befragen.

Wenn Sie das Gefühl haben, auf der Stelle zu treten und trotz guten Willens nicht weiterzukommen, benötigen Sie Hilfe. Wer kann diese bieten?

Sprechen Sie mit einer Person, die Ihnen nahesteht und an Ihrer Doktorarbeit Anteil nimmt. Mitunter ergibt sich eine Lösung für Ihr Problem, wenn jemand Ihre Probleme aus einem ganz anderen Blickwinkel betrachtet. Oder:

Wenden Sie sich an jemanden, der sich in einer ähnlichen Situation befindet oder der seine Doktorarbeit vor noch nicht allzu langer Zeit abgeschlossen hat. Diese Person kann Ihre Probleme gut nachvollziehen und Ihnen möglicherweise aus diesem Grund wertvolle Tipps geben.

Wenn Sie fachliche Hilfe brauchen: Denken Sie nach, wer kompetent ist auf diesem Gebiet und zögern Sie nicht, diese Person um Hilfe zu bitten (etwa einen erfahrenen Mitarbeiter im Labor, einen Arzt in einer Klinik, einen Biomathematiker, einen Mitarbeiter der Bibliothek oder einen Schreib-Coach). Dies ist in keiner Weise ehrenrührig! Wenn Ihnen die Person, an die Sie sich wenden, unfreundlich erscheint, dann nehmen Sie dies bitte nicht persönlich (damit würden Sie sich unnötig belasten), sondern suchen Sie nach einem anderen Fachmann oder einer Fachfrau, die Ihnen weiterhelfen könnte.

Wenn Sie trotz aller Bemühungen und guten Willens nicht vorankommen, sollten Sie das **Gespräch mit Ihrem Betreuer suchen** und Ihre Schwäche eingestehen. Dies ist sicherlich besser, als ihm permanent aus dem Weg zu gehen, sich mit Selbstvorwürfen zu belasten und die Zeit nutzlos verstreichen zu lassen. Es ist anzunehmen, dass er nicht zum ersten Mal mit derlei Schwierigkeiten konfrontiert wird, und dass er Lösungsvorschläge aufzeigen und Ihnen Mut zusprechen kann. Schließlich ist auch er daran interessiert, dass Ihre Arbeit zu Ende gebracht wird.

Bei gravierenden Problemen sollten Sie erwägen, psychologische Hilfe in Anspruch zu nehmen. In einigen Universitäten gibt es hierfür spezielle Beratungsangebote. Diesen Damen und Herren sind Ihre Probleme vertraut. Sie können auf Ihre individuelle Situation eingehen und gemeinsam mit Ihnen weitere Schritte planen.

Ganz zum Schluss noch ein paar Extra-Tipps:

Hilfreich bei der täglichen Arbeit ist folgender Trick: Lassen Sie nach einer bestimmten Zeitspanne (etwa nach 1 Stunde) einen Weckruf ertönen. Arbeiten Sie bis dahin konzentriert, ohne auf die Zeit zu achten! Beim Hören des Weckrufs halten Sie inne und rekapitulieren Sie, was Sie in der vergangenen Stunde geleistet haben. Auch wenn die Arbeit, mit der Sie sich gerade befasst haben, schwieriger gewesen ist, als Sie ursprünglich angenommen hatten, oder wenn sie noch nicht beendet ist, können Sie stolz darauf sein, sie in Angriff genommen zu haben. In jedem Fall ist man vorangekommen. Es ist hoch motivierend, sich dies hin und wieder vor Augen zu halten. Belohnen Sie sich dann mit einer Kleinigkeit (je nach Gusto eine Tasse Tee genießen, eine kleine Sportpause einlegen oder ein kurzes Musikstück hören).

Wenn Sie einen Meilenstein erreicht haben (etwa ein Kapitel fertig geschrieben haben): Lassen Sie jemanden aus Ihrer Familie oder Ihrem Freundeskreis teilhaben. Gönnen Sie sich gemeinsam ein gutes Essen, einen Theaterbesuch, einen schönen Spaziergang oder dergleichen.

Wenn Ihnen jemand, der vor längerer Zeit erfolgreich promoviert hat, über den Weg läuft: Sprechen Sie diese Person an, erzählen Sie von Ihrem Vorhaben und fragen Sie, welche Schwierigkeiten er oder sie während der Promotionszeit zu bewältigen hatte. Wahrscheinlich wird Ihnen jeder von (mindestens) einer Situation berichten, in der er verzweifelt war und kurz davor stand, alles hinzuwerfen. Dann werden auch Sie schmunzeln und gelassener werden!

Führen Sie während der Zeit Ihrer Promotion ein Tagebuch! Dies sollte ein schön gebundenes Heft sein, das Sie gerne zur Hand nehmen und in dem Sie am Ende eines jeden Arbeitstages handschriftlich festhalten, wie weit Sie gekommen sind. Notieren Sie ferner, welche Aufgaben am nächsten Tag anstehen (und haken Sie diese ab, sobald sie erledigt sind). Nehmen Sie sich täglich ein paar Minuten Zeit für diese Eintragungen! So fokussieren Sie Ihren Blick auf das Wesentliche und können Ihre Ziele kontrollieren! Ganz nebenbei erstellen Sie ein sehr persönliches Dokument der Erinnerung an diese wichtige Phase Ihres Lebens!

Das eingangs erwähnte Goethe-Zitat lässt sich frei übersetzen: Bleiben Sie locker! Schwierigkeiten sind normal, und Probleme sind dazu da, gelöst zu werden. Diese Erfahrung machen alle Doktoranden, nicht nur Sie. Sie gehen gestärkt daraus hervor. Humor kann mitunter dabei helfen!

▶ **Hinweis.** Als Lektüre zum Thema „Zeitmanagement" sei der Klassiker von Lothar Seiwert [16] empfohlen.

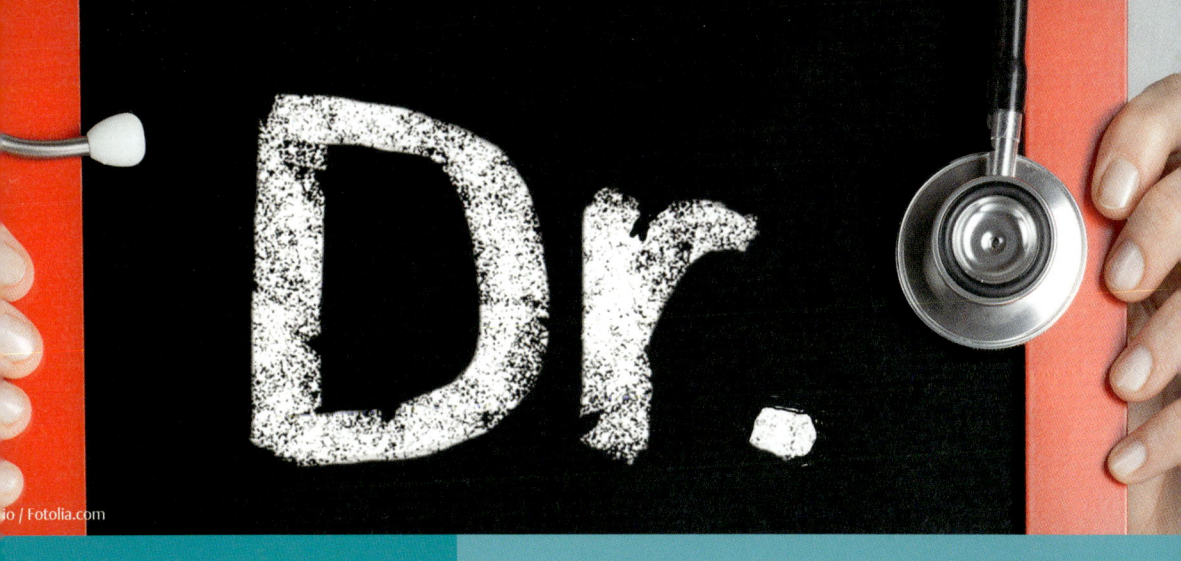

Kapitel 9
Ende gut – alles gut

9.1 Der Ablauf des Promotionsverfahrens — *132*

9.2 Die Veröffentlichung der Dissertation — *137*

9 Ende gut – alles gut

9.1 Der Ablauf des Promotionsverfahrens

In jedem Ende liegt ein neuer Anfang.
(Miguel de Unamuno y Yugo, Philosoph, 1864–1936)

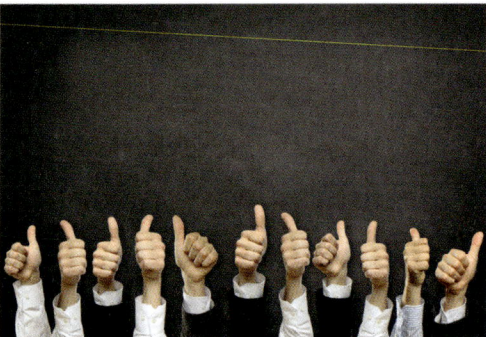

Abb. 9.1 Geschafft … (© Coloures-pic/Fotolia.com)

9.1.1 Die offizielle Abgabe der Dissertation

Diesem Kapitel liegt das Verfahren an der Medizinischen Fakultät Mannheim der Universität Heidelberg zugrunde. Die Einzelheiten können an Ihrer Universität ein wenig differieren – genau ist dies in der Promotionsordnung geregelt –, aber die wesentlichen Grundzüge sind die gleichen.

Irgendwann haben Sie Ihre Dissertation fertig geschrieben und übergeben sie Ihrem Betreuer. Danach werden Sie Ihr Œuvre noch ein oder mehrere Male überarbeiten müssen – bis Ihr Betreuer zufrieden ist und meint: „Jetzt können Sie offiziell abgeben."

Die innovative Phase Ihrer Promotion ist damit beendet. Jetzt beginnt der **formale Teil**. Sie müssen ein Gesuch an den Dekan richten, um zur Promotion zugelassen zu werden. Dazu sind im Dekanat diverse Unterlagen abzugeben; die Formblätter sind über die Website des Dekanats oder des Studiendekanats erhältlich. Im Allgemeinen handelt es sich um:

- Zwei (oder je nach Universität ein paar mehr) **gebundene Exemplare** Ihrer Dissertation.
- Das **Gutachten** Ihres Doktorvaters und eine gewisse Anzahl von Kopien.
- Den **Antrag auf Zulassung** zur Promotion. Nicht an jeder Uni ist die Eröffnung des Promotionsverfahrens vor dem Bestehen des Zweiten Abschnitts der Ärztlichen Prüfung möglich.
- Eine **eidesstattliche Erklärung** darüber, dass Sie die Arbeit selbstständig durchgeführt und keine anderen als die angegebenen Hilfsmittel verwendet haben.
- Eine **Kurzfassung Ihrer Dissertation** mit einer bestimmten Anzahl von Kopien. Diesbezüglich gibt es Vorschriften, die in Ihren Promotionsrichtlinien nachzulesen sind (oft zusammen mit einem Muster). Üblicherweise umfasst die Kurzfassung nicht mehr als 1 bis maximal 2 Seiten. Sie darf keine Abbildungen, Tabellen oder Literaturverweise enthalten. Orientieren Sie sich beim Schreiben an der Zusammenfassung Ihrer Arbeit.
- Einen **Lebenslauf** (der manchmal eigenhändig zu schreiben ist) und unter Umständen ein **polizeiliches Führungszeugnis**.

Wenn alle Unterlagen im Dekanat eingegangen sind, befasst sich der **Promotionsausschuss** der Medizinischen Fakultät mit Ihrer Arbeit. Das Verfahren wird damit formal eröffnet. Der Ausschuss überprüft, ob alle Zulassungsvoraussetzungen (die in der Promotionsordnung aufgelistet sind) erfüllt sind und legt einen Zweitgutachter (**Koreferenten**) fest. Wenn das Zweitgutachten vorliegt, wird die Dissertation erneut verhandelt. Die vom Promotionsausschuss zur Annahme empfohlenen Dissertationen werden der **Promotionskonferenz** vorgelegt, die dann formal die endgültige Entscheidung trifft. Nach dem Abschluss dieses Verfahrens werden Sie schriftlich informiert und aufgefordert, zusätzliche Unterlagen nachzureichen (etwa weitere Exemplare Ihrer Dissertation, ein polizeiliches Führungszeugnis, einen Einzahlungsbeleg für Promotionsgebühren oder eine beglaubigte Kopie des Zeugnisses über den Zweiten Abschnitt der Ärztlichen Prüfung); dazu müssen Sie die Kurzfassung Ihrer Arbeit als elektronische Version abliefern (deren Dateiformat mit der Universitätsbibliothek abzustimmen ist).

Der Promotionsausschuss tagt üblicherweise 3 bis 4-Mal im Semester. Das Verfahren dauert also insgesamt mehrere Wochen oder Monate. Sie können dies zwar kaum beeinflussen, aber das in Ihrer Macht Stehende sollten Sie tun:

- Erkundigen Sie sich rechtzeitig nach den Abgabeterminen für die Sitzungen des Promotionsausschusses. Diese Termine finden Sie normalerweise im Internet.
- Achten Sie penibel darauf, dass Sie **alle** erforderlichen Unterlagen (und die Anzahl der verlangten Kopien) schnellstmöglich und vollständig einreichen! Jede Universität hat diesbezüglich ihre eigenen Vorgaben. Erkundigen Sie sich, was in Ihrem speziellen Fall verlangt wird. Üblicherweise gibt es eine Kurzinformation in schriftlicher Form, die über das Internet oder im Promotionsbüro erhältlich ist. Bei Unklarheiten sollten Sie dort nachfragen!
- Das erste Gutachten wird von Ihrem Betreuer geschrieben. Notfalls müssen Sie ihn höflich daran erinnern.
- Der Koreferent hat für sein Gutachten in der Regel 4 Wochen Zeit; danach wird er vom Promotionsausschuss erinnert. Manche Zweitgutachter (die den Doktoranden oft gar nicht persönlich kennen) verzögern das Verfahren, indem sie die Arbeit wochen- oder monatelang liegen lassen. In der Regel weiß der Doktorand nicht, wer als Koreferent fungiert. Sie können jedoch bei Ihrem Doktorvater oder im Promotionsbüro nachfragen, wenn Sie den Eindruck gewinnen, dass sich der Zweitgutachter zu viel Zeit nimmt.
- Sie dürfen davon ausgehen, dass auch Ihr Doktorvater daran interessiert ist, dass Ihre Arbeit möglichst schnell und problemlos „über die Bühne" geht. Er hat dann einen Doktoranden mehr, und Sie haben eine Sorge weniger!

9.1.2 Ausdruck und Vervielfältigung

Ehe Sie die Arbeit vervielfältigen, sollten Sie diese einer **Endkorrektur** unterziehen. Drucken Sie den Text aus, lesen Sie die Arbeit aufmerksam durch und achten Sie insbesondere auf die in Kap. 7.4.3 erwähnten Punkte! Verwenden Sie für den letzten Ausdruck und für alle Kopien qualitativ hochwertiges Papier. Denken Sie daran: Ihre Doktorarbeit ist eine Veröffentlichung, die theoretisch jedem Mediziner und Medizinstudenten zugänglich ist (auch wenn nicht damit zu rechnen ist, dass sie von vielen gelesen wird). Jedes Mitglied der Promotionskonferenz kann sie einsehen und beurteilen (auch wenn dies eher die Ausnahme als die Regel ist).

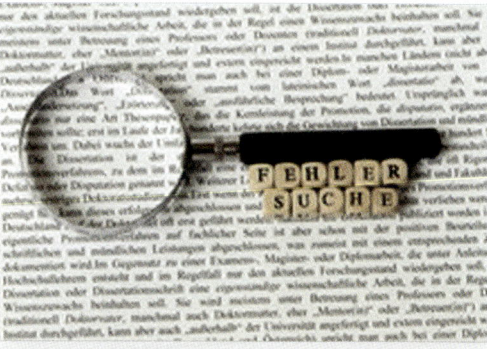

Abb. 9.2 Korrektur lesen!
(© Denis Junker/Fotolia.com)

> **Merke**
>
> Ihre Arbeit sollte keine formalen Fehler enthalten, die bei der ersten Durchsicht sofort ins Auge springen!

Da Sie vorab niemals absolut sicher sein können, ob die Arbeit durch den Promotionsausschuss geht, sollten Sie vorerst nur so viele Exemplare vervielfältigen, wie zur Eröffnung des Promotionsverfahrens benötigt werden. Beachten Sie folgende Punkte:

- Überschlagen Sie, nachdem das Verfahren abgeschlossen ist, wie viele Exemplare insgesamt erforderlich sind, und seien Sie bei Ihrer Kalkulation großzügig!
- Berücksichtigen Sie nicht nur die Belange der Fakultät, sondern auch die Ihrer Verwandten und Freunde.
- Am besten ist es, Sie vergleichen mehrere Copy-Shops oder Druckereien bezüglich der Güte ihrer Kopiergeräte und der Preise (viele Geschäfte gewähren Mengenrabatte).
- Normalerweise werden Sie Ihre Arbeit als PDF-Druckdatei auf einem Stick abliefern oder über E-Mail senden. Zum Erstellen des PDF-Files benötigen Sie den Adobe Acrobat Distiller. Sie sollten diese Datei sorgfältig auf Konvertierungsfehler überprüfen und eventuelle Sicherheitsmaßnahmen (insbesondere Passwortschutz) deaktivieren.
- Andere Dateiformate als Druckvorlage zu verwenden ist eher unüblich, da dies zu Verschiebungen, falschen Seitenumbrüchen etc. führen kann.

- Sie können Ihre Arbeit auch ausdrucken und die Seiten kopieren. Nehmen Sie zur Sicherheit von jeder Seite eine doppelte Vorlage mit (es kann passieren, dass der Kopierer eine Seite zerfetzt).
- Sprechen Sie in jedem Fall vorher mit der Druckerei und erkundigen Sie sich nach Besonderheiten, die zu beachten sind.

Sie können die Exemplare Ihrer Arbeit in einem Copy-Shop oder bei einem Druckservice binden lassen; das ist die preisgünstigste und einfachste Möglichkeit. Sie finden dort in der Regel eine große Auswahl an Einbanddeckeln, auf die Sie das Titelblatt drucken können. Eine andere Möglichkeit besteht darin, die Arbeit mit einer durchsichtigen Folie vor dem Titelblatt binden zu lassen. Falls Sie eine aufwendigere Bindung bevorzugen (beispielsweise mit Hartkarton oder Ledereinband), müssen Sie sich an eine Buchbinderei wenden. Sie sehen: Am Ende Ihrer Promotion fallen einige Kosten an. Aber Ihr **Doktortitel** sollte Ihnen dies wert sein!

9.1.3 Die mündliche Prüfung

Nicht jeder Doktorand hat eine mündliche Prüfung (auch **Rigorosum** oder **Disputation** genannt) zu absolvieren. Manche Medizinische Fakultäten verlangen diese Prüfung nur, wenn zwischen dem Staatsexamen und der Eröffnung des Promotionsverfahrens mehr als 2 (oder in manchen Fällen 3) Jahre liegen. Andere Fakultäten wiederum führen grundsätzlich eine mündliche Prüfung durch. Die Anforderungen sind unterschiedlich. Manche Fakultäten erwarten nur eine Vorstellung der Arbeit und eine kurze Diskussion; üblich ist jedoch, dass in 3 Fächern geprüft wird.

> **Merke**
>
> Erkundigen Sie sich frühzeitig nach den örtlichen Gepflogenheiten, denn Sie müssen sich vorbereiten! Eine Wiederholungsprüfung ist nur einmal möglich. Bei nochmaligem Nichtbestehen wird das Verfahren beendet – ohne Doktorgrad!

Vorstellung der Dissertation mittels Kurzvortrag

In einigen Fakultäten müssen Sie zu Beginn des Rigorosums Ihre Dissertation im Rahmen eines Kurzvortrags vorstellen. Das bedeutet einerseits Arbeit, andererseits haben Sie es aber in der Hand, diesen wichtigen Teil der Prüfung optimal vorzubereiten. Beachten Sie bitte Folgendes:

- Erkundigen Sie sich, wie viel Zeit Ihnen zur Verfügung steht (meist sind dies 5 oder maximal 10 Minuten) und welche Hilfsmittel Sie benutzen dürfen.
- Formulieren Sie den Text Ihres Vortrags schriftlich! Beim Schreiben sind Sie gezwungen, über den Inhalt und die Struktur nachzudenken. Orientieren Sie sich dabei an der Zusammenfassung Ihrer Doktorarbeit. Achten Sie auf gutes und fehlerfreies Deutsch! Sprechen Sie den Vortrag laut und achten Sie auf die benötigte Zeit. Die vorgegebene Zeitspanne sollten Sie unbedingt einhalten (also weder unter- noch überschreiten). Besprechen Sie den Vortrag dann mit jemandem, der sich in dem relevanten Fachgebiet gut auskennt (beispielsweise mit Ihrem Betreuer oder einem Mitarbeiter Ihrer Klinik).
- Bei einer **Powerpoint-Präsentation** überfrachten Sie die Folien nicht mit allzu vielen Details! Einzelne Stichwörter, einfache Grafiken wie auch aussagekräftige Fotos eignen sich, um wesentliche Aspekte Ihrer Doktorarbeit hervorzuheben. Längere Textpassagen, ausführliche Tabellen oder komplizierte Darstellungen sind dagegen für einen Kurzvortrag nicht zweckmäßig. Seien Sie sparsam mit Animationen oder künstlerischen Effekten. Planen Sie maximal eine Folie pro Minute Sprechzeit! Überzeugen Sie sich, dass Ihre Folien ansprechend gestaltet und gut lesbar sind.
- Wenn Sie ein **Flipchart**, ein **Whiteboard** oder eine **Wandtafel** benutzen, überlegen Sie vorab genau, wie Sie dieses Hilfsmittel einsetzen. Geeignet sind kleine Skizzen oder einfache grafische Darstellungen. Im Gegensatz zu einer Powerpoint-Präsentation können Sie die Darstellungen nicht vorab erstellen. Andererseits sind Sie flexibler und können leichter improvisieren. Planen Sie so, dass Sie mit *einem* Chart (oder *einer* Tafel) auskommen, damit Sie nicht während des Vortrags blättern oder säubern müssen.
- Wenn keine Hilfsmittel erlaubt sind, müssen Sie Ihren Vortrag quasi auswendig lernen. Sprechen Sie ihn so oft, bis Sie den Text verinnerlicht haben!
- Halten Sie unbedingt einen Probevortrag und zwar am besten in dem Raum, in dem Ihre Prüfung stattfindet. Bitten Sie eine Ihnen vertraute Person, dass sie sich Ihre Präsentation ansieht,

anhört und kritisch kommentiert. Eine gute Vorbereitung verleiht Ihnen Sicherheit und Selbstbewusstsein.

▶ **Worauf ist während der Präsentation zu achten?**
- Atmen Sie zu Beginn tief durch! Sprechen Sie laut, langsam und deutlich! Dies wirkt beruhigend – auf Ihre Zuhörer und auf Sie selbst.
- Sehen Sie Ihre Zuhörer an! Es wirkt unhöflich, wenn Sie sich permanent Ihren Folien oder dem Flipchart zuwenden; außerdem können Sie dabei nicht die Reaktionen Ihres Publikums beobachten.
- Vergewissern Sie sich kurz vor der Prüfung, dass der Beamer, das Flipchart, das Whiteboard bzw. die Tafel verfügbar sind. Es ist ratsam, selbst die notwendigen Utensilien (Fernbedienung, Stifte etc.) mitzubringen, nachdem Sie sich überzeugt haben, dass Sie einwandfrei funktionieren.
- Stecken Sie ein Blatt mit dem geschriebenen Text in Ihre Jackentasche. Auch wenn Sie dieses Blatt während Ihres Vortrags kaum hervorkramen werden – es ist ungemein beruhigend zu wissen, notfalls darauf zugreifen zu können.
- Was ist zu tun, wenn trotz guter Vorbereitung etwas schief geht? Sie verhaspeln sich, der Beamer fällt aus, eine Skizze misslingt – ein ganzes Katastrophenszenario ist denkbar. Bleiben Sie souverän! Ihre Zuhörer wissen, dass Sie aufgeregt sind (alle befanden sich bereits mindestens einmal in einer ähnlichen Situation). Sie sind Ihnen wohlgesonnen und nehmen ein kleines Malheur nicht übel. Bei einer technischen Panne sagen Sie einfach: „Ich kann den Vortrag trotzdem halten" (mit ein wenig Improvisation klappt das auch). Wenn Sie gut vorbereitet sind, werden die Prüfer das anerkennen und Sie aufgrund eines unvorhersehbaren Missgeschicks nicht schlechter bewerten.

Einige Bemerkungen zu den Prüfungsfächern

Wenn in 3 Fächern geprüft wird, ist das Fach, in dem Sie Ihre Dissertation geschrieben haben, das Hauptfach. Darin werden Sie etwas länger und intensiver als in den beiden anderen Fächern geprüft. Der Hauptfachprüfer ist üblicherweise Ihr Doktorvater (auch wenn er der Fakultät nicht oder nicht mehr angehören sollte).

Die beiden zusätzlichen Prüfungsfächer, die Prüfer und den Prüfungstermin legt offiziell der Vorsitzende des Promotionsausschusses fest. Es ist jedoch üblich (und meist sogar erwünscht), dass Sie die Nebenfächer und deren Prüfer vorschlagen. Wenn nichts dagegen spricht, wird sich der Vorsitzende des Promotionsausschusses nach Ihren Wünschen richten.

Setzen Sie sich möglichst früh mit Ihren Prüfern in Verbindung! Es geht in der Doktorprüfung, anders als beim Staatsexamen (bei dem ein Fach in seiner ganzen Breite geprüft wird), darum, die wissenschaftliche Befähigung des Doktoranden herauszufinden. Es ist deshalb gängige Praxis, dass man sich auf ein kleines Teilgebiet des Fachs einigt. Beispielsweise erwartet kein Physiologe, dass Sie über das gesamte Gebiet der Physiologie Bescheid wissen, sondern wird mit Ihnen einige Prüfungsthemen absprechen (zum Beispiel Herz- und Kreislaufphysiologie).

Noch 3 Tipps:
- Wenn einer Ihrer Prüfer Autor oder Herausgeber eines Lehr- oder Handbuches ist, sollten Sie dessen relevante Kapitel unbedingt durcharbeiten. Auch Papers, in denen er mitgewirkt hat, sollten Sie überfliegen. Es kann nicht schaden, während der Prüfung durch Hinweise auf diese Literaturstellen erkennen zu lassen, dass man sie gelesen hat.
- Ziemlich unangenehm wäre es andererseits, wenn Sie darauf angesprochen werden würden („Haben Sie mein Buch etwa nicht gelesen?") und gestehen müssten, dass Sie dieses gar nicht kennen.
- Denken Sie im Vorfeld darüber nach, welche Fragen Ihnen möglicherweise gestellt werden und prüfen Sie, ob und wie Sie diese beantworten können. Auf diese Weise erkennen Sie, wo Defizite vorhanden sind und üben, adäquate Antworten zu formulieren.

Die Note

Zur Zeit der mündlichen Prüfung steht die **Note Ihrer Dissertation** bereits fest, und der Prüfungsausschuss wird sich daran orientieren, auch im Hinblick auf den Schwierigkeitsgrad seiner Fragestellungen. Ein Kandidat, der auf die Note *summa cum laude* geprüft wird, muss im Rigorosum natürlich eine höhere wissenschaftliche Leistungsfähigkeit nachweisen als jemand, dessen Dissertation mit der Note *rite* angenommen wurde. Eine gute Benotung Ihrer Arbeit stellt also keine Gewähr dar, dass die mündliche Prüfung ebenso gut verläuft.

> **Merke**
>
> Nehmen Sie diesen letzten Teil Ihrer Promotion nicht auf die leichte Schulter!

Schon manchem Doktoranden ist es passiert, dass er die Prüfung vermasselt hat, weil er annahm, mit der Dissertation sei bereits alles gelaufen. Gerade dann, wenn Ihre Arbeit sehr gut bewertet worden ist, sollten Sie sich in der mündlichen Prüfung dieser Auszeichnung gerecht werden. Darüber hinaus bringen Sie auch Ihren Betreuer oder Doktorvater in Verlegenheit, wenn Sie bei der mündlichen Prüfung kein gutes Bild abgeben.

9.1.4 Die Bewertung

Den ersten Vorschlag bezüglich der **Bewertung Ihrer Dissertation** macht Ihr Betreuer. Er erstellt das Erstgutachten und unterbreitet es Ihrem Doktorvater (wenn er nicht Betreuer und Doktorvater in einer Person ist). Dieser überfliegt dann Teile Ihrer Arbeit (vielleicht liest er sie sogar ganz), bespricht sich mit dem Betreuer und richtet sich normalerweise – wenn er keine gravierenden Einwände hat – nach dessen Empfehlungen.

In der ersten Sitzung des **Promotionsausschusses**, in der über Ihre Doktorarbeit verhandelt wird, wird der Koreferent bestellt (der vom Doktorvater vorgeschlagen werden kann). Theoretisch gibt es nun folgende Möglichkeiten:
- Der Zweitgutachter schließt sich in seiner Bewertung dem Erstgutachter an. Für den Doktoranden ist dies sehr günstig. Er kann dann damit rechnen, dass seine Arbeit den Promotionsausschuss bei nächster Gelegenheit passiert (sofern kein Mitglied des Promotionsausschusses Einwand erhebt).
- Der Zweitgutachter spricht sich zwar für die Annahme der Dissertation aus; er bewertet sie aber anders als der Doktorvater. Ein Mitglied des Promotionsausschusses wird in diesem Fall anregen, dass sich die beiden Gutachter auf eine gemeinsame Note einigen. Ansonsten wird ein Dritt-Gutachter bestellt (was natürlich wieder einige Wochen oder gar Monate an Verzögerung bewirkt).
- Der Zweitgutachter akzeptiert die Arbeit nur unter bestimmten Bedingungen. Der Doktorand muss dann seine Dissertation überarbeiten und dem Ausschuss erneut vorlegen.
- In seltenen Fällen kann es passieren, dass ein Mitglied des Promotionsausschusses gravierende Bedenken äußert (etwa, weil ihm die Untersuchungsmethoden oder die statistischen Methoden nicht adäquat erscheinen, weil er die Ergebnisse der Arbeit nicht nachvollziehen kann oder weil er ein bereits vorhandenes Gutachten ablehnt). Dann kann der Promotionsausschuss einen weiteren Gutachter heranziehen, wie beispielsweise einen Biomathematiker, der die statistischen Analysemethoden kritisch begutachtet.
- Manchmal werden bei der Erstellung der Gutachten Animositäten unter den Professoren auf dem Rücken der Doktoranden ausgetragen. Das könnte zur Folge haben, dass sich der Abschluss Ihres Verfahrens verzögert. Es ist günstig, wenn Ihr Doktorvater einen guten Ruf in der Fakultät genießt. Im Idealfall schlägt er den Zweitgutachter vor und einigt sich mit ihm auf eine Benotung.

Erst wenn die Arbeit den Promotionsausschuss passiert hat, ist die größte Hürde genommen. Sie wird dann zusammen mit den Gutachten eine bestimmte Zeit (etwa 2 Wochen) im Dekanat zur Einsicht ausgelegt. Jedes Mitglied der Fakultät kann die Arbeit einsehen und Einspruch erheben. Etwaige Auflagen werden dem Doktorvater mitgeteilt. Praktisch geschieht dies aber selten. Das formal letzte Wort bezüglich Annahme und Bewertung der Dissertation hat die **Promotionskonferenz**. Damit steht dann die Bewertung – wenn keine mündliche Prüfung absolviert wird – endgültig fest.

Im Falle einer mündlichen Prüfung gibt es keine einheitlichen Regelungen, wie die **Gesamtnote** berechnet wird. Manchmal genügt es, wenn man die mündliche Prüfung bestanden hat (das heißt, die Note wird ausschließlich durch die Dissertation bestimmt). In anderen Fakultäten ist es üblich, dass jedes Prüfungsfach einzeln bewertet wird. Der Dekan legt dann die Gesamtnote fest, indem er das arithmetische Mittel aus den Noten der Dissertation und den mündlichen Prüfungen ermittelt (wobei die Dissertation 3-fach oder doppelt gewichtet wird).

Besondere Bestimmungen gibt es bei der Höchstnote *summa cum laude*. Diese Note darf nur unter bestimmten Bedingungen vergeben werden. Meist wird das Votum von 1 oder 2 zusätzlichen Gutachtern, die nicht der Fakultät angehören, eingeholt. Genaue Details finden Sie in Ihrer Promotionsordnung.

Wenn alle Formalitäten beendet sind, wird die Promotionsurkunde in Druck gegeben. Sie erhalten dann die Urkunde (oder eine Kopie) und sind damit berechtigt, den **Doktorgrad** zu führen. Sie können diesen Grad nun in Ihren Personalausweis eintragen lassen. An vielen Universitäten wird die Originalurkunde in einer Feierstunde verliehen, die am Ende des Semesters oder des Studienjahres in einem stimmungsvollen Rahmen zelebriert wird. Es steht Ihnen selbstverständlich frei, daran teilzunehmen. Wenn Sie nicht persönlich erscheinen, wird Ihnen die Urkunde mit der Post zugeschickt.

Den Doktorgrad kann Ihnen unter normalen Umständen niemand wegnehmen. Nur in äußersten Extremfällen – wenn sich nachträglich herausstellen sollte, dass der Doktorand bei seinen Promotionsleistungen schwer getäuscht hat oder der Inhaber unwürdig zur Führung des Doktorgrades ist – kann der Titel entzogen werden.

9.2 Die Veröffentlichung der Dissertation

Sie werden – nachdem Sie Ihre Doktorurkunde erhalten haben – wahrscheinlich mit dem Thema Ihrer Arbeit vorerst nichts mehr zu tun haben wollen. Wenn es Ihnen ausschließlich um Ihren Doktorgrad gegangen ist, haben Sie Ihr Ziel erreicht und können sich auf neue Herausforderungen konzentrieren. Wenn Sie jedoch vorhaben, sich in Ihrem weiteren Berufsleben wissenschaftlich zu betätigen, sollte Ihnen daran gelegen sein, dass Ihre Arbeit veröffentlicht wird. Bei **sehr guten Arbeiten** (mit *magna* oder *summa cum laude*) wird von den meisten Universitäten die Publikation ohnedies vorausgesetzt. Die Doktorarbeit selbst ist zwar auch eine Veröffentlichung – aber Papers sind weniger umfangreich, können durch Literaturrecherchen leicht ausfindig gemacht werden und werden demzufolge viel häufiger als Doktorarbeiten gelesen. Außerdem ist ein Paper in einer englischsprachigen Zeitschrift einem internationalen Publikum zugänglich.

Ihr Betreuer, der beim **Schreiben eines Papers** über eine weit größere Erfahrung verfügt als Sie, wird Ihnen gerne behilflich sein (schließlich nützt eine Veröffentlichung auch ihm). Er wird Sie beim Schreiben unterstützen und auch eine Zeitschrift vorschlagen. Hilfreich bei deren Wahl kann der Impact Factor (S. 95) sein.

Nun hat ein Paper in der Regel mehrere Autoren: Der **Erstautor** ist derjenige, der die meiste Arbeit geleistet und das Paper geschrieben hat. Danach folgen weitere Koautoren, die mehr oder weniger stark involviert waren. Wenn der Biomathematiker etwas Substanzielles beigetragen hat, sollte auch er als Koautor in Erscheinung treten. Der letzte Autor auf der Liste ist der Seniorautor, also der Institutsdirektor oder Klinikchef. Diese Autoren-Reihenfolge ist eine stillschweigende Übereinkunft, die jeder kennt, der Papers schreibt.

Der **Publizitätsgewinn** des Erstautors ist am größten. Sie müssen sich mit Ihrem Betreuer einigen, wer diese Position einnimmt. Wenn Sie das Paper selbst geschrieben haben, sollten Sie das nötige Selbstbewusstsein haben und darauf achten, dass Sie als Erstautor auftreten. Andererseits haben viele Doktoranden (insbesondere, wenn sie zum ersten Mal an einem Paper beteiligt sind) enorme Schwierigkeiten beim Verfassen des Textes in englischer Sprache und sind froh, wenn ihnen der Betreuer diese Arbeit abnimmt. In diesem Fall müssen Sie sich mit der Rolle eines Koautors zufrieden geben. Wenn Sie sich mit Ihrem Betreuer über die Position des Erstautors nicht einigen können, bietet es sich eventuell an, dass Sie beide als Erstautor fungieren. In diesem Fall erscheinen Ihre beiden Namen an der ersten und zweiten Position zusammen mit dem Zusatz „contributed equally". Vielleicht besteht auch die Möglichkeit, Teile Ihrer Arbeit auf einem **Kongress** im Rahmen eines Vortrags oder Posters vorzustellen. Die Vorträge (und Abstracts bei Postern) werden in einem Sonderband herausgegeben, sodass Sie damit auch noch zu einer Veröffentlichung kommen (wenngleich diese Beiträge schwieriger zu finden sind und seltener gelesen werden als Papers).

Wenn Sie eine sehr gute Arbeit geschrieben haben und Ihr Doktorvater von Ihren Fähigkeiten überzeugt ist, wird er vielleicht vorschlagen, sie irgendwo zur **Prämierung** einzureichen. Preise für herausragende Doktorarbeiten (die auch finanziell sehr lukrativ sein können) werden beispielsweise von Pharmafirmen vergeben. Adressen und weitere Informationen findet man im Internet z. B. unter der Adresse https://www.med.uni-freiburg.de/Forschungsmanagement/Stiftungen-Preise auf der Homepage der Medizinischen Fakultät der Universität Freiburg; eventuell finden Sie auch Informationen auf der Homepage Ihrer Universität. Ein Preis ist natürlich bei Bewerbungen und für die weitere Karriere von beachtlichem Vorteil. Selbstverständlich können Sie auch Ihren Doktorvater ansprechen, wenn Sie glauben, eine wirklich herausragende Arbeit erstellt zu haben.

Noch ein paar Worte zum Thema **Plagiat**: Bei vielen Fakultäten wird mittlerweile mit einer speziellen Software überprüft, ob der Verdacht eines Plagiats besteht.

Merke

Wenn Sie Papers, aus denen Sie Textpassagen oder Gedankengänge übernommen haben, ordnungsgemäß zitiert haben, brauchen Sie nichts zu befürchten!

Die Aberkennung eines Doktorgrades in der jüngsten Vergangenheit betrifft Fälle, bei denen ganze Passagen abgeschrieben wurden, ohne dass dies kenntlich gemacht wurde. Wenn Sie etwas übernehmen und die betreffende Literaturstelle im Text angeben, besteht überhaupt kein Grund, in Panik zu verfallen.

Ob mit oder ohne Veröffentlichung, prämiert oder nicht: Wenn Sie alles überstanden haben, schweben Sie wahrscheinlich einige Tage lang auf Wolken. Das sei Ihnen gegönnt! Dieser euphorische Zustand hält aber naturgemäß nicht sehr lange an. Die Welt bleibt nicht stehen, und das Leben geht weiter – mit Höhen und Tiefen. Sie haben nun einen Dr. vor dem Namen. Die damit verbundene Verpflichtung wird Sie Ihr Leben lang begleiten. In kürzester Zeit holt Sie der Alltag wieder ein. Dieser Gedanke ist vielleicht mit ein wenig Wehmut verbunden. Denken Sie dann an den Ausspruch von Miguel de Unamuno y Yugo: **In jedem Ende liegt ein neuer Anfang**.

▶ **Hinweis.** Nützliche Hinweise bezüglich des Schreibens und Publizierens eines Papers finden Sie in [5] und [11]. Den Kandidaten, die sich mit dem Gedanken tragen, eine akademische Karriere anzustreben, sei das Werk „Forschen auf Deutsch" [2] ans Herz gelegt – eine zugleich amüsante und nachdenklich stimmende Lektüre. Das Büchlein „Sicher und überzeugend präsentieren" [9] enthält wertvolle Tipps für einen Kurzvortrag und den Umgang mit den Medien.

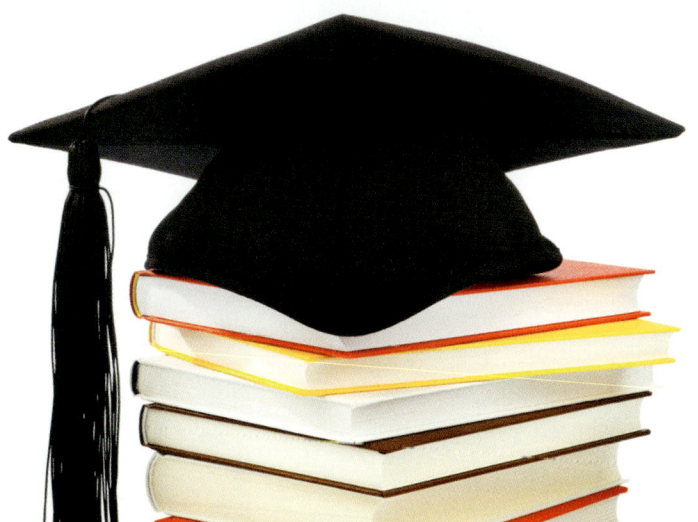

Kapitel 10

Beispiele von Doktorarbeiten

10.1	Allgemeines	*140*
10.2	Erfahrungsberichte	*140*

10 Beispiele von Doktorarbeiten

10.1 Allgemeines

Wege entstehen dadurch, dass man sie geht.
(Franz Kafka, Schriftsteller, 1883–1924)

In diesem letzten Kapitel werden Doktorarbeiten aus diversen Fächern vorgestellt, die an der Medizinischen Fakultät Mannheim der Universität Heidelberg oder einer anderen Medizinischen Fakultät erstellt wurden. Die Texte wurden von den Doktoranden selbst verfasst. Die Jahreszahlen beziehen sich auf die Abgabe der Arbeit. Die Auswahl der hier vorgestellten Arbeiten ist zwar nicht unbedingt repräsentativ – schließlich waren alle Doktoranden mit ihrer Betreuung im Großen und Ganzen sehr zufrieden. Dennoch werden die Vor- und Nachteile sowie Probleme und Schwierigkeiten der einzelnen Arbeitstypen deutlich. Die Ausführungen zeigen vor allem, wie wichtig eine gute Betreuung ist. Sie lassen auch erkennen, dass jeder Doktorand seinen eigenen Weg gehen muss und man Kafkas Zitat beherzigen sollte.

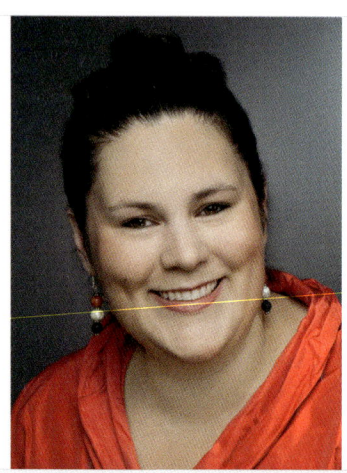

Abb. 10.1 Stefanie Diouf, Mannheim, Promotion noch nicht abgeschlossen.

10.2 Erfahrungsberichte

10.2.1 Klinisch-retrospektive Arbeit in der Chirurgie

Da ich während meiner gesamten Studienzeit an Wochenenden, Feiertagen und in den Semesterferien als Krankenschwester im Schichtdienst arbeitete, entschied ich mich gegen eine experimentelle Doktorarbeit, um nicht an feste Zeiten im Labor gebunden zu sein.

Während eines Seminars zum Thema Ernährungsmedizin bot mein zukünftiger Doktorvater Dissertationen im Fachbereich Bariatrische Chirurgie an. Da mich das Thema schon im Vorfeld interessierte und er mir auch von Anfang an sympathisch war, meldete ich mich sofort dafür. Nach einem Erstgespräch mit ihm sowie einer Einführung in das Thema durfte ich meine Doktorarbeit zum Thema: „Lebensqualität nach bariatrischen Operationen im Zusammenhang mit regelmäßiger Nachsorge" beginnen. Ziel war es, bei 131 Patienten, die sich zuvor einer bariatrischen Operation unterzogen hatten, telefonisch mithilfe eines Fragebogens ihre postoperative Lebensqualität zu erheben.

Nachdem ich zusammen mit meinen Betreuern einen ausführlichen Fragebogen erstellt hatte, konnte ich mit den Patiententelefonaten starten. Die Patienten erhielten vorab ein Informationsschreiben von meinem Doktorvater, sodass sie auf meinen Anruf vorbereitet waren.

Ab nun galt es, die 131 Patienten zu erreichen. Ich erhielt einen Schlüssel zum Assistenzarztzimmer in der Chirurgie und einen PC-Zugang. Von dort aus konnte ich sowohl die Telefonate führen, als auch meine erhobenen Daten zeitnah in Form einer Datenbank anlegen. Was sich anfangs so einfach anhörte, erwies sich dann doch schwieriger als gedacht. So hatten beispielsweise manche Patienten gerade zum Zeitpunkt meines Anrufs keine Zeit, wir mussten einen erneuten Termin, z. B. für einen Samstag, vereinbaren, und ich musste häufiger wegen eines Telefonats in die Klinik fahren, um diesen einen Patienten zu erreichen. Andere Patienten versetzten mich gleich mehrere Male hintereinander, ehe es mit dem Telefonat geklappt hat. Besonders schwierig war es, diejenigen Patienten zu erreichen, die schon seit längerer Zeit nicht mehr bei der Nachsorge erschienen waren. Häufig waren diese zwischenzeitlich umgezogen, sodass die auf der Akte vermerkte Adresse und Telefonnummer nicht mehr aktuell waren. So schaute ich jeden Freitag die Terminliste der Nachsorgesprechstunde für den darauffolgenden Montag durch, ob meine „gesuchten Patienten" dabei waren. Dadurch konnte ich den einen oder anderen Patienten dazugewinnen. Letztlich konnte ich 113 von den 131 Patienten erreichen und war damit sehr zufrieden. Neben den Telefoninterviews galt es auch, die Gewichtsverläufe der Patienten über die Zeit zu dokumentieren. Die hierfür notwendigen Daten erhielt ich aus den Patientenakten und aus den Unterlagen der Ernährungsambulanz. Dank der tollen und zuverlässigen Unterstützung des Mitarbeiterteams sowohl der Chirurgischen Ambulanz als auch der Ernährungsambulanz gestaltete sich dieser Teil reibungslos! Bei Fragen oder Problemen konnte ich auch jederzeit meinen Betreuer kontaktieren, der sehr zuverlässig jede meiner Mails zeitnah beantwortete. Als besonders hilfreich empfand ich die durch meinen Betreuer regelmäßig initiierten Doktorandentreffen. Dadurch hatte jeder Doktorand die Möglichkeit, den aktuellen Stand seiner Daten in der Runde vorzustellen, Probleme konnten besprochen, Anregungen und Ideen entgegengenommen und umgesetzt werden.

Die Patientendaten in eine vernünftige, statistisch auswertbare Form zu bringen, fiel mir anfangs nicht gerade leicht. Doch durch die Unterstützung von Frau Prof. Dr. Weiß ließ sich auch dieses Hindernis bewältigen.

Mein Fazit: Im Nachhinein kann ich jedem angehenden Doktoranden nur empfehlen, die geplante Fragestellung anhand der bereits vorliegenden Daten vor Beginn einer retrospektiven Arbeit klar zu definieren und dahingehend zu überprüfen, ob die Fragestellung mittels der vorhandenen retrospektiven Daten ausreichend zu beantworten ist. Besonders bei Fragebögen im Rahmen von Patienteninterviews ist dies von größter Bedeutung. Denn es ist nicht nur schwierig, im Nachhinein bei einer neuen zusätzlichen Fragestellung die Patienten nochmals zu kontaktieren, sondern es ist auch mit einem enormen zusätzlichen Zeitaufwand verbunden.

Weiterhin ist es von enormer Bedeutung, dass Ihr Euch bei Fragen und Problemen jederzeit an einen zuverlässigen Betreuer wenden könnt (was bei mir zum Glück der Fall war). In diesem Sinne wünsche ich allen angehenden Doktoranden viel Glück und Durchhaltevermögen!

10.2.2 Klinisch-retrospektive Arbeit in der Dermatologie

Sabine Reuss, Mannheim, 2004

Die Überlegung, mich nach einer retrospektiven Doktorarbeit umzusehen, hatte anfangs ganz praktische Gründe – ich werde schneller fertig, kann einen großen Teil der Arbeit zu Hause erledigen (bei meiner kleinen Tochter) und erhalte so hoffentlich auf unkompliziertem, schnellem Weg meine Dissertation. Erfreulich bei meiner Arbeit war, dass alle diese Gründe zutrafen und ich zudem auch tatsächlich Spaß an der Arbeit hatte.

Auf der Suche nach einer Doktorarbeit in Form einer retrospektiven Studie stieß ich nach Telefonaten mit fast allen Kliniken auf die Dermatologie. Dort bekam ich sofort ein zu bearbeitendes Thema – es ging um Patienten mit der Pigmentstörung „Vitiligo", die sich einer besonderen Therapieform, der PAUVA-Therapie (Phenylalanineinnahme mit anschließender UVA-Bestrahlung) unterzogen hatten. Ich sollte anhand der Patientenakten überprüfen, welche Erfolgs- bzw. Misserfolgsquoten nach einer PAUVA-Therapie entstanden. Dabei sollte auch die Bedeutung verschiedener Einflussfaktoren (Alter, Geschlecht, Nebenwirkungen, UVA-Dosis, weitere Erkrankungen, Stadium etc.) auf das Therapieergebnis untersucht werden. Die Erhebung der Daten im Archiv konnte in wenigen Wochen abgeschlossen werden. Die anschließende tabellarische Aufstellung und Überprüfung der Signifikanz anhand eines Statistikprogrammes stellten für mich anfangs die größten Schwierigkeiten dar. Doch anhand der großartigen Hilfe von Frau Dr. Weiß und meiner Doktormutter war auch diese Hürde zu bewältigen. Das anschließende Schreiben, das zunächst unmöglich erschien, da ich bisher eine solche Form schriftlicher Arbeit noch nie gemacht hatte, ging dann auch gut voran. Wenn der Anfang erst einmal gemacht ist, ist die Hemmschwelle überwunden.

Sehr geschätzt habe ich den sofortigen Erhalt eines Themas und damit die Möglichkeit des sofortigen Arbeitsbeginns. Dies ist sicherlich der Vorteil einer retrospektiven Studie, da ja alle Daten schon vorhanden sind. Natürlich bestand bis nach der Auswertung die ganze Zeit die Gefahr, dass mit den gesammelten Daten keine sinnvolle Statistik durchzuführen ist und damit das Thema neu definiert werden muss. Wenn die Daten für die Statistik aber gut zu verwerten sind bzw. ein gutes, sinnvolles Ergebnis bringen, ist es direkt möglich, mit dem Schreiben zu beginnen. Dabei ist, neben dem kontinuierlichen Arbeiten, ein ganz entscheidender Faktor der regelmäßige Kontakt zur Doktormutter bzw. zum Doktorvater oder der betreuenden Person. Wenn hier ein regelmäßiger und rascher Austausch besteht, ist ein zügiger Abschluss der retrospektiven Dissertation möglich.

Eine retrospektive Doktorarbeit würde ich jedem empfehlen, der nicht gerne im Labor experimentiert und an einer statistischen Auswertung vorhandener Daten interessiert ist. Die Benotungen liegen dabei eher im unteren Bereich, was man im Vorfeld wissen sollte. Bei aller Theorie und Statistik kann eine solche Dissertation aber sehr interessant sein. Und wenn dann noch so eine hervorragende Zusammenarbeit zwischen Statistikerin, Doktormutter/-vater und Doktorand besteht, ist diese Form der Arbeit sehr empfehlenswert.

10.2.3 Klinisch-prospektive Arbeit in der Notfallmedizin

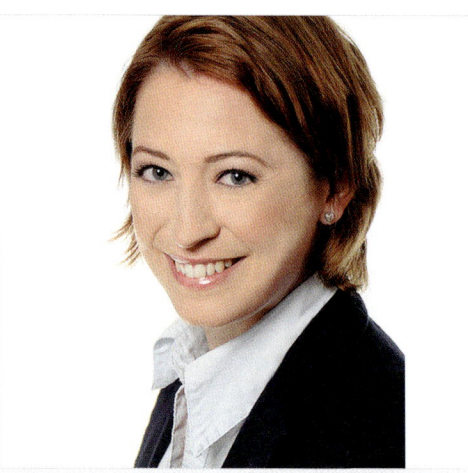

Abb. 10.2 Angela Müller, München, noch nicht abgeschlossen.

Als ich mich im 2. klinischen Semester nach Doktorarbeiten umsah, stellte sich schnell heraus, dass ich über ein notfallmedizinisches Thema schreiben wollte. Die Vorstellung, mich über einen längeren Zeitraum mit einer Thematik zu beschäftigen, die mich nicht ernsthaft interessiert, war für mich undenkbar, woher sollte da die Motivation kommen? So ergab es sich, dass ich auf meinen Doktorvater traf, der gerade eine Studie zu einem Projekt in Südtirol vorbereitete. Bei diesem Projekt wurden über 5 Jahre hinweg über 20 000 Schüler anhand von aufblasbaren Minipuppen und einer Lehr-DVD in Reanimation geschult. Ziel der Studie war es, herauszufinden, ob die Schüler durch diese groß angelegte Maßnahme einen Wissenszuwachs haben. Da ich eine solche Arbeit eher in der Pädagogik oder Psychologie als in der Medizin angesiedelt hätte, hatte ich anfangs große Skepsis. Nach einem ersten Literaturstudium stellte sich aber heraus, dass die Laienunterrichtung in Reanimationsmaßnahmen weltweit eine durchaus nennenswerte wissenschaftliche Untersuchung erfährt.

Der Wissenszuwachs durch die Lehrmaßnahme sollte mittels eines Multiple-Choice-Fragebogens überprüft werden, welcher vor und nach der Schulung von den Schulkindern beantwortet wurde. Allen teilnehmenden Schülern war, um einen direkten Vorher-Nachher-Vergleich zu ermöglichen, eine Nummer zugewiesen. Das Eingeben der ersten 4 200 Fragebögen in eine Excel-Tabelle führte ich von Hand durch, weitere 2 700 wurden maschinell eingelesen. Im Nachhinein betrachtet, hätte eine frühzeitigere Planung hier viel Zeitersparnis gebracht, indem alle Fragebögen maschinenlesbar ausgefüllt worden wären.

An die Untersuchung mittels Fragebogen schloss sich eine Untersuchung der praktischen Fähigkeiten von 100 Schülern nach der Reanimationsschulung an. Hierfür hatte ich große Unterstützung durch den Veranstalter des Projektes, den Landesrettungsverein *Weißes Kreuz* in Bozen. Mein Ansprechpartner dort war stets sehr hilfsbereit, auch schon hinsichtlich des Verteilens und Einsammelns der Fragebögen, und er war auch gut erreichbar. Die Erreichbarkeit meines Doktorvaters, der zugleich mein Betreuer ist, war nicht immer aufs Erste möglich. Dies ist wohl der Preis dafür, einen Doktorvater zu haben, der an sehr vielen Stellen ein hohes Engagement aufweist. Jedoch bedeutet dies natürlich auch ein großes Netzwerk und somit wieder neue Möglichkeiten.

Die korrekte Auswertung großer und komplexer Datenmengen für eine empirische Studie erfordert Sachverstand, den die Schule gar nicht und das Medizinstudium nur in sehr beschränktem Umfang vermitteln. Allerdings gelang es gerade und vor allem durch die statistische Auswertung, unseren Messaufbau kritisch zu hinterfragen und zu verbessern, zugleich die Lehrmethode für Laienreanimation auf ihre praktische Umsetzbarkeit zu überprüfen und daraus Konsequenzen für die Zu-

kunft abzuleiten. Für mich entscheidende Faktoren zum Gelingen dieser Arbeit, welche noch nicht vollends abgeschlossen ist, waren und sind folgende:
- ein Thema, bei dem ich direkten Kontakt zu den Probanden habe, welches mich wirklich interessiert und bei dem ich auch gerne bereit bin, kontrovers und konstruktiv zu diskutieren;
- die umfänglichen Literaturstellen, die mir mein Doktorvater zu lesen gegeben hat;
- das große Netzwerk meines Doktorvaters, in welchem sich immer wieder Leute fanden, die mit Begeisterung Hilfestellung gegeben haben;
- meine eigene Disziplin, immer dran zu bleiben und nicht aufzugeben.

Ich bin seit 1½ Jahren berufstätig und habe die Arbeit noch nicht abgeschlossen. Vor meinem Berufsstart habe ich mein erstes Manuskript zur Veröffentlichung eingereicht, aktuell reiche ich das zweite, noch für die Promotion nötige, ein. Ich rate eigentlich davon ab, eine nicht abgeschlossene Doktorarbeit mit ins Berufsleben zu nehmen, möchte aber dennoch dazu ermutigen, die Doppelbelastung auf sich zu nehmen, wenn es nicht anders geht.

10.2.4 Klinisch-prospektive Arbeit in der Anästhesiologie

Meinen späteren Doktorvater lernte ich während einer Famulatur kennen. Nach einem Auslandsaufenthalt begann ich dann im 4. Studienjahr mit der Doktorarbeit. Eine zügige Abwicklung war daher unabdingbar. Für mich war das Fach Anästhesie von vornherein klar; aufgrund meines Interesses wollte ich später auch in diese Richtung gehen. Weiterhin stellte sich schnell heraus, dass ich prospektiv arbeiten möchte. Dies erschien mir von der grundsätzlichen Idee am logischsten: Man stellt sich eine Frage, führt eine Untersuchung durch und kommt zu einem Ergebnis. In meinem Fall geht es um den Vergleich der ultraschallgesteuerten interskalenären Plexusblockade mit der Allgemeinanästhesie und der Kombination beider Verfahren.

Grundsätzlich empfehle ich eine gute Vorbereitung in jeder Hinsicht. Mit früheren Doktoranden zu sprechen ist ein entscheidendes Mittel zur Informationsgewinnung: Wie ist die Erreichbarkeit und Zusammenarbeit mit dem Betreuer? Hält er die Sachen, die er verspricht, ein? Hat er ein Inte-

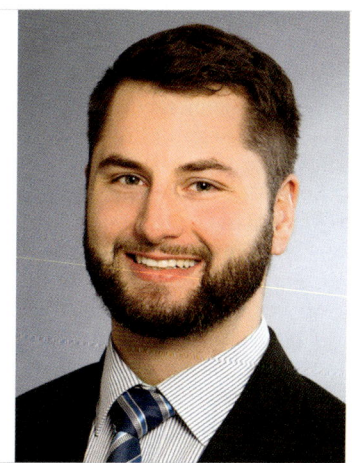

Abb. 10.3 Gregor Loosen, Mannheim, noch nicht abgeschlossen.

resse daran, die Studie zeitnah zum Abschluss zu bringen, und haben die Doktoranden ihre Arbeit zügig erstellen können? Wie ist die Mitarbeit der entsprechenden Klinik?

Auch mit meinem Doktorvater führte ich ein Gespräch, bevor ich die Arbeit annahm. Hier muss man auch Fragen stellen, vor denen man sich eigentlich ganz gerne drücken würde: Wer schreibt das Paper, und an welcher Stelle steht man selbst? Gibt es die Möglichkeit, auf einen Kongress zu fahren und das Projekt vorzustellen und wenn ja, wie sieht es mit einem Zuschuss aus? Wie steht es um meine Arbeit, falls der Betreuer die Stelle wechselt, und wie wahrscheinlich ist das? Was genau wird untersucht? Insbesondere zu diesem Punkt empfiehlt es sich schon, mit einem gewissen Background ausgestattet zu sein. Für eine klinisch-prospektive Arbeit ist ein Punkt ganz entscheidend: die Probandenrekrutierung. Die Planung einer hinreichend großen Stichprobe ist nutzlos, wenn es um ein extrem seltenes Krankheitsbild geht, die größten Patientenzahlen zählen nichts, wenn mutmaßlich keiner an der Studie teilnehmen wird, und die größte Akzeptanz beim Patienten bringt einen nicht weiter, wenn kein Rückhalt für eine Durchführung im klinischen Alltag gewährleistet ist.

Sicher kann man nie alle Eventualitäten ausschließen, aber es empfiehlt sich, ganz klar darüber zu sprechen. An dieser Stelle sehe ich auch den Hinweis angebracht, einen Blick auf die Fakultätsseite zu werfen und die Arbeit korrekt anzumelden.

Ich würde die gewählte Doktorarbeit jederzeit wieder annehmen, denn auf die meisten der eben beschriebenen Fragen gab es Antworten, die eine zügige Datenerfassung und Abwicklung möglich machten. Mein Doktorvater hat sicherlich maßgeblichen Anteil daran, dass viele Mitarbeiter der Klinik ihren Teil zum Gelingen der Studie beigetragen haben und innerhalb von etwas über einem Jahr 120 Datensätze zusammenkamen. Gab es Fragen, war er schnell und unkompliziert erreichbar und förderte dann eigenständiges Denken, wenn es mal hakte. Für den Doktoranden selbst ist die eigentliche Durchführung ein kleines Abenteuer, bei dem man mit unterschiedlichsten Menschen zusammenkommt und diverse unvorhergesehene Probleme lösen muss. Es empfiehlt sich, geduldig und verständnisvoll zu sein und Hilfe nicht als selbstverständlich anzusehen, denn die Studie bedeutet erst einmal Mehrarbeit für die Belegschaft. Gummibärchen und Kuchen gelten hierbei als offiziell anerkanntes Bestechungsmittel im Krankenhaus.

Der Hauptteil der Arbeit bleibt an einem selbst haften, und wer nicht bereit ist, auch am Wochenende oder am Abend oder an einem Tag, an dem es eben mal nicht so passt, in die Klinik zu gehen, der sollte solch eine Arbeit nochmals überdenken. Neben dem Lerneffekt fürs Leben erhält man als Entschädigung aber auch einen Einblick darin, wie klinische Forschung funktioniert, und man darf selbst an diesem Prozess teilnehmen.

Für das Gelingen der Studie sind Planung und organisierte Durchführung der Schlüssel zum Erfolg. Als Anhaltspunkt für die zu erhebenden Parameter würde ich thematisch verwandte Studien heranziehen und dann evaluieren, ob es sinnvoll ist, diese oder jene Daten zu sammeln und wie man es am besten mit validierten Messinstrumenten schafft. Ansonsten ergibt sich am Ende eine unüberschaubare Datenflut, bei der man nicht recht weiß, wie man zu einem Ergebnis gelangen soll. Hier hatte ich glücklicherweise sehr engagierte und kompetente Hilfe vonseiten der Biomathematik in Mannheim. Alleine wäre ich der Zahlen wohl nicht Herr geworden.

Die eigentliche Doktorarbeit ist zum aktuellen Zeitpunkt noch nicht fertiggestellt, das Schreiben der Dissertation an sich empfinde ich als größere Herausforderung als die Durchführung der Studie. Der Tipp, mit „Material und Methoden" zu beginnen, hat zumindest einen Einstieg verschafft, und man sollte versuchen, die Arbeit an einem Stück zu schreiben, denn jede Unterbrechung von mehreren Tagen oder Wochen wirft einen weit aus der Thematik heraus.

Um es also auf wenige Worte zu reduzieren: Die prospektive klinische Studie bietet die Möglichkeit, ein eigenes kleines Werk auf die Beine zu stellen. Entscheidend sind gute Information, Planung, Erklärung an die Beteiligten, nochmals Planung und dann saubere Durchführung. So kann man sich am Ende tatsächlich ein paar gestellte Fragen beantworten und ebenso viele neue stellen.

10.2.5 Klinisch-prospektive Arbeit in der Anästhesiologie

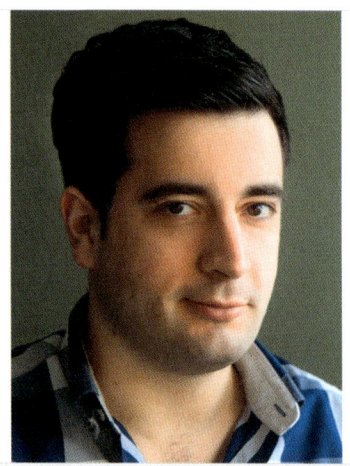

Abb. 10.4 Volker Gebhardt, Mannheim, 2014.

Während meines Studiums wusste ich noch nicht genau, ob ich Kinderarzt oder Anästhesist werden wollte und informierte mich in beiden Fächern über mögliche Promotionsthemen. Eine experimentelle Arbeit mit Zellkulturen in der Kinderklinik erweckte meine Aufmerksamkeit. In Entzündungsmodellen sollte die Rolle eines Tumorsuppresorgens im Rahmen der angeborenen Immunität untersucht werden. Mit tatkräftiger Unterstützung meiner Betreuerin etablierte ich in einem Labor die Zellkultur sowie die verwendeten Untersuchungsmethoden. Die Geräte waren vorhanden. Außer meiner Betreuerin gab es in dem Labor jedoch keine weiteren Mitarbeiter, die Zellkulturen und Methoden verwendeten, sodass ich oft auf mich alleine gestellt war. Trotz einiger Rückschläge konnte ich die Experimente bald erfolgreich durchführen und sammelte Ergebnisse. Die Laborarbeit begleitete mich durch den größten Teil meines klinischen Studiums und wurde durch einige Studienabschnitte unterbrochen. Mein Doktorvater verließ plötzlich die Klinik und sein Nachfolger übernahm die Promotion, war jedoch selbst mit anderen Forschungsschwerpunkten befasst. Auch meine Betreuerin wechselte die Klinik und begleitete meine Forschungsarbeit mit viel Energie aus der Ferne; dennoch erschwerten diese Umstände das Voranschreiten des Projektes. Für die Etablierung eines Verfahrens zur Bestätigung der gesammelten Ergebnisse bekam ich viel Unterstützung aus benachbarten Laboren, dennoch gelang es mir nicht, diese erfolgreich durchzuführen.

Mittlerweile hatte ich das Examen hinter mir, trat eine Assistenzarztstelle in der Anästhesie an und führte die Pflege der Zellkulturen sowie die Experimente nach Feierabend durch. Dies machte die Zusammenarbeit mit den benachbarten Laboren noch schwieriger.

In dieser Zeit wurde mir in der Klinik von einem Oberarzt die Mitarbeit in einer klinischen Arbeitsgruppe, die Studien zu Spinalanästhesien durchführte, angeboten. Da mich diese Form der Anästhesie, mit kleinen Mengen Lokalanästhetika eine komplette Betäubung der unteren Körperhälfte auslösen und große Operationen durchführen zu können, schon im klinischen Alltag beeindruckt hatte, sagte ich zu.

Bei dem Projekt handelte es sich um eine Dosisfindungsstudie für hyperbares Prilocain 2%, ein in Deutschland neu zugelassenes hyperbares Lokalanästhetikum für proktologische Eingriffe. Da es sich um eine klinische Studie handelte, konnte ich die Anästhesien im Rahmen meiner täglichen Arbeit durchführen. Die Betreuung und die Zusammenarbeit mit dem Oberarzt waren auch aufgrund der täglichen Begegnungen im klinischen Alltag sehr eng. Ich hatte die Möglichkeit, die Studie von Anfang an durchzuführen. Sowohl Ethikantrag als auch Studienprotokoll schrieb ich selbstständig, konnte jedoch jederzeit um Rat fragen.

Die Rekrutierung der Patienten ging schnell voran, und schon nach wenigen Monaten hatte ich die 120 Patienten gefunden und in die Studie eingeschlossen. Da mir die Arbeit sehr viel Spaß machte, schnell voranging und ich das Angebot hatte, die wissenschaftliche Veröffentlichung als Erstautor publizieren zu dürfen, entschloss ich mich, die erste Doktorarbeit abzubrechen und die klinische Studie als Promotion abzuschließen und einzureichen. Diese Entscheidung fiel mir bis zuletzt nicht leicht, hatte ich doch schon sehr viel Arbeit über einige Jahre in das Laborprojekt investiert.

Letztendlich konnte ich die Promotion in der Anästhesiologie erfolgreich abschließen. Motiviert durch die Freiheit und die dennoch enge und gute Zusammenarbeit in der Forschungsgruppe, fing ich direkt im Anschluss an, Nachfolgestudien durchzuführen, um Fragen, die durch Beobachtungen im Rahmen der Doktorarbeit aufkamen, zu beantworten. Meine Empfehlungen für angehende Doktoranden aufgrund meiner Erfahrungen:

- Es ist nicht immer schlecht, eine Doktorarbeit abzubrechen, auch wenn man schon viel Zeit und Mühe investiert hat.
- Die Doktorarbeit sollte zur Studien- und Berufsplanung und ggf. auch zur Lebensplanung passen und nicht umgekehrt.
- Man kann auch parallel zur Arbeit in der Klinik promovieren. Unter Umständen sogar besser als während des Studiums, da die Zusammenarbeit mit den Kollegen aus einer Forschungsgruppe durch die tägliche klinische Arbeit viel enger ist.

10.2.6 Klinisch-prospektive Arbeit in der Gynäkologie

Anja Lehrmann, Mannheim, noch nicht abgeschlossen

Meine Suche nach der passenden Doktorarbeit führte mich von der Pädiatrie durch Interesse an der Pränataldiagnostik in die Gynäkologie. Dort entschied ich mich dann schließlich dafür, an einer prospektiven klinischen Studie über die prädiktive Bedeutung von Biomarkern bei Präklampsie mitzuwirken. Hierfür erfolgte bei Patientinnen, die aufgrund ihrer klinischen Symptome mit der Verdachtsdiagnose Präklampsie aufgenommen wurden, eine Blutentnahme und es wurden 2 spezielle angiogene Faktoren bestimmt. Anschließend wurde der klinische Verlauf der Patientinnen, besonders in Bezug auf die Indikation zur Entbindung sowie den Zeitraum zwischen der Markerentnahme und der Entbindung, mit der Höhe eines Quotienten korreliert, der aus den beiden entnommenen angiogenen Faktoren gebildet wird. Dies könnte dazu beitragen, den Zeitpunkt für die Entbindung, die bei einer Präklampsie weiterhin die einzige kausale Therapie darstellt, im Hinblick auf die potenzielle Morbidität und Mortalität für Mutter und Kind zu optimieren. Hierbei interessierte ich mich neben den maternalen auch für die fetalen Aspekte, die ebenfalls berücksichtigt und ausgewertet wurden.

Es war wichtig für mich, dass es sich um eine prospektive Studie handelte, da ich gerne selbst an der Datenerhebung beteiligt sein wollte. Allerdings sollte man sich im Klaren darüber sein, dass dies natürlich einen deutlich längeren Zeitraum in Anspruch nimmt als eine retrospektive Arbeit und es zudem in den meisten Fällen länger dauert, als man sich zuvor überlegt bzw. besprochen hat. Das war auch bei mir der Fall. Deswegen sollte man, wenn man sich für eine prospektive klinische Doktorarbeit entscheidet, möglichst frühzeitig innerhalb des Studiums damit beginnen und sich vorher gut überlegen, inwieweit man den zeitlichen Aufwand hierfür mit dem Studium vereinbaren kann. Außerdem sollte man sich im Vorfeld Gedanken darüber machen, wie viele Patienten in die Studie eingeschlossen werden müssen, um eine statistische Aussage über die Fragestellung machen zu können, und wie realistisch es ist, die erforderliche Anzahl an Patienten in einem bestimmten Zeitraum einschließen zu können. Bei einer retrospektiven Arbeit kann man sich die eigene Arbeitszeit zudem meist flexibler einteilen.

Besonders wichtig finde ich auch, dass man sich für eine Doktorarbeit zu einem Thema entscheidet, für das man sich wirklich sehr interessiert. Dann fällt es viel leichter, sich über einen längeren Zeitraum und bei verschiedenen Problemen, die mit der Datenerhebung sowie mit der Literaturrecherche verbunden sind, immer wieder motivieren zu können. Aktuell bin ich dabei, die Arbeit zu verfassen. Hierbei sollte man immer daran denken, währenddessen regelmäßig Sicherheitskopien anzufertigen. Das lernte ich sehr zu schätzen, als überraschend Probleme mit meinem Laptop auftraten.

Bisher kann ich sagen, dass mich die Erfahrungen im Zusammenhang mit meiner Doktorarbeit zwar auf verschiedenen Ebenen ziemlich gefordert haben, ich aber auch vieles dabei gelernt habe.

10.2.7 Therapiestudie in der Anästhesiologie

Cora Spannenberger, Mannheim, noch nicht abgeschlossen

Im 2. Klinischen Semester bin ich über einen Aushang in der Uni-Bibliothek auf die Doktorarbeit in der Anästhesie mit dem Thema *„Einfluss von unterschiedlichen Narkosetiefen auf die zelluläre und humorale Immunität"* aufmerksam geworden. Da mich das Fachgebiet Anästhesie schon immer interessierte, traf ich mich mit meinem Doktorvater.

Es handelte sich um eine prospektive klinisch-experimentelle Studie. Als Patientenkollektiv wurden junge, gesunde Patienten gesucht, die elektiv an der Schulter operiert wurden. Ihnen sollte zu 3 definierten Zeitpunkten Blut abgenommen werden, unmittelbar vor, direkt nach der OP und mindestens 30 Tage postoperativ. Die Patienten durften keinerlei Medikamente nehmen und nicht vorerkrankt sein. Dadurch wurden die Einschlusskriterien so eng, dass kaum geeignete Patienten in die Studie eingeschlossen werden konnten.

Die Arbeit wurde auf 2 Doktoranden aufgeteilt, die jeweils einen anderen Aspekt des Immunsystems am gleichen Patientenkollektiv analysieren sollten. Wir mussten uns täglich absprechen, da das zu untersuchende Blut am gleichen Tag im Labor bearbeitet werden sollte. Bevor wir beginnen konnten, wurde ich in die unterschiedlichen Labormethoden und Geräte eingewiesen. Allerdings konnten diese nur nach dem klinischen Feierabend genutzt werden, um den Regelbetrieb im Labor nicht zu stören.

Leider hat mein Doktorvater relativ früh nach Beginn der Studie die Klinik verlassen, und so konnten wir die nötigen Blutentnahmen wegen organisatorischer Probleme nur erschwert und auch nur in reduzierter Anzahl durchführen. Das OP-Team, die Anästhesisten und die Anästhesie-Pflege mussten über jeden Studienpatienten informiert werden, da von ihnen das Blut abgenommen wurde. Vor allem die 3. Blutentnahme (mindestens 30 Tage postoperativ) gestaltete sich schwierig, da nicht alle Patienten telefonisch erreichbar waren, oder wir sie wegen Umzugs nicht erneut einbestellen konnten.

Die Datenerhebung war ohne Betreuer sehr langwierig. Erschwerend kamen die sehr komplexen und aufwendigen Labormethoden hinzu. In den Semesterferien, zwischen allen Famulaturen, war die Versuchung größer, in den Urlaub zu fahren und nach PJ und Examen war man schon approbierter Arzt. Aber die Dissertation lag immer noch unfertig daheim in der Schublade. Meine größte Hemmung hatte ich vor dem Schreiben der Doktorarbeit. Hilfreich für den Einstieg waren mir dabei Dissertationen aus der Uni-Bibliothek zu ähnlichen Themen oder über vergleichbare Labormethoden.

Die nächste Hürde war der statistische Teil, denn die Vorlesung über Biomathematik lag schon sehr weit zurück. Aber dank der Hilfe von Frau Prof. Dr. Weiß konnte ich mit ihrer statistischen Beratung die Ergebnisse sortieren. Zum Glück hatte ich weiterhin Kontakt zu meinem Doktorvater, der mich stets unterstützt und motiviert hat.

Mein Tipp: Fangt früh mit der Doktorarbeit-Suche an! Es zieht sich immer länger als gedacht. Sucht Euch eine Arbeit, bei der Ihr sicher einen Betreuer zugewiesen bekommt, der gut zu erreichen ist und Interesse hat, die Arbeit zeitnah abzuschließen. Versucht, die Arbeit vor dem Berufsstart abzugeben, denn im Feierabend oder im wohlverdienten Urlaub hat man nur selten Lust, sich lange vor den PC zu setzen. Sucht Euch ein Thema und eine Arbeit, die nicht von zu vielen Faktoren abhängt, wie z. B. Laborarbeit, Patientensuche, anderen Doktoranden in der gleichen Arbeitsgruppe, komplizierte Materialien, usw. Versucht diese potenziellen „Störfaktoren" zu minimieren. Wenn Ihr schneller zu Eurem Doktortitel kommen wollt, empfiehlt sich eine retrospektive statistische Arbeit. Fragt gezielt nach, was auf Euch zukommt, was die genauen Bedingungen sind und definiert ein genaues Forschungsziel.

10.2.8 Diagnostische Studie in der Gerontopsychiatrie

Susanne Knieling-Büttner und Anne Koopmann, Mannheim, 2007

In unseren Doktorarbeiten validierten wir im Rahmen einer klinischen Studie verschiedene Tests zur Depressionsabklärung bei demenzkranken Patienten. Während einer Famulatur in der Gerontopsychiatrie im ZI (Zentralinstitut für Seelische Gesundheit) Mannheim entstand der Kontakt zum Leiter dieser Abteilung. Gemeinsam mit ihm entwickelten sich die Idee und das Konzept für eine Doktorarbeit.

Ursprünglich war diese Doktorarbeit für eine Person gedacht. Im weiteren Planungsverlauf wurde jedoch klar, dass der Arbeitsaufwand für einen

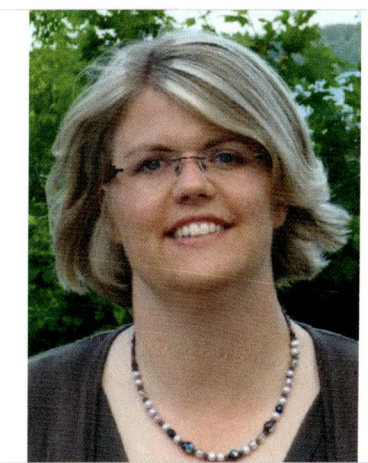

Abb. 10.5 Anne Koopmann, Mannheim, 2007.

Doktoranden nicht zu bewältigen war. Daraufhin wurde über die Doktorandenbörse im Internet nach einer weiteren Mitdoktorandin gesucht, die auch schnell gefunden war.

Zufällig kannten wir beide uns durch gemeinsame Praktika während der Vorklinik in Heidelberg. Schnell wurden wir uns einig, dass unserer Zusammenarbeit nichts im Wege stand, da wir eine ähnliche Arbeitsweise und Einstellung haben. Wir können nur empfehlen, wenn mehrere Doktoranden zusammenarbeiten sollen, von Beginn an abzuklären, ob eine Zusammenarbeit möglich ist und man sich versteht. Nun, zu zweit, wurden 2 getrennte Fragestellungen erarbeitet, die am selben Patientenkollektiv untersucht werden sollten.

Da wir an der Themenauswahl und am Konzept der Arbeit von Beginn an beteiligt waren, hatten wir viel Mitspracherecht, jedoch erforderte dies auch eine Menge Eigeninitiative und Engagement. So lagen Vorarbeiten wie z. B. der Ethikantrag etc. in unserer Hand.

Unser Doktorvater, der auch selbst die Betreuung übernahm, stand uns bei Fragen zeitnah zur Verfügung, nicht zuletzt bei den regelmäßigen Doktorandentreffen. Man sollte sich aber von vornherein bewusst sein, dass es eventuell hin und wieder zu zeitlichen Verzögerungen kommen kann, wenn der Doktorvater oder Betreuer viele andere berufliche Verpflichtungen durch seine Position hat.

Frühzeitig gingen wir zum Statistiker, um das Konzept hinsichtlich der statistischen Auswertung zu besprechen. Es ist unserer Ansicht nach wichtig, früh einen Statistiker hinzuzuziehen, um abzuklären, ob man mit der ausgewählten Arbeit überhaupt etwas auswerten kann oder nicht.

Dann begann die eigentliche Arbeit mit den Patienten, die wir in verschiedenen Kliniken rekrutierten. Schon nach den ersten der geplanten 200 Patienten wurde klar, dass der ursprünglich von unserem Doktorvater angedachte Zeitrahmen nicht einzuhalten war. Man sollte ruhig davon ausgehen, dass es doppelt so lange dauert wie ursprünglich geplant. Darüber hinaus sollte man bei klinischen Studien einkalkulieren, dass Patienten bzw. Probanden abspringen können oder nicht immer geeignete Patienten zu Verfügung stehen.

Allerdings erreichten wir unser Ziel, alle Patientendaten vor Beginn unseres PJ zu erheben und diese in einer geeigneten Datenbank zu sammeln und zu archivieren. Über die Art der Datenerfassung und Archivierung sollte man sich rechtzeitig Gedanken machen. Es empfiehlt sich, von Beginn an die erhobenen Daten in einer geeigneten Datenbank zu sammeln, da man sich so eine Menge Arbeit und Zeit bei der Auswertung sparen kann.

Parallel zur Patientenrekrutierung begannen wir unabhängig voneinander, Teile der Doktorarbeit (Einleitung, Material und Methode usw.) zu verfassen. Darüber hinaus starteten wir mit der Literaturrecherche. Nachdem wir sämtliche Daten erhoben hatten, konnten wir mithilfe unserer Statistikerin mit der Auswertung für den Ergebnis- und Diskussionsteil anfangen. Neben der Datenerhebung ist dies für uns der aufwendigste und zeitintensivste Teil der Promotion. Da wir beide mit demselben Patientenkollektiv arbeiteten, ähnliche Erfahrungen machten und gleiche Probleme erlebten, konnten wir uns austauschen und oftmals auch gegenseitig helfen, motivieren und antreiben.

Unser Doktorvater setzte uns kein zeitliches Limit zur Abgabe von Zwischenergebnissen, was wir persönlich als äußerst angenehm empfunden haben. Wir hatten so die Möglichkeit, uns in Semesterzeiten mit vielen Prüfungen auf diese zu konzentrieren und die Arbeit für unsere Dissertation dann etwas zu reduzieren.

Rückblickend sind wir froh, frühzeitig mit einer Doktorarbeit angefangen zu haben, um sie möglichst noch vor Antritt unserer ersten Stelle abzugeben, da sie insgesamt gesehen doch recht arbeits- und zeitaufwendig war.

10.2.9 Epidemiologische Arbeit in der Inneren Medizin

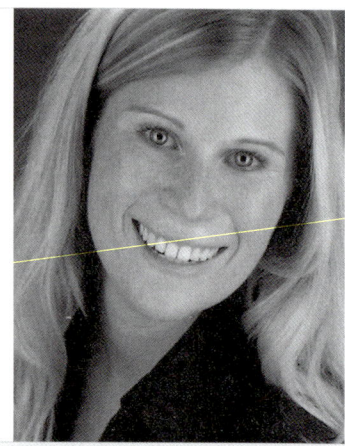

Abb. 10.6 Marcella Bürkner (geb. Wüst), Mannheim, 2007.

Zu meiner Doktorarbeit kam ich im 3. klinischen Semester eher zufällig im Anschluss an einen Arzt-Patienten-Kurs, der unter dem Schwerpunkt „Autoimmunologische und rheumatologische Erkrankungen" stand. Bereits im Kurs fand ich die Thematik interessant und den Dozenten sympathisch. Nach dem Kurs fragte der Oberarzt, ob jemand Interesse an einer Doktorarbeit über Autoimmunerkrankungen mit klinischem Schwerpunkt habe.

Ganz spontan und intuitiv habe ich damals „Ja" gesagt und mit meinem zukünftigen Betreuer und im Verlauf dann auch Doktorvater die Handy-Nummern und E-Mail-Adressen ausgetauscht und einen Termin für ein weiteres Gespräch über Details vereinbart. Schon seit dem ersten Gespräch mit meinem Doktorvater hatte ich bezüglich der Betreuung ein gutes „Bauchgefühl", was mich auch im Verlauf der Zusammenarbeit nicht trügen sollte. Mein Doktorvater war jederzeit für mich ansprechbar, es hat sich im Laufe der Zeit eine wirklich sehr gute, konstruktive und gleichberechtigte Zusammenarbeit entwickelt. So hatte ich von ihm neben seiner Handy-Nummer auch die private Telefonnummer bekommen. Sogar in der Urlaubszeit konnte ich ihn telefonisch erreichen.

Das Thema meiner Doktorarbeit lautet „*Epidemiologie der ANCA-assoziierten systemischen Vaskulitiden (AASV) – klinische und serologische Autoimmunphänomene bei Patienten und deren Fami-*

lienangehörigen". Beschäftigt habe ich mich mit den Erkrankungen „Morbus Wegener" und „Mikroskopische Polyangiitis". Im Rahmen dieser Studie wurden insbesondere die folgenden Fragestellungen untersucht:
1. Ätiologie der AASV, insbesondere der Einfluss von Umweltfaktoren (Schadstoffe, Infektionen, Medikamente, Berufstätigkeit etc.) sowie genetischen Faktoren.
2. Gibt es in Familien von AASV-Patienten eine Häufung klinisch manifester Autoimmunerkrankungen oder serologischer Autoimmunphänomene (Auto-Antikörper)?

Vom Design her ist dies eine Fall-Kontroll-Studie, in der 3 Probanden-Gruppen (Patienten, Familienangehörige 1. Grades, Lebenspartner der Patienten) jeweils mit ihren Kontrollpersonen und untereinander verglichen werden. Die Statistik basiert hauptsächlich auf der Berechnung von Odds Ratios und letztendlich einer logistischen Regression (hört sich nicht so kompliziert an, ergibt aber eine riesige Datenmenge). Insgesamt bin ich auf eine Probandenanzahl von 480 gekommen. Wo ich jetzt schwarz auf weiß diese Zahl vor mir sehe, bin ich doch selbst erstaunt, stolz und auch etwas erschrocken, wie viele Befragungen und Blutentnahmen ich gemacht habe. Die Datenerhebung nahm allerdings auch ca. 2 ½ Jahre in Anspruch – unterbrochen durch Klausurphasen, Semesterferien und Momente, in denen ich einfach mal Abstand von Telefonaten und Treffen mit Probanden brauchte.

Zu Beginn der Arbeit habe ich zusammen mit meinem Doktorvater einen Fragebogen konzipiert. Das war zwar auch für mich relativ viel Arbeit, allerdings konnte ich mich in dieser Phase schon sehr gut in die Thematik eindenken (von meinem Doktorvater bekam ich sehr viel Literatur) und stand voll hinter dem Fragebogen und seinem Aufbau. Ein Punkt der nicht zu unterschätzen ist, da dies ja mein Handwerkszeug war. Weiter ging es mit der Patientenrekrutierung. Diese gestaltete sich relativ problemlos, da mein Doktorvater bereits ein Patientenregister erstellt hatte, in dem alle Patienten mit den Erkrankungen Morbus Wegener und MPA, die sich in der Klinik in Behandlung befanden oder befunden hatten, aufgeführt waren. Einen Teil der Patienten sprach mein Doktorvater selbst an, die anderen Patienten rief ich an. Wir erklärten ihnen die Zielsetzung der Studie und die besondere Notwendigkeit einer Teilnahme der erstgradigen Familienangehörigen. Waren die Patienten und auch die Angehörigen (nach Info durch die Patienten) mit einer Teilnahme an der Studie einverstanden, nahm ich mit den Angehörigen telefonisch Kontakt auf.

Mit den meisten Familien führte ich die Interviews und die Blutentnahme sozusagen im Sinne eines Familientreffens im Haushalt der Patienten oder der Angehörigen durch.

Mit der Zeit kamen viele gefahrene Kilometer zusammen, ich war beispielsweise auch bei Probanden in der Nähe von Stuttgart und Saarbrücken. Ein interessanter Aspekt war, die häusliche Umgebung der Familien kennenzulernen und auch die Familien in ihrer Interaktion zu erleben. Für den Fragebogen und die Blutentnahme benötigte ich ca. eine $^3/_4$ Stunde Zeit, oft bin ich den Fragebogen parallel mit mehreren Probanden durchgegangen.

Im Sinne einer Fall-Kontroll-Studie musste jedem Patienten, Angehörigen und Lebenspartner eine Kontrollperson gegenübergestellt werden, gematched nach Alter und Geschlecht. Da wir in unserer Studie auch Einflüsse des Lebensumfeldes (z. B. städtisch gegen ländlich) mit einbeziehen wollten, musste als zusätzlicher Matching-Faktor noch der Wohnort berücksichtigt werden. Dies kostete wiederum viele Telefonate und Schriftverkehr mit Einwohnermeldeämtern von einigen Städten und Gemeinden (Mannheim, Ludwigshafen, Deidesheim, Neustadt und Weinheim), von denen wir eine Zufallsstichprobe aus dem Einwohnermelderegister erbaten.

Als mir diese Daten vorlagen, begann der komplizierteste Teil der Datenerhebung: Ich musste wildfremde Menschen anrufen und sie davon überzeugen, an dieser Studie teilzunehmen, immerhin mit Blutentnahme und einem gewissen Zeitaufwand, ohne finanzielle Aufwandsentschädigung für die Teilnahme. Vor diesen Telefonaten musste ich oftmals einen großen inneren Schweinehund überwinden. Ich wusste ja nie, wen ich da an den Apparat bekam und wie freundlich, interessiert oder genervt diese Person auf meinen Anruf reagierte. In der Rückschau war ich dahingehend ziemlich erfolgreich: Für eine Kontrollperson, die zu einer Teilnahme bereit war, musste ich durchschnittlich 3 Personen anrufen; eine Quote, die im „Direkt-Marketing" relativ hoch anzusiedeln ist.

Die Interviews mit den Kontrollpersonen führte ich entweder bei diesen zu Hause oder im Klinikum durch. Da ich Kontrollpersonen aus verschiedenen Städten zu Hause besuchen musste, waren eine gute Organisation und ein effektives Zeitmanagement unabdingbare Voraussetzung dafür, nicht im Zickzack zwischen den Städten hin und her zu fahren. Apropos Organisation: Um Räumlichkeiten bezüglich der Telefonate oder der Interviews musste ich mir nie Gedanken machen, ein geeigneter Raum ließ sich in der Klinik immer finden. Die Fahrtkosten bekam ich über ein Drittmittelkonto erstattet, die Telefonate konnte ich aus der Klinik erledigen. Die von mir entnommenen Blutproben konnte ich jederzeit im klinikeigenen Labor vorbeibringen. Für den Fall, dass dies am Abend oder Wochenende war, hatte ich einen Schlüssel für das Labor und musste die Serumproben nur schnell zentrifugieren und einfrieren. Die autoimmunserologischen Untersuchungen wurden komplett von den MTAs durchgeführt.

Bezüglich des Zeitaufwands dieser Studie wurde mir von Anfang an zwar gesagt, dass die Studie arbeitsintensiv ist, allerdings hatte niemand mit einer so großen Probandenanzahl gerechnet. Auch die Tatsache, dass ich immer von den Probanden und deren Zeitplanung abhängig war, hat den Aufwand nicht gerade reduziert. Des Weiteren überstieg die Arbeit, die das Eingeben der erhobenen Daten (der Fragebogen umfasst 30 Seiten) in eine Excel-Tabelle machte, die Grenzen meines Zeitkontos. Dieses Problem konnte allerdings gelöst werden. Von meinem Doktorvater wurde ein Hiwi eingestellt, der mit mir zusammen die Daten eingab. Schon im Vorfeld der Dateineingabe hatte ich mich mit Frau Prof. Weiß vom Institut für Medizinische Statistik in Verbindung gesetzt, um sicherzustellen, dass die Excel-Datentabelle problemlos in SAS übertragen werden konnte. Die Zusammenarbeit begann hier also frühzeitig, ist über einen langen Zeitraum gewachsen und von herausragender Bedeutung für meine Arbeit. Ohne die Hilfe von Frau Prof. Weiß wären mein Doktorvater und ich der Menge der erhobenen Daten wohl hilflos ausgeliefert gewesen. Und eine logistische Regression ohne statistisches Know-how möchte ich mir lieber nicht vorstellen.

Wenn ich den negativen Aspekt meiner Doktorarbeit mit einem Wort beschreiben soll, so ist dies definitiv der Zeitfaktor. Ich habe es leider nicht geschafft, meine Doktorarbeit – wie geplant – während des Studiums zu beenden und erfahre momentan, was es heißt, sich nach einem kompletten Arbeitstag sowie Nacht- und Wochenenddiensten noch an das Schreiben der Arbeit zu setzen. Für mich persönlich wäre eine experimentelle Arbeit im Labor auch im Rückblick nicht infrage gekommen.

Eine einfache, klinisch-retrospektive Arbeit hätte ich bestimmt in einem Bruchteil der Zeit beenden können. Aber ob ich mich damit hätte identifizieren können, weiß ich nicht. Abschließend nun die positiven Aspekte, die im Rückblick doch (erstaunlicherweise) überwiegen:

Ich habe im Rahmen meiner Arbeit eine Routine im Blutabnehmen entwickelt. Wenn ich die Venen nicht getroffen habe, hatte ich meist keine Möglichkeit, jemanden um Hilfe zu bitten. Da sich die Probanden freiwillig zur Blutentnahme bereit erklärt hatten, verwundert es nicht, dass sie nicht geneigt waren, sich mehrfach stechen zu lassen. Das Motto lautete also: „Entweder es klappt aus eigener Kraft oder die Blutprobe für die Analysen und damit ein wichtiger Bestandteil der Daten fehlt!"

Von meiner Erfahrung mit Autoimmunerkrankungen, autoimmunserologischen Untersuchungen und insbesondere dem Einordnen der klinischen Symptome sowie der Anamnese-Erhebung profitiere ich jetzt im klinischen Alltag immer noch. Durch das Erfragen der Medikation habe ich mit der Zeit eine große Sicherheit in Bezug auf Wirkstoffe, Handelsnamen und Dosierungen erlangt. Des Weiteren habe ich in den Bereichen Menschenkenntnis, Gesprächsführung und Überzeugungsfähigkeit viele Erfahrungen gesammelt.

Für eine epidemiologische Doktorarbeit sollte man viel Zeit und Geduld einplanen. Meiner Meinung nach sind die wichtigsten Voraussetzungen, um den Spaß und Durchhaltewillen nicht zu verlieren, eine Thematik, die einen wirklich interessiert und Freude am Zusammentreffen und -arbeiten mit anderen Menschen. Einen großen Bogen um solch eine Doktorarbeit sollte aber derjenige machen, der entweder eine wenig zeitintensive Dissertation sucht, nicht gut organisiert ist oder von der persönlichen Grundstruktur nicht gerne in Kontakt mit anderen Menschen tritt.

10.2.10 Experimentelle Arbeit in der Pathologie

Astrid Hasibeder, Göttingen, 2013

Nachdem ich mich mit Tutoren aus höheren Semestern über das Thema Doktorarbeit unterhalten hatte, beschloss ich, mich so früh wie möglich (im ersten klinischen Semester) mit dem Thema auseinanderzusetzen. Zum einen, um es damit auch schnell zu erledigen, zum anderen aber auch, um ein eigenes kleines Projekt zu verfolgen, da man im Medizinstudium ja nicht viel Spielraum für eigene Interessen hat und zum Großteil 6 Jahre genau das gleiche wie ca. 200 andere Personen macht.

Da ich anfangs nicht so viel Ahnung davon hatte, wie man an das Thema am besten herangeht, habe ich den Promotionsratgeber von Frau Weiß und Herrn Bauer gelesen, um einen Überblick zu bekommen, welche Arten von Doktorarbeiten es gibt, was die jeweiligen Vor- und Nachteile sind und wie man den Einstieg in eine passende Arbeit findet. So habe ich mich also vorab für eine experimentelle Doktorarbeit entschieden, weil ich mir gut vorstellen konnte, im Labor zu arbeiten, aber ehrlicherweise auch mit dem Ziel, eine gute Note zu bekommen.

Ich interessierte mich von Anfang an für eine onkologische Fragestellung und fragte also in einem Labor wegen einer experimentellen Arbeit an. Nachdem ich jedoch mehrmals vergeblich versucht habe, zu diesem Labor Kontakt aufzunehmen (per E-Mail und telefonisch), entschied ich, dass das keine guten Voraussetzungen für eine Doktorarbeit, insbesondere im Hinblick auf die Betreuung, sind. Nachdem ich zu dieser Zeit dann Pathologie-Kurse hatte, in denen auch viele onkologische Themen behandelt wurden, fragte ich nach einem Kurs direkt den Dozenten nach einer experimentellen (onkologischen) Doktorarbeit in der Pathologie und wurde direkt zu einem ersten, zeitnahen Gesprächstermin eingeladen. Beim ersten Termin fragte mich mein zukünftiger Doktorvater, wie ich mir die Arbeit vorstelle und wofür ich mich interessiere und erzählte mir von seinen Projekten. Er gab mir dann Literatur von einem aktuellen Projekt mit und sagte, dass ich mir das durchlesen, und wenn ich Interesse daran habe und mir eine Arbeit zu diesem Thema vorstellen kann, mich wieder melden solle. Das Thema hat mich direkt angesprochen, und so vereinbarten wir einen erneuten Termin, an dem ich dann den Labormitarbeitern vorgestellt wurde und wir mein Projekt planten. Außerdem bekam ich am Anfang Literaturtipps, um mich in das (erst einmal völlig unbekannte) Thema einzulesen.

Ich wollte kein Freisemester nehmen, mir war aber klar, dass dies das Opfern von viel Freizeit und Ferien bedeuten würde. Im ersten klinischen Semester fing ich mit der Einarbeitung, dem Erlernen der notwendigen Methoden und auch mit den ersten Experimenten an. Wie das so ist bei einer experimentellen Arbeit, gibt es erfolgreiche Phasen im Labor, aber auch Zeiten, in denen man keine Ergebnisse erzielt oder Methoden nicht funktionieren was ziemlich frustrierend sein kann. Während der gesamten Doktorarbeit war mein Doktorvater ein immer verfügbarer Ansprechpartner, sodass wir bei Problemen schnell Lösungen gefunden haben. Außerdem war er auch offen für meine Ideen und Änderungsvorschläge, was zu einem angenehmen Arbeitsklima geführt hat.

Die Laborarbeit dauerte dann ca. 2 Jahre, in denen ich unter dem Semester viel Freizeit mit Experimenten verbrachte und (bis auf Famulaturen) auch sämtliche Semesterferien investierte. Während der Zeit im Labor habe ich mich auch schon an den schriftlichen Teil gewagt und mit dem Methodenteil begonnen. Auch der Ergebnisteil entstand zum Großteil während der Arbeit, da man die Ergebnisse meist direkt als Grafiken darstellt. Ein Jahr nach Abschluss der Experimente war die Arbeit dann fertig geschrieben, die Korrekturen dauerten in etwa noch 1 Jahr. Somit hatte ich mein Ziel erreicht mit dem Studium das Thema Promotion abzuschließen. Dies war mir besonders wichtig, um einer doppelten Belastung aus dem Arbeitsalltag in der Klinik und der Promotion aus dem Weg zu gehen.

10.2.11 Tierexperimentelle Arbeit

Elisabeth Heesch, Mannheim, 2014
Thema: *„Perfluorhexyloctan-basierte Propofol-Emulsion – Wirksamkeit und Biokompatibilität im Tiermodell im Vergleich zu einer herkömmlichen triglyceridbasierten Emulsion."*

Der konkrete Gedanke, mich selbst an eine Doktorarbeit zu wagen, kam mir erst, als im 1. klinischen Semester alle Kommilitonen um mich herum begannen, sich Themen zu suchen. Zum damaligen Zeitpunkt hatte ich fest vor, nach dem Studium Anästhesistin zu werden. Da lag es natürlich nahe, sich ein verwandtes Thema zu suchen, aber genauere Vorstellungen hatte ich zunächst nicht. Eine Freundin erzählte mir dann, ein Dozent in einem Seminar habe ihnen von der Möglichkeit der Flüssigkeitsbeatmung erzählt. Davon hatte ich bis dahin nie gehört und fand das außerordentlich faszinierend. Außerdem habe der Dozent erwähnt, es würden immer Doktoranden gesucht, man möge sich bei Interesse einfach melden. Bei einem ersten Besuch im Labor ging es sofort medias in res: Ein anderer Doktorand führte einen Tierversuch an einem Kaninchen durch, ich sollte mir das ansehen und für mich entscheiden, ob Tierversuche für mich überhaupt infrage kämen. Der Doktorand ging mit dem Tier sehr ruhig und routiniert um, das Kaninchen wirkte zu keinem Zeitpunkt aufgeregt oder leidend. Viel wichtiger war aber an diesem Tag für mich, dass mir die Substanz vorgeführt wurde, um die es in der Hauptsache gehen sollte: SFA. Farblose Flüssigkeiten beinahe ohne jede Oberflächenspannung. Ich habe mich an diesem Tag für diese Arbeit entschieden, weil mich die SFA fasziniert haben. Dass ich mich mit dem Gedanken an die Tierversuche „anfreunden" konnte, hatte sicher zu einem großen Teil mit dem positiven Beispiel zu tun, das mir dort gegeben worden ist.

Bevor ich selbstständig mit den Tieren arbeiten durfte, wurde ich natürlich eingelernt. Hier habe ich am meisten von den MTAs aus dem Tierhaus lernen können, die jahrelange Erfahrung mit den Tieren hatten – und extrem viel Geduld mit mir. Aus dem Tierversuchskurs habe ich vor allem eine Erkenntnis gewonnen, die mich selbst ein wenig erschrocken hat: um wieviel leichter es einem fällt, ein Tier mit einer Spritze zu töten als ihm das Genick zu brechen (und das Letztere ist laut Kursleitung dem Tier gegenüber das humanste!).

Natürlich habe ich auch viel darüber nachgedacht, ob ich es ethisch verantworten kann, Tierversuche durchzuführen. Für mich selbst bin ich zu folgendem Schluss gekommen: Versuchstiere sind Nutztiere. Deswegen müssen sie sorgfältig und respektvoll behandelt werden, und es muss ihnen jeder unnötige Stress und Schmerz erspart werden. Wir dürfen niemals leichtfertig und ohne sorgfältige Planung und Überlegung Versuche an ihnen durchführen. Wenn das alles beachtet wird, dann können Tierversuche meiner Meinung nach als eine Art „notwendiges Übel" durchgeführt werden.

In meiner Arbeit ging es dann nicht um die Flüssigkeitsbeatmung. Tatsächlich änderte sich das Thema mehrfach, bevor ich überhaupt starten konnte: als Allererstes habe ich gelernt, dass es meistens anders kommt, als man denkt. Letztendlich testeten wir die Wirksamkeit und Biokompatibilität einer SFA-basierten Propofol-Emulsion. Mein Betreuer war von Anfang an von der Idee einer solchen Emulsion begeistert, und seine Begeisterung war sehr ansteckend. Er hat sich viel Zeit für mich genommen, die Versuche zum Teil mit mir gemeinsam durchgeführt. Ich habe sehr schnell gemerkt, dass das Arbeiten mit Tieren viele Variablen hat, die man schlecht einplanen kann. Das erste Tier, das mir gestorben ist, bevor ich es in den Versuch nehmen konnte, hat mich extrem deprimiert – und ein anderes, das ich gerade noch so reanimieren konnte, bevor es den gleichen Weg gegangen wäre, ist für mich bis heute ein Erfolg (ich bin vermutlich der einzige Mensch in meinem Freundeskreis, der schon einmal eine Ratte reanimiert hat).

Bei Tierversuchen ist natürlich die oberste Maxime: nach Möglichkeit Tiere „sparen". Deshalb habe ich vieles, was sich bereits bewährt hatte, übernommen, bzw. vorgegeben bekommen. Dennoch habe ich bei den Versuchsreihen viel mitgestalten und auch selbst entwerfen können. Während der Versuche bin ich oft auch an meine Grenzen gestoßen. Es kann während der Versuche immer zu Komplikationen kommen: Während der Präparation wird ein Gefäß verletzt, die Ratte ist plötzlich apnoeisch – dann muss man schnell handeln und vor allem ruhig bleiben. Wie im echten Berufsleben später ja auch.

Bei den In-vitro-Versuchen, die sich anschlossen, habe ich dann noch eine weitere wichtige Lektion gelernt: Eine arbeitsreiche Versuchsreihe macht einen oft um einige Erfahrungen reicher, muss aber nicht unbedingt ein verwertbares Ergebnis erbringen. Trotzdem hat mir die Arbeit viel Spaß gemacht.

Eines, was vermutlich für alle experimentellen Arbeiten gilt, aber bei Tierversuchen ganz besonders: Man muss bereit sein, von anderen zu lernen und Hilfe anzunehmen. Ohne die Hilfe der MTAs aus dem Labor und aus dem Tierhaus und die Hilfe meines Betreuers hätte ich die Versuche sicherlich nicht durchführen können. Ansonsten muss man Zeit mitbringen. Innerhalb weniger Monate ist eine tierexperimentelle Arbeit ganz sicher nicht abzuschließen. Die Versuche müssen sorgfältig geplant werden. Eine Versuchsreihe ergibt sich oft erst aus den Fragen, die die vorangegangenen Versuche aufgeworfen haben, und am Ende stehen Auswertung und Interpretation, nach gründlicher Literaturrecherche. Die Erkenntnisse, die man gewonnen hat, müssen in einen Zusammenhang eingeordnet werden… Und dann muss man die Arbeit eigentlich „nur" noch schreiben.

10.2.12 Literaturarbeit im Fach Geschichte der Medizin

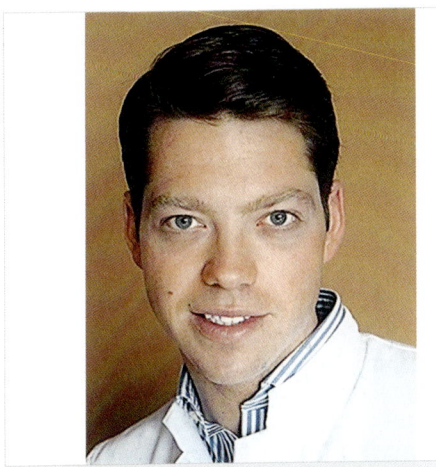

Abb. 10.7 Alexander J. Sokolow, Mannheim, 2014.

Thema: „Rudolf Virchow, sein Archiv und die Frauenheilkunde. Eine explorative Studie zur Pathologischen Anatomie von 1850 bis 1900."

Der Doktortitel gilt als die Krönung eines jeden (Medizin-)Studiums. Allein der Gedanke daran sorgte schon seit langer Zeit für ein Funkeln in meinen Augen. Die Fragen, die sich mir nun stellten, lauteten: Wie, Wann und Wo? Das Physikum (heute M1-Examen genannt) in der Tasche, machte ich mich also auf die Suche nach einer, in meinen Augen, adäquaten Arbeit. Nach kurzer Zeit wurde ich auch fündig: „experimentell", „Tierversuche" und „bahnbrechende Entdeckungen" waren nur einige der Wendungen, mit welchen mein in Aussicht genommenes Werk in statu nascendi beschrieben wurde. Doch nach kurzer Zeit bzw. späten Abenden im Versuchslabor und nach Wochenenden ohne Tageslicht stellten sich eher Frustration und Stillstand ein. Schließlich wurden die Mittel gestrichen, die Arbeit musste begraben werden.

Erneut begab ich mich auf die Suche, sprach mit meiner Familie und etlichen Kommilitonen, ich holte also Rat ein. Eine Arbeit, die man auch von zu Hause aus bearbeiten konnte, ein Internetanschluss und ein PC, das sollte im Wesentlichen reichen. Bereits in der frühen Schulzeit interessierte ich mich für unsere Geschichte, die Verzweigungen und Verwirrungen „alter Zeiten", den Wissensfluss und natürlich die Entdeckungen und Erfindungen, die heutzutage für uns als selbstverständlich gelten. Zur damaligen Zeit, im 5. Fachsemester, fand auch nach dem Lehrplan der Querschnittsbereich Geschichte, Theorie und Ethik der Medizin statt, sodass eines zum anderen führte und ich beim Leiter des Fachgebiets vorstellig wurde.

Das Thema der Arbeit war zügig gefunden. Es verband das Historische mit dem Operativen, spiegelte Politik und Gesellschaft in der zweiten Hälfte des 19. Jahrhunderts wider. Nicht zuletzt herrschte eine sehr gute Atmosphäre zwischen Doktorvater und Doktoranden. Letzteres halte ich für genauso wichtig wie das eigentliche Thema an sich. Man geht eine lange und enge Zusammenarbeit ein, fast schon eine „Jumelage", sodass das Verhältnis hier stimmen muss.

Nun begann die eigentliche Arbeit. Textrecherche, Erstellen der Gliederung sowie eines Zeitplans, und dann wieder das Umstoßen desselben, was in meinem Fall geschätzte 30 Mal vorkam. Aber nachdem die erste große Hürde der Gliederung überstanden war, folgte der für mich interessanteste Teil, das Studium der Texte, das Sortieren und das allmähliche Puzzeln der einzelnen Fragmente zu einem großen Ganzen. Diese Etappe dauerte rund 2 Jahre, denn neben der Dissertation absolvierte ich noch den klinischen Abschnitt meines Studiums der Humanmedizin und legte mein Staatsexamen (M2) ab. Da ich, so zumindest meine damalige Sicht der Dinge, den Großteil der historischen Quellen bereits zusammengetragen, diese in vielen einzelnen Dokumenten zusammengefasst und mit diversen Linien verbunden hatte, also „nur" noch den eigentlichen Text der Studie schreiben musste, begann ich meine Assistenzarztstelle in der Chirurgie.

Alles war dort für mich neu, das selbstständige Arbeiten, die Patientenversorgung und die Operationen sowie zahlreiche Stunden vor dem PC mit Briefeschreiben. Die Freizeit war nun äußerst knapp bemessen, die Tage lang, die Dienste zahlreich und intensiv. Schnell wurde mir bewusst, dass ich wesentlich mehr Zeit während des Studiums hätte investieren sollen. Das „Zusammenschreiben" eines durchkomponierten, fortlaufenden, literarischen Textes in kleinen Abschnitten und langen Pausen erwies sich als äußerst schwierig. Denn jedes Mal auf Neue musste ich den „Roten Faden" finden und aufgreifen, Texte umschreiben, umsetzen, löschen oder umformen. Zeitweise erschien mir alles als großes Chaos; Frustration und Unmut blieben hierbei nicht aus. Damit kommen wir zu einem weiteren wichtigem Aspekt, neben Zeitplan und Gliederung: Entspannen und Umschalten! Denn der Umgang mit Freunden, die Diversität und Ablenkung eröffnen immer auch ein Potenzial zur Kreativität.

Nach einer Berg- und Talfahrt voller Emotionen war es dann nach etwa einem weiteren Jahr soweit, der letzte Satz war geschrieben, das letzte Satzzeichen gesetzt. Zusammenfassend kann ich jedem eine medizinhistorische Dissertation empfehlen, der sich lieber vom heimischen Rechner aus durch historische Quellen arbeitet, als fernab des Tageslichts Reagenzgläser befüllt und auswertet.

10.2.13 Literaturarbeit im Fach Medizinische Ethik

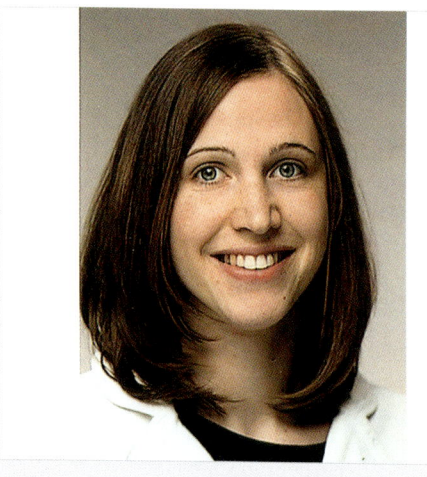

Abb. 10.8 Lilith Kufner, Mannheim, 2013.

Thema: *„Der Diskurs um die Rationierung medizinischer Ressourcen und Leistungen in Deutschland im Spiegel der Veröffentlichungen des Deutschen Ärzteblattes von 1996 bis 2008".*

Kann die Rationierung medizinischer Leistungen ein spannendes Thema sein? Für mich bestanden daran keine Zweifel. Schon während des gesamten Studiums empfand ich die naturwissenschaftliche Perspektive in der Medizin als zu dominant, sodass für geisteswissenschaftliches Denken und Arbeiten nicht genügend Raum blieb. Spätestens im Querschnittsbereich Geschichte, Theorie und Ethik der Medizin während des 3. Studienjahres stand mein Entschluss fest, in einem dieser Gebiete, vorzugsweise in der Medizinischen Ethik, eine Doktorarbeit zu versuchen. Außer den Abiturfächern Deutsch und Religion (mit hohem Ethikanteil) hatte ich keine spezielle Vorbildung, sodass ich durchaus Zweifel daran hatte, ob ich das schaffen würde.

Im ersten Treffen mit meinem Doktorvater fiel die Wahl auf das Thema Rationierung. Mein Professor empfahl mir, eine repräsentative Quelle zu untersuchen, nämlich das Deutsche Ärzteblatt. Somit war der Arbeitstitel bereits entwickelt. Bis zum Schluss hat sich dieser nur geringfügig geändert.

Die Artikel des Deutschen Ärzteblattes standen ab dem Jahrgang 1996 online zur Verfügung. Dies ermöglichte es mir, von zu Hause aus zu arbeiten und nur für die Sekundärliteratur die Universitätsbibliothek aufsuchen zu müssen. Da ich zu diesem Zeitpunkt bereits ein Kind hatte, war es für mich wichtig, flexibel arbeiten zu können.

Noch während des Studiums begann ich mich in die Thematik einzuarbeiten. Da mein Doktorvater zu diesem Zeitpunkt im Deutschen Ethikrat Mitglied einer Arbeitsgruppe war, die sich mit dem Thema Rationierung und Priorisierung medizinischer Leistungen beschäftigte, konnte er mir bereits hier durch die Bereitstellung von Materialien viel helfen. Dank der Volltextsuche des Online-Archivs war die Vorauswahl der Artikel anhand von 11 Schlagwörtern schnell geschehen. Allerdings ergab die Suche 893 Artikel, die nun auf ihre Brauchbarkeit überprüft werden mussten. Entscheidende Passagen wurden markiert und verschiedenen Themenbereichen zugeordnet. Im Verlauf dieser Tätigkeit wurden die Diskursstränge immer deutlicher, die letztlich den Aufbau der Gliederung ergaben. Zuletzt blieben noch 260 Artikel übrig, die Eingang in die Arbeit fanden und mit dem nun konkretisierten Konzept erneut analysiert wurden.

Nachdem ich im Studium inzwischen alle Scheine erworben hatte, konnte ich mich nun vollständig der Dissertation widmen und einen Großteil der Arbeit zu Papier bringen. Es ist sehr angenehm und zeitsparend, wenn man sich voll und ganz der Promotion widmen kann. Man braucht dann nicht lange, um am nächsten Tag erneut mit der Thematik vertraut zu werden. Ich habe diese produktive Phase als eine der besten empfunden. Leider ist es mir nicht gelungen, die Arbeit vor Beginn des Praktischen Jahres abzuschließen. Während des

PJs die Doktorarbeit voranzubringen ist für die meisten Studenten schwierig, und vor allem dann, wenn man gleichzeitig ein Kind hat oder zusätzlich arbeiten muss, um ausreichend Geld zu verdienen, halte ich es für unmöglich. Im Anschluss an das PJ kam die Examenslernzeit und in meinem Fall danach die Geburt des zweiten Kindes. Somit war die Pause ziemlich lang geworden, aber ich hatte das Gefühl, schon kurz vorm Ziel zu sein, sodass ich hoch motiviert war, die Arbeit fertigzustellen.

Damit begann die letzte Phase, in der ich nach langer Wiedereinarbeitung zurück in die Thematik gefunden hatte. In der Zwischenzeit war aktuelle Literatur hinzugekommen. Glücklicherweise ist das Thema nicht so schnelllebig, als dass meine bisher gewonnen Erkenntnisse veraltet gewesen wären. In diesem letzten halben Jahr fand die Arbeit ihren Abschluss. Hier war die Zusammenarbeit mit dem Doktorvater noch einmal besonders wichtig. Da ich auf Rückmeldungen und Korrekturvorschläge nie lange warten musste, ergaben sich keine größeren Verzögerungen mehr.

Nach der Erfahrung mit dem PJ wollte ich die Dissertation unbedingt komplett abgeschlossen haben, bevor ich eine Stelle in der Klinik antrat. Das ist mir gelungen, auch wenn es am Ende doch noch länger dauerte als ich gedacht hatte. Für die angestrebte sehr gute Note war es nämlich erforderlich, gemeinsam mit meinem Doktorvater eine Publikation für ein medizinethisches Fachjournal auszuarbeiten, die dann 2014 auch erschienen ist. Das Interesse an der Thematik war für die Fertigstellung sehr wichtig. Mein Horizont wurde durch diese zugleich medizinethische, zeithistorische, begriffsgeschichtliche und gesundheitsökonomische Dissertation in jedem Fall erweitert.

10.2.14 Literaturarbeit im Fach Klinische Ökonomik

Thema der Doktorarbeit: *„Der DORE-Bias („decline of reported effectiveness"-Bias) – Eine longitudinale Metaanalyse von randomisierten kontrollierten Studien."*

Ich konnte zeigen, dass die Stärke der Wirksamkeit medizinischer Therapien im Lauf der Zeit in der Literatur nicht notwendigerweise als konstant beschrieben wird, sondern auch abnehmen kann. Dies liegt vor allem daran, dass neue Therapien meist an besonders kranken Patienten erprobt werden und – sobald sie sich etabliert haben - auch immer gesündere Patienten damit behandelt

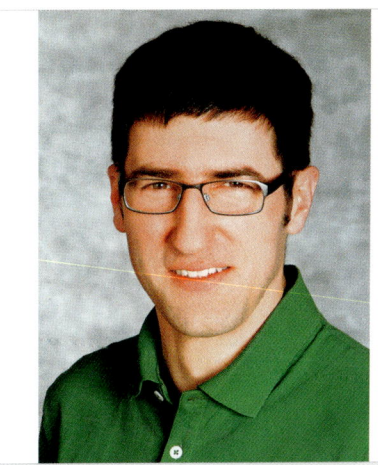

Abb. 10.9 Bernhard Gehr, München, 2004.

werden. Bei gesünderen Patienten kann jedoch nicht mehr ein so großer therapeutischer Effekt erzielt werden. Dadurch nimmt die berichtete Wirksamkeit im Lauf der Zeit ab („decline of reported effectiveness"). Der DORE-Bias ist z. B. wichtig bei der kritischen Bewertung von Meta-Analysen, die ja auf einer Vielzahl randomisierter kontrollierter Studien basieren.

Im Ergebnis sieht meine Doktorarbeit sehr einfach aus. Dahinter steckt jedoch ein jahrelanger Kreislauf von Ideen, Datensammlung, Statistik, Ideen ... Bis die Essenz des Problems herausdestilliert war und wir das Ganze schließlich zur Veröffentlichung einreichen konnten, verstrichen fast 3 Jahre.

Die ursprünglichen Fragestellungen waren folgende: Wie kann es sein, dass viele klinisch tätige Ärzte den Eindruck haben, dass in der Medizin mehr Fortschritt berichtet wird als tatsächlich stattfindet? Wirken Arzneimittel besser, solange sie neu sind? Mit anderen Worten: Schneidet ein Arzneimittel in Studien besser ab, wenn es neu ist und mit älteren Arzneimitteln verglichen wird, als wenn es selbst Jahre später als Kontrolltherapie eingesetzt wird?

Eine frühere Doktorandin hatte versucht, konkrete Beispiele für diesen postulierten „Sägezahn-Effekt" im Bereich der Onkologie zu finden, und war an dem Problem gescheitert. Auch ich suchte anfänglich nach derartigen Ketten aufeinanderfolgender Studien, zwar in anderen Bereichen der Medizin, aber ebenso erfolglos.

Nach einigen Monaten der Suche kristallisierte sich heraus, welches Phänomen dem „Sägezahn-Effekt" zugrunde liegen musste: Die Abnahme der in Studien berichteten Wirksamkeit medizinischer Therapien im Lauf der Zeit. Ich schränkte die Suche auf 4 Arzneimittel ein und untersuchte, ob und wie sich deren berichtete Wirksamkeit im Lauf der Zeit veränderte. Außerdem untersuchte ich, ob die etwaige Veränderung durch die Studiengröße, den Ausgangswert des Zielparameters oder die Behandlungsgruppe (experimentelle oder Vergleichstherapie) vermittelt wurde.

Die dabei angewendeten statistischen Methoden wurden immer weiter verbessert (an dieser Stelle nochmals herzlichen Dank an die Biomathematik in Mannheim!), und alles für den Gedankenfluss nicht unbedingt Notwendige wurde aus der Arbeit eliminiert. Dieser Prozess erwies sich als außerordentlich langwierig. Ich ließ die Arbeit immer wieder einige Monate liegen; danach hatte ich oft die besten Einfälle.

Nachdem der englische Artikel fertiggestellt war, übersetzte ich diesen ins Deutsche, um diese Version als Dissertation einzureichen. Diese Reihenfolge ist dann empfehlenswert, wenn sowieso eine englische Publikation geplant ist, denn (1.) ist die englische Sprache präziser im Ausdruck und zwingt somit zu mehr Logik und geistiger Klarheit und (2.) überlegt man sich bei der Erstellung eines Artikels wirklich jeden Satz und jedes Wort mehr als genau.

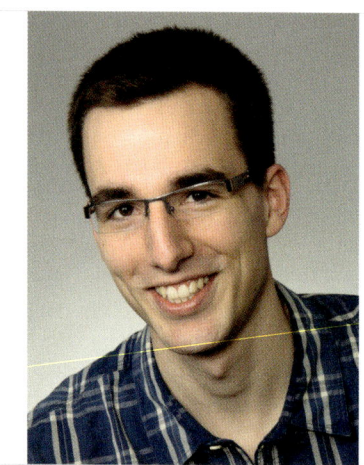

Abb. 10.10 Robert Huerkamp, Mannheim, 2015.

10.2.15 Epidemiologisch-prospektive Arbeit am Institut für Public Health

Eine Dissertation zu verfassen, stand für mich schon lange fest. Thematisch bestand kein direkter Schwerpunkt, einzig Laborarbeiten konnte ich für mich ausschließen. Interessiert habe ich viele Aushänge gelesen und mir Berichte von anderen angehört. Letzten Endes kam ich zufällig zu meinem Promotionsthema. Mein Mentor hatte, während meines 4. Semesters, ein mögliches Thema für eine Dissertation in unserer Mentorengruppe eingebracht. Es ging um die passive Sammlung gesundheitlicher Beiträge aus deutschen Dampferforen (E-Zigaretten-Konsumenten). Konzept und Thema sprachen mich direkt an, und ich setzte mich mit meinem Mentor, der inzwischen auch mein Doktorvater ist, in Verbindung. Obwohl mein Doktorvater und ich uns bereits von einigen Gruppentreffen kannten, haben wir noch zwei weitere Treffen veranschlagt. Das erste diente dem besseren persönlichen Kennenlernen und einer detaillierteren Vorstellung der Idee. Nach einer Woche Bedenkzeit folgte ein zweites Treffen, an dessen Ende für mich die Entscheidung für dieses Thema als Promotionsarbeit feststand. Die Vorbereitungen auf das Physikum ließen zeitlich sinnvolle Recherchen im Vorfeld nicht zu, sodass wir den Beginn der Arbeit auf nach dem Physikum fest vereinbarten. Die direkte Erstellung eines Zeitplans mit Pufferzonen über alle erforderlichen Arbeitsprozesse und deren geplanter Fertigstellung kann ich nur empfehlen. Schreibt ruhig die Punkte kleinschrittig auf, da ihr somit ein direktes Feedback erhaltet, falls sich die zeitliche Planung verändern sollte. Daneben ist es ein herrliches Gefühl, erledigte Aufgaben abhaken zu können.

Mit meinen Recherchen begann ich relativ zeitnah nach dem Physikum, mit dem Ziel, eine erste Übersicht zu den Foren und eine Abschätzung der Beiträge zu erhalten. Hierbei musste ich feststellen, dass online nur recht wenig verwertbare Einträge vorhanden waren, mit denen man hätte arbeiten können. Auch jede weitere intensive Suche nach geeigneten Online-Einträgen ergab kein Ergebnis, sodass wir in einem – vonseiten meines Doktorvaters sehr verständnisvollen – Gespräch gemeinsam ein neues Thema gefunden haben.

Mein neues Projekt mit dem Titel: „E-Zigarettenkonsum bei Jugendlichen unter gendersensibler Betrachtung" findet in Kooperation mit dem Institut statt. Mein Dissertationsthema gehört insgesamt zu einem größeren Projekt, welches sich mit E-Zigaretten beschäftigt. Ich erforsche hierbei den Konsum sowie das Wissen über das Produkt bei Jugendlichen. Dies geschieht durch eine Vielzahl an Befragungen mittels zuvor erstellter Fragebögen, also eine Querschnittstudie. Für mich ist nur der aktuelle Status relevant. Im kommenden Jahr wird es noch eine Folgebefragung geben, dies gehört jedoch nicht offiziell zu meiner Promotionsarbeit dazu.

Neben der Änderung meines Themas, haben wir direkt regelmäßige Meetings für die restliche Zeit als Doktorand fest vereinbart. Einmal pro Woche steht ein fixer Termin, an dem alle offenen Fragen, mein Fortschritt sowie zeitliche Anpassungen oder sonstige ausstehende Punkte besprochen werden. Diese Methode erfordert einen kontinuierlichen Einsatz, bei dem Fortschritte erkennbarer werden. Daneben bringt diese Methode viel Erleichterung, weil somit Fehlerquellen oder Probleme frühestmöglich behoben werden können. Wie ich von einigen Dissertanten mitbekommen habe, scheint die Option auf regelmäßige Treffen mit dem Doktorvater keinesfalls „normal" zu sein. Für mich ist der gute Kontakt zu meinem Doktorvater sowie dem gesamten wissenschaftlichen Team, mit dem regelmäßig Planungen und Treffen anstehen, eine wertvolle Unterstützung. Ich kann jedem nur anraten, solche Aspekte bereits beim Kennlerngespräch anzumerken. Damit werden spätere Konflikte zu unterschiedlichen Erwartungen frühzeitig verhindert.

Die Datensammlung durch Fragebögen beinhaltet Vor- und Nachteile. Die wichtigsten Vorteile sind für mich die Abfragbarkeit spezifischer Schwerpunkte zur Überprüfung der vorher überlegten Hypothesen sowie schlichtweg die Tatsache, dass die Datensammlung mit dem letzten Fragebogen abgeschlossen ist und die Auswertung beginnen kann. Bei der Erstellung der Fragebögen muss beachtet werden, dass die Fragen auch andere Antworten zulassen als nur die gewünschte Hypothesenbestätigung. Wer im Fragebogen ausschließlich „seine gewünschten" Antworten zulässt, bestätigt somit zwar sehr wahrscheinlich seine Hypothese, verfälscht jedoch dadurch die Auswertbarkeit. Daneben müssen alle Anweisungen gut verständlich sein. Ich habe bemerkt, dass diverse Anweisungen (z. B. „Springe zu Frage XX") nicht immer verstanden werden. Eine inhaltliche Neuerstellung des Bogens ist nach Beginn der Befragungen nicht mehr möglich, und selbst eine schlichte Umstrukturierung kann ggf. einen Einfluss auf die folgenden Antworten mit sich bringen.

Die wichtigste Grundlage zu Beginn einer Promotionsarbeit ist für mich das ehrliche Gespräch mit dem Doktorvater. Von zentraler Bedeutung ist es, einen realistischen Zeitrahmen zu setzen, Teilnahmen an Workshops, Kongressen usw. zu erfragen und bereit zu sein, die eigenen Ergebnisse selbst zu präsentieren. Das Schreiben eines Studienprotokolbuchs sollte selbstverständlich sein und eine Auflistung der eigenen sowie der fremden Aufgaben – mit Zeitangaben – bietet für eine spätere Bewertung eine sinnvolle Grundlage.

10.2.16 Fragebogenstudie im Fach Allgemeinmedizin

Simon Theiß, Mainz, 2014

Wozu eigentlich promovieren, wofür die ganze Arbeit mit Patienten, Statistik und Literaturrecherche? Arzt sein ohne Titel – es gibt eine große Zahl von Medizinern, die einen hervorragenden Job machen, ohne sich „Doktor" zu nennen. Aber dennoch: Geht es bei der Promotion nur um den Titel, oder steckt vielleicht doch weit mehr dahinter? Alles Fragen, mit denen ich mich erst nach Abschluss meines Studiums und bestandenem Staatsexamen beschäftigte und die ich nach und nach für mich beantwortete.

Zunächst einmal suchte ich quer durch mehrere medizinische Fachbereiche nach einem Thema, das mich interessierte. Wichtig war mir, eine Thematik zu bearbeiten, die im Tätigkeitsfeld der Allgemeinmedizin eine alltägliche Praxisrelevanz besitzt. Somit entschied ich mich dafür, eine Fragebogenstudie in dieser Disziplin zu betreuen. Der Kontakt mit meinem Doktorvater war – nach bekundetem Interesse – schnell hergestellt und ein Themenvorschlag seinerseits ebenfalls rasch erfolgt.

Das Thema: *„Die ambulante Langzeitblutdruckmessung bei Hausärzten in Rheinland-Pfalz – eine Fragebogenstudie zum Stellenwert der Langzeitblutdruckmessung in Diagnose und Therapiekontrolle der arteriellen Hypertonie."* Der gute Eindruck, den mir mein Doktorvater vermittelte, indem er sich Zeit nahm, alle meine Fragen gern zu beantworten und dennoch seine Erwartungen an mich klar formulierte, trug maßgeblich zu meiner Entscheidung bei, an seinem Forschungsprojekt als Doktorand mitzuarbeiten. Schon wenige Wochen später, nachdem ich ein erstes Abstract – gestützt durch einige Literaturangaben – verfasst hatte, konnte ein standardisierter Fragebogen entwickelt werden. Geplant war, mit der Studie alle Hausärzte in Rheinland-Pfalz anzuschreiben und ihre Akzeptanz zur Anwendung von Langzeitblutdruckmessung in der Diagnosestellung und der Therapiekontrolle der arteriellen Hypertonie zu sondieren. Zur kritischen Evaluierung des Fragebogens wurde im Vorfeld ein Prä-Test durchgeführt, bevor die Datenerhebung der Hauptstudie erfolgte. Anschließend konnte die Datenauswertung beginnen. Die statistische Auswertung und Analyse der Patientendaten erfolgte zirka 3 Monate nach Studienabschluss. Dies war auch für mich der Startschuss, mit der Literaturrecherche zu beginnen und mich intensiv theoretisch in die Thematik einzuarbeiten. Ein wesentlicher Bestandteil meiner Arbeit war, neben der Deskription der Studienergebnisse, einen Vergleich der Befragungsergebnisse mit den in den Leitlinien der Deutschen Hochdruckliga bzw. der Europäischen Gesellschaft für Hypertonie formulierten Empfehlungen durchzuführen. Mein Doktorvater erwies sich dabei als sehr hilfsbereit, indem er zusammen mit mir Termine bei der statistischen Beratung wahrnahm und darüber hinaus entscheidende Tipps und Anleitungen zur Literaturrecherche bereithielt. Das Ausformulieren der Dissertation verlief dann ganz zügig. Eine große Hilfestellung zur Strukturierung meiner Arbeit war dieses Buch, das mich leitete, nach den vorgegebenen Kapiteln einer wissenschaftlichen Arbeit systematisch meine Studie, deren Ergebnisse und die zu diskutierende, bereits publizierte Literatur einzubringen.

Wozu also promovieren? Sicherlich ist eine ganze Menge an Zeit, Arbeit und Engagement zu investieren; aber ist man dazu bereit, ist der Lohn mehr als der Titel. Die Dissertation ermöglichte mir, wissenschaftliches Arbeiten zu praktizieren und mich intensiv – jenseits des Lehrbuchwissens – in das Krankheitsbild einer Volkskrankheit wie der arteriellen Hypertonie hineinzudenken. Somit habe ich die Zeit der Promotion als Bereicherung meines Wissens angesehen und als Herausforderung erlebt.

Mein Fazit: Eine Doktorarbeit ist mehr als der Doktortitel!

Kapitel 11
Anhang

11.1	Literaturverzeichnis	*160*
11.2	Internet-Adressen	*160*

11 Anhang

11.1 Literaturverzeichnis

[1] Backhaus K, Erichson B, Plinke W, Weiber R: Multivariate Analysemethoden, 13. Auflage. Springer-Verlag Berlin, Heidelberg, New York, 2011
[2] Bär S: Forschen auf Deutsch. Der Machiavelli für Forscher – und solche, die es werden wollen. 4. Auflage, Verlag Harri Deutsch, Frankfurt am Main, 2002
[3] Bauer A (Hrsg.): Theorie der Medizin. Dialoge zwischen Grundlagenfächern und Klinik. Ambrosius Barth-Verlag, Heidelberg, Leipzig, 1995
[4] Carrier M: Wissenschaftstheorie zur Einführung. 3. Auflage. Junius Verlag, Hamburg, 2011
[5] Ebel HF, Bliefert C, Greulich W: Schreiben und Publizieren in den Naturwissenschaften, 5. Auflage. Wiley VCH Verlagsgesellschaft, Weinheim, 2006
[6] Esselborn-Krumbiegel H: Richtig wissenschaftlich schreiben. 3. Auflage. Verlag UTB Stuttgart, 2014
[7] Fletcher RH, Fletcher SW: Klinische Epidemiologie. Grundlagen und Anwendung. 2. Auflage. Verlag Hans Huber, Bern, Schweiz, 2002
[8] Franz S: Wissenschaftliche Arbeiten mit Word 2013. Vierfarben-Verlag, Bonn, 2014
[9] Fey G: Sicher und überzeugend präsentieren. Walhalla Fachverlag, Regensburg, 2013
[10] Janssen J, Laatz W: Statistische Datenanalyse mit SPSS: Eine anwendungsorientierte Einführung in das Basissystem und in das Modul Exakte Tests. 8. Auflage. Springer-Verlag, Berlin, Heidelberg, New York, 2013
[11] Kornmeier M: Wissenschaftlich schreiben leicht gemacht für Bachelor, Master und Dissertation. 6. Auflage, Springer-Verlag, Berlin, Heidelberg, New York, 2013
[12] Krämer W, Schoffer O, Tschiers L: Datenanalyse mit SAS®: Statistische Verfahren und ihre grafischen Aspekte. 3. Auflage, Springer-Verlag, Berlin, Heidelberg, New York, 2014
[13] Monka M, Schöneck-Voß NM, Voß W: Statistik am PC. Lösungen mit Excel. 5. Auflage. Carl Hanser Verlag, München, Wien, 2008
[14] Schumacher M, Schulgen G: Methodik klinischer Studien. Methodische Grundlagen der Planung, Durchführung und Auswertung. 3. Auflage, Springer-Verlag, Heidelberg, New York, 2008
[15] Schummer J: Wozu Wissenschaft? Neun Antworten auf eine alte Frage. Kulturverlag Kadmos, Berlin, 2014
[16] Seiwert L: Das neue 1 X 1 des Zeitmanagement. Gräfe und Unzer-Verlag, München, 2014
[17] Weiß C: Basiswissen Medizinische Statistik, Springer-Verlag, 6. Auflage. Berlin, Heidelberg, Neu York, 2013

11.2 Internet-Adressen

11.2.1 Angebote und Informationen zu Doktorarbeiten

www.doktorandenboerse.info
www.medidiss.de/

11.2.2 Literaturdienste

DIMDI-Institut: https://www.dimdi.de
PubMed-Suchdienst:
www.ncbi.nlm.nih.gov/pubmed
oder www.pubmed.gov
Suchportal für medizinische Fachliteratur:
https://www.medpilot.de
Cochrane-Collaboration: www.cochrane.de
Regensburger Liste: ezb.uni-regensburg.de
Institute for Scientific Information:
www.isinet.com
Deutsche Zentralbibliothek Köln: www.zbmed.de
Deutsche Bibliothek Frankfurt am Main:
www.dnb.de
Karlsruher Virtueller Katalog:
www.ubka.uni-karlsruhe.de/kvk.html
Dokumentlieferdienst: www.subito-doc.de

11.2.3 Software

Adobe Acrobat Reader: www.adobe.de
Literaturverwaltungssysteme:
www.adeptscience.de
SAS Statistiksoftware: www.sas.de
SPSS Statistiksoftware: www.spss.de

11.2.4 Suchmaschinen

Crawler: www.crawler.com
Google: www.google.de
Yahoo: https://de.yahoo.com

11.2.5 Verlage

Duden-Verlag: www.duden.de
Thieme-Verlag: www.thieme.de

11.2.6 Sonstige Informationen

zu klinischen Studien:
www.bundesaerztekammer.de
zu Tierexperimenten:
https://www.verbraucherzentrale.de/
Fachgebiet Geschichte, Theorie und Ethik der Medizin der Universitätsmedizin Mannheim:
www.umm.uni-heidelberg.de/ag/gte/
Abteilung für Medizinische Statistik, Biomathematik und Informationsverarbeitung der Universitätsmedizin Mannheim:
www.umm.uni-heidelberg.de/inst/biom/

Sachverzeichnis

A

Abbildungen **106**, 116
Abbildungslegende 106
Abbruch der Doktorarbeit 59, 119
Abbruchkriterien 60, 104
Abduktion **41**, 51
Abkürzungen 113
Abkürzungsverzeichnis 102
Ablehnen einer Arbeit 32
Abneigungen des Doktoranden 21
Abstract eines Papers 94, 96
Acrobat Reader 97
Albert, Hans 40
Alternativhypothese 74, 76
Alternativmerkmale 67, 76
Analyse
– AT (as treated) 57
– ITT (Intention to treat) 57
– PP (per protocol) 57
Analysemethoden, komplexe 77
Anhang, zu Material und Methoden 105
Ansprüche des Doktoranden 18, 21
Approbation 15
Approbationsordnung 17, 50
Arbeit
– experimentelle 66
– Fragen vor Beginn 31
– statistische 23
– tierexperimentelle 64
– Typen 21, **23**
Arbeitsgemeinschaften der Medizinischen Fachgesellschaften 91
Arbeitsklima 29, 121
Arbeitsmethoden 14
Arbeitsplatz für Doktoranden 31
Aristoteles 40
Arzneimittelstudie
– Phasen 55
– Zwei-Gruppen-Vergleich 55
Arzneimittelstudien 55
AT-Analyse 57
ätiologischer Faktor 53
Ausgangswahrscheinlichkeit 45
Ausland, Universität 17
Auslandsaufenthalt 16
Ausschlusskriterien 60, 104
AWMF = Arbeitsgemeinschaften der Medizinischen Fachgesellschaften 91

B

Bacon, Francis 49
Balkendiagramm 68, 71
Bayes, Thomas 44–45
Bayes-Analyse 45
Bayes-Theorem 45
Befragung 53–54
Beginn der Promotion 18
Begründung 38
Behandlungsgleichheit 56
Benutzerausweis
– Bibliothek 88
– Online-Recherche 94
Beobachtungsgleichheit 56, 61
Berners-Lee, Tim 97
Berufsfelderkundung 14
Berufstätigkeit 66
Berufstätigkeit
– Industrie 15
– und Doktorarbeit 19, 129
Bestimmtheitsmaß 72, 77
Betreuer 22, 27, **27–28**, 32, 111, 121
– Gespräch 118
Betreuer
– Gespräch mit dem Biometriker 81
– Literaturtipps 86
– uninteressierte 119
– Verlassen der Universität 31, 122
– zitieren 96
Betreuung 119
Betreuung, Probleme 119
Betrug 47
Bewerbungen 14, 126
Bewertung 17, 21, 27, 30, **136**
Bewertung
– epidemiologische Arbeit 25
– experimentelle Arbeit 26
– Kriterien 17
– Literaturarbeit 26
– prospektive Arbeit 24
– retrospektive Arbeit 24
Bias 56
Bibliothek
– Benutzerausweis 88
– im Internet 87
Biomathematik 50, 80
Biomathematiker 67, 111
Biometriker, Zusammenarbeit 80
Biostatistik 31, 60
Biostatistik, Beratung 61, 80
Bonferroni-Korrektur 77
Boole-Algebra 93
Bootstrap-Modell 44–45
Box-and-Whisker-Plot 71

C

CAS-Registrierung 104
CC = Current Contents 92
Chemikalien 104
Chi^2-Test **76**
Citavi 96
Cochrane-Library 94
Computer **111**, 113
Computer, Berechnung von Kenngrößen 105
Confounder 61, 73
Covarianzanalyse 77
Cox-Regression 78
Cross-over-Studie 76
Cross-over-Studien 58
cum laude 18
Current Contents 92

D

Danksagung 111
Darstellung, grafische 68
Daten
– Analyse 51, 66, 81
– Erhebung 60–61, 75, 83
– Qualität 24, 53
– Sicherung 112
– zensierte 59
Datenbank
– Cochrane 94
– MEDLINE 92
– PubMed 93
Datenbankanbieter
– DIMDI 93
– NCBI 94
Deduktion 40, 42
Dekan, Nennung in der Dissertation 101
Dekanat 22
Deklaration von Helsinki 50, 62
Deutsche Forschungsgemeinschaft 32
Deutsche Nationalbibliothek in Frankfurt 91
Deutsche Zentralbibliothek 90
Deutsches Institut für Dokumentation und Information 90, 92
Deutsches Institut für Dokumentation und Information (DIMDI) **93**
Dezile 70
Diagnosestudie **58**
Diagramme 106
DIMDI = Deutsches Institut für Dokumentation und Information 90, 92, **93**
Diskussion
– Dissertation 100, 106
– Paper 94
Disputation 134
Dissertation
– Bewertung 136
– Diskussion 106
– Einleitung 103
– Ergebnisteil 105
– gebundene Exemplare 132
– Gestaltung 114
– Gliederung 100
– Inhaltsverzeichnis 102
– Kurzfassung 132
– Material und Methoden 103
– Prämierung 137
– Suche in Bibliotheken 91
– Titel 102
– Veröffentlichung 126
– Zitierweise 109
– Zusammenfassung 108
Doktorand **27**, 47, 120
Doktorand
– Förderung 32
– konkurrierende 122
– Seminar 34
– Status 119
Doktorandenforum 22
Doktorarbeit
– Beispiele 140
– epidemiologische 24
– experimentelle 18, 25, 118
– Hilfen 130
– klinisch-prospektive 24
– klinisch-retrospektive 23
– theoretische 26
– Tricks zur Erleichterung 129
– zu zweit 103, 122
Doktorgrad 116, 137
– Bedeutung 14
Doktormutter, Nennung in der Dissertation 101
Doktortitel 14, 118, 134, 137
Doktortitel, Erwartungshaltung der Patienten 14
Doktorvater 17, **28**, 34, 43, 101, 110–111, 133, 135–137
Doktorvater
– Nennung in der Dissertation 101
– Verantwortung 119
– Verlassen der Universität 123
– zitieren 96
Dokumentlieferdienst 90
Double-Dummy-Technik 57
Drop-out 55, 59
Dummy-Variable 77

Sachverzeichnis

E

E-Learning 88
EBM (Evidence-based Medicine) 46
EC-Nummer 104
Einflussgröße 56, 62, 68, 72, 82
Einflussgröße, bei prospektiven Studien 53
Einleitung
– Dissertation 100, 103
– Paper 94
Einschlusskriterien 60, 104
Einzelfall
– negativer 45
– positiver 44–45
Einzelfallbeschreibung 26
EndNote 96
englische Sprache 22, 96, 137
Entscheidung in der medizinischen Praxis 66
epidemiologische Arbeit 24
Erfassungsfehler 61
Ergebnis, signifikantes 74
Ergebnis
– nicht signifikantes 79–80, 107
– signifikantes 79, 107
– signifikantes, Darstellung 105
Ergebnisteil
– Dissertation 100, 105
– Paper 94
Erkenntnisgewinn 14
Erstautor 18, 109, 137
Erstellen eines Zeitplans 127
Ethik der Medizin 26
Ethikkommission 31, 56, 61, **62**
Evidence 44
Evidence-based Medicine 46, 94
Excel 83, 112
Experiment 38, 41, **42**
experimentelle Arbeit 18, 118
experimentelle Arbeit, Fragen vor Beginn 31
Extraordinarius 17, 27
Extrapolieren 73

F

Facharztweiterbildung 14
Fachbücher 86
Fachgebiet 26
Fachgebiet, der Dissertation 21–22
Fachschaft 17, 22, 28, 119
Fachzeitschriften 86
Fall-Kontroll-Studie 52–53, 103
Fallbericht 53

Fallibilismus 40
Fallserie 53
Falsifikatoren einer Hypothese 43
α-Fehler 74, 80
β-Fehler 74
Fehler, β 74
Fehler
– 1. Art 74
– 2. Art 74
– systematischer 56, **61**
– zufälliger 61, **62**
– α 74
– α-Fehler 80
– β-Fehler 80
Fehlinterpretationen, häufige 73
Feldexperiment 42
Fernleihe 90
Fishers exakter Test 76
Forschung, medizinische 49
Forschung, Geschichte 49
Fortbildung 32
Fotos 106
Fragebogen 53
Fragen, vor Beginn der Arbeit 30
Fragestellung 14, **30**, 32, 59, 81–82, 103, 118
Fragestellung, der Arbeit 103
Freihandbereich 87–88
Fremdsprachenkenntnisse 22, 86
Fremduniversität 27

G

Galen aus Pergamon 49
Gegenbeispiel 41
Geräte 104
Geschichte der Medizin 26, 49, 100
Geschichte der Medizin, Literaturrecherche 93
Gespräch mit Betreuer 29
Gespräch mit Biomathematiker 81
Gestaltung der Arbeit 114
Gliederung der Arbeit 100
Glymour, Clark 44
Good Clinical Practice 56, 62
Grafik, im Ergebnisteil 105
Grafiken 68, 106
Grafiksoftware 16, 34
Grundgesamtheit **67**
Gutachten 121, 132, 136

H

Habilitation 14–15, 21
Habilitation
– des Betreuers 28, 120
– Suche in Bibliotheken 91

– Zitierweise 109
Handbücher 86
Handbücher, Zitierweise 109
Hardware 111
– Beschreibung 104
Harvard-System 110
Häufigkeiten
– absolute 68
– Klassenhäufigkeiten 68
– relative 68
Häufigkeitspolygon 69
Hazard Ratio 78
Hempel, Carl G. 44
Henle, Jakob 46
Hilfestellungen, professionelle 125
Hilfskraft, wissenschaftliche 23, 32
Hippokrates 49
Hirsch-Faktor 96
Histogramm 68
HTML = Hyper Text Markup Language 97
Hyperlink 97
Hypothese 38, 41, 47, 53, 60, 108
Hypothese
– Alternativhypothese 74
– Bestätigung 44
– Bildung 41
– Falsifikatoren 43
– Lieblingshypothese 46
– nichtbestätigte 30
– Nullhypothese 74
– Prüfung 42

I

Immatrikulation 17, 27
Impact Factor **95**, 137
Index Medicus 92
Induktion 41, **41**, 44
Industrie, Promotionsmöglichkeit 27
Informatik, Medizinische 26
Informationsbias 54
Inhaltsverzeichnis 102, 115
Institute for Scientific Information 92
insufficiente 18
Intention-to-treat-Analyse 57
Interessengebiet 19
Internet 22
Internet
– Anschluss 31
– Literaturrecherche 92
Internetquellen, Zitierweise 109
Interpretation von Testergebnissen 79, 105–106, **107**
Intersubjektivität 40
Intervallskala 67
Interventionsstudie 52, 56

Interview 53
Inzidenzraten 55
Irrtumswahrscheinlichkeit 74, 79
ISI = Institute for Scientific Information 92

J

JCR (Journal Citation Reports) 95
Jenner, Edward 49
Journal 86
Journal Citation Reports (JCR) 95

K

Kaplan-Meier-Methode 59
Karlsruher Virtueller Katalog 91
Karriere 138
Karriere, akademische 14, 21, 28
Kasuistik 26
Kataloge 88
– Literaturrecherche 89
Kenngrößen
– statistische 70
– statistische
– – im Ergebnisteil 105
– – in Material und Methoden 104
Klassenbildung 68
Klassenhäufigkeiten 68
klinisch-prospektive Arbeit 24
klinisch-retrospektive Arbeit 23
Koautor 137
Kohortenstudie 53, **54**, 59
– historische 55
Kommunikation, Betreuer und Doktorand 31
Konfidenzintervall 78
Konflikte 16
Kongress 16, 32, 121, 137
Konklusion 40, 106, **108**
Konkurrenz 122
Konkurrenz 27
Kontakte 16, 23
Kontrolle 53
Koreferent 133, 136
Korreferent 132
Korrelation, scheinbare 73
Korrelationskoeffizient
– nach Pearson 72, 75
– nach Spearman 73
Krankenakten 23
Kreativität 42, 45
Kreisdiagramm 68
Kurzfassung 132

Sachverzeichnis

L

Laborexperiment 42
Lagemaß 70
Längsschnittstudie 52
Lebenslauf 110
Legende 106
Lehrbücher 86
Lehrbuchsammlung 87
Leitlinien 91
Leitwissenschaft 49
Lesesaal 87
Lieblingshypothese 46
lineare Regression 72
Literatur 86
Literatur
– Bestellmöglichkeiten 88
– Einstieg ins Promotionsthema 31
– Vergleich mit eigenen Ergebnissen 107
– Zitierweise im Text 110
Literaturarbeit 26, 66
Literaturdatenbank, persönliche 96
Literaturrecherche 16, 87, 92
Literaturrecherche, online 92
Literaturstudium 86
Literaturverwaltungsprogramm 34, 96
Literaturverzeichnis **109**, 116
logische Schlüsse 40
Logistik 60
Logistische Regressionsanalyse 77
Logrank-Test 76
Louis, Pierre Charles Alexandre 49

M

magna cum laude 18
Matched-Pairs-Technik 54
Material und Methoden
– Dissertation 100, 103
– Paper 94, 96
Max-Planck-Institut 27
McNemar-Test 76
Median 70–71
Medikamentenentwicklung, Phasen 55
Medizin
– akademische 40
– alternative 40, 43, 47
Medizininformatik 100
Medizinische Psychologie 39
Medizinproduktegesetz 56
Medizinstudium 15, 126
MEDLINE 92
Merkblatt für Doktoranden 34
Merkmale **67**, 83
– ordinalskalierte 70
– quantitative 68

Merkmale
– Charakterisierung 70
– diskrete 68
– ordinalskalierte 76
– qualitative 68
– quantitativ-diskrete 70
– stetige 68, 70
– verhältnisskalierte 70
– Zusammenhang 72
Merkmalsverteilung 70
MeSH-Katalog 92
Messgeräte 60–61
Methoden
– Beschreibung 104
– der medizinischen Wissenschaft 39
– selbst entwickelte 105, 118
Methodendisziplin 40
Mitarbeiter 14, 16, 29, 34, 119
Mitarbeiter, unkooperative 121
Mittelwert 70
Mittelwert, Standardfehler 71
Modus 70
Molekularbiologie 25
Monografie 87
– Dissertationen 91
Monografie
– Suche 88
– Zitierweise 109
Motto der Arbeit 102
MPG = Medizinproduktegesetz 56
Multiple Regressionsanalyse 77
multivariate Verfahren 78
Münchhausen-Prinzip 44–45
mündliche Prüfung **134**
Muttersprache 17

N

National Center for Biotechnical Information 90
National Center for Biotechnical Information (NCBI) **94**
National Library of Medicine 92
NCBI = National Center for Biotechnical Information 90, **94**
Nicht-Unterlegenheits-Studien 57
NLM = National Library of Medicine 92
Nominalskala 67
Non-Inferiority-Studies 57
Nonsenskorrelation 73
Note 17, 21, 136
Nullhypothese 74, 76, 80, 107

O

Odds Ratio 54
Online-Katalog 88
Online-Recherche 92
Open-Access-Journal 90
Ordinalskala 70, 76
Originalität 42, 45

P

p-Wert 79, 107
Paper 86
Paper
– Lesen 94
– Schreiben 137
– Suche 89
– Zitierweise 109
Paradox 44
Patienten 103
Patienten
– Arbeit unabhängig von 25
– Befragung 31
Patientenakten 24, 53
PC 83, **111**
PDF-Dateien 97
Pearson-Korrelationskoeffizient 72, 75
Peirce, Charles S. 42
Perzentile 70
Pharmakologie 25
Phrasen, Suche 93
Physiologie 25
PICO-Schema 93
Placebo 57
Plagiat 138
Plausibilität 38
PMC (PubMed Central) 90
Popper, Karl R. 40
PP-Analyse 57
Praktisches Jahr 17, 126, 129
Prämierung 137
Prämisse 40
Präsentation 135
Prävalenz 58
Probanden 103
Probearbeit 31
Probleme 118
Probleme
– mit anderen Doktoranden 122
– mit dem Betreuer 119
– mit den Mitarbeitern 121
Prognosestudie 55, **59**
Promotion
– Beginn 18
– Voraussetzungen 17
– zu zweit 103, 122
– Zulassung zur 17
Promotionsausschuss 27, 39, 108, 132, 136
Promotionsbüro 22, 121

Promotionskonferenz 17, 132, 136
Promotionsordnung 17, 34, 122, 126, **132**
Promotionsrichtlinien 101, 113–114
Promotionsurkunde 137
Promotionsverfahren 132
prospektive Arbeit 24
Prüfer 135
Prüfgröße 74
Prüfung, mündliche 126, **134**
Psychosomatik 39
Publikation 32
Publikationsbias 79
PubMed **93**, 94
PubMed Central (PMC) 90
Punktwolke 72

Q

Quartile 70–71
Quartilsabstand 70
Querschnittsstudie 52

R

Randomisation 56
Randomisierung 56
Rangsummentest 75
Recall-Bias 54
Rechenzentrum 84
Recherche
– klassische 91
– online 92
Rechtschreibung 113, 120
Reference Manager 96
Referent 101
Regression, lineare 72
Regressionsanalyse 72
– logistische 77
– multiple 77
Regressionsgerade 72
Reisen 25, 123
retrospektive Arbeit 23
Review 92
Richtlinien für die medizinische Forschung am Menschen 50
Rigorosum **134**
– Kurzvortrag 134
– Powerpoint-Präsentation 134
Risiken 118
Risiko, relatives 54–55
Risikostudie 25
rite 18
ROC-Kurve 59

S

Sammelwerke, Zitierweise 109

Sachverzeichnis

Säulendiagramm 68
Schätzung, Genauigkeit 79
Schätzwert 78
Scheinkorrelation 73
Schichten 62
Schlagwort, Suche 93
Schlussfolgerung 108
Schreib-Coach 125
Schreibblockade, Überwinden 124
Schreiben, Richtlinien 101
Schreiben, Schwierigkeiten 123
Schreiben, Vorbereitung und Reihenfolge 100
Schreiben der Arbeit 100
Schreibhemmung 100
Schreibstil 114
Schreibwerkstatt 125
Schrift, Gestaltung der Arbeit 114
Schummer, Joachim, Philosoph 37
Schwachpunkte einer Methode 107
Schwellenwert 59
Schwierigkeiten, Schreiben 123
Science Citation Index 92
SciSearch 94
Seitenzahlen 102, 116
Selbstkritik 40, 46
Selektion 62
Selektionsbias 56
Semesterferien 27, 126
Semmelweis, Ignaz Philipp 50–51
Seniorautor 137
Sensitivität 78
SI-System = Système International d'Unités 113
Sicherungskopie 112
Signifikant 74
Silbentrennung 113
Simultan-Recherche 93
Skalen 67
Skalen
– Intervallskala 67
– Nominalskala 67
– Ordinalskala 67
– Verhältnisskala 68
Software, Beschreibung 104
Spannweite 70
Spearman-Korrelationskoeffizient 73
Sprache der Dissertation 17
Stabdiagramm 68
Standardabweichung 70
Standardfehler des Mittelwerts 71
Statistik 60, 66
– explorative 77
Statistik
– deskriptive 66, **67**, 82

– in Material und Methoden 104
– induktive 67, 73
Statistiksoftware 16, 34, 81
Statistiksoftware, in Material und Methoden 104
statistische Arbeit 23
Stellenanzeigen 23
Stichproben 60–61, **67**, 108
– Box-and-Whisker-Plot 71
– verbundene 75
Stichproben
– homogene 62, 70
– repräsentative 67
– unverbundene **67**
– unverbundene 75
– verbundene **67**, 73
Stichprobenumfang 62, 79, 83
Stichprobenumfang, bei retrospektiven Studien 53
Stil 114
Stipendium 23, 33
Stratifizierung 62
Streuung von Messwerten 69
Streuungsmaße 70
Strukturgleichheit 56, 61
Studie
– epidemiologische 54
– experimentelle 42
– prospektiv 58
Studie
– beobachtende 52, 54, 58
– einfachblinde 57
– empirische 38
– epidemiologische 24, 52
– experimentelle 52, 118
– Finanzierung 32
– klinische 52, 60
– kontrollierte klinische 42, 52, **55**, 56
– longitudinale 52, 55
– medizinische 50
– offene 57
– Phasen 50
– prospektive 18, 24, **53**, 54, 83, 104
– retrospektive 18, 23, **52**, 53, 82, 103
– retrospektive, Fragen vor Beginn 31
– tierexperimentelle 64, 104
– transversale 52
– Typen 52
Studie prospektive, Fragen vor Beginn 31
Studienbeschreibung 104
Studiendesign 60, 81
Studienprotokoll **60**, 104
summa cum laude 18, 137
Summen-Score 61

T

t-Test 75
t-Test
– klassischer 76
– Statistiksoftware 83
Tabellen **106**, 116
Tabellen, Nummerierung 106
Tabellenkalkulationsprogramm 112
Tabellenkalkultionsprogramm 83
Taschenrechner 83
Test, nicht-parametrischer 79
Test
– diagnostischer 58, 78
– statistischer 73, **75**, 79
– statistischer, in Material und Methoden 104
Testen
– konfirmatorisches 67
– orientierendes 67
Testen, multiples 76
Testergebnis, nicht signifikantes 80
Testergebnis
– Interpretation **79**, 107
– nicht signifikantes 107
– signifikantes 107
– signifikantes, Darstellung 105
Textverarbeitungsprogramm 16, 34, 112–113
– Schreiben 114
Thema
– Bedeutung für Note 18
– eigene Vorlieben 21
Thema der Arbeit 103
Themensuche 19, **21–22**
Themenvorschlag, eigener 22
Therapiestudie 24, 57, 104
Thesaurus 114
Tierexperimente 66
Tierexperimentelle Methoden 64
Tiermodell 61, 64
Tierschutzgesetz 63–64
Tierversuche 63
Tierversuche
– Approbationsverlust 64
– Ausnahmegenehmigung 64
– formale Vorraussetzungen 63
– Fragen vor Beginn 31
– Versuchstiere 104
Tierversuchsbeauftragter 63
Titel der Arbeit 102
Titelblatt 101
Trugschluss 46

U

U-Test, Statistiksoftware 83

Überlebenswahrscheinlichkeiten 76
Überwinden von Schreibblockaden 124
Überzeugung des Wissenschaftlers 37
Universität, fremde 17, 27
Unterschied, signifikanter 79
Unterschied, Größe 79
Untersuchungsmethoden 49
Unveröffentlichte Befunde, Zitierweise 109
URL 97
Urlaubssemester 27, 32
Ursache-Wirkungs-Zusammenhang 39
USA 27

V

Validierung 61
Variabilität 62, 70
Varianz 70
Varianzanalyse
– mehrfaktorielle 77
– mit Messwiederholungen 77
Variationskoeffizient 70
Verblindung 56
Vergleich, von Ergebnissen 106
Verhältnisskala 68
Veröffentlichung der Doktorarbeit 18, 32, 126
Versuchsfehler 61
Versuchsplanung 59
Versuchstiere 104
Versuchstierkunde 64
Vertrauensbereich 79
Vervielfältigung der Arbeit 133
Vierfeldertest 76
Virchow, R. 41
Virtueller Katalog, Universitätsbibliothek Karlsruhe 91
Voraussetzungen, formale 17
Vorlieben des Doktoranden 21
Vorurteil, gegenüber Betreuer 28

W

Wahrscheinlichkeit, bedingte 45
Wash-out-Periode 58
Welch-Test 75
Widmung 102
Wissen, implizites 41
Wissen
– gesichertes 37
– wissenschaftliches 38
Wissenschaft 37

Wissenschaft
– Gegenstand 39
– Methoden 39
– Verfahren 40
Wissenschaftler
– Einstellung 40
– Selbstkritik 46
Wissenschaftlichkeit 40
Wissenschaftstheorie 40
Word 2013 112
WWW = World Wide Web 97

Z

Zahlen, Schreibweise 113
Zeiteinteilung 21
Zeiten, Verwendung 114
Zeitmanagement 129
Zeitplan, Tipps zum Erstellen 127
Zeitplanung 21, 30, 34, **125**
Zeitschriftenbibliothek, elektronische 89
Zeitschriftentitel, Suche 90
Zeitschriftentitel
– Suche 91
– Zitierweise 109
Zeitschriftenverzeichnis 87
Zentralbibliothek, deutsche 90
Zielgröße 60, 68, 72, 82
Zielgröße, bei retrospektiven Studien 52
Zielsetzung der Arbeit 103
Zitation eines Papers 107
Zitierweise
– im Text 110
– Richtlinien 109
Zugriffsdatum 109
Zulassung zur Promotion 17
Zusammenfassung 108
Zusammenfassung, Dissertation 100
Zusammenhang
– gegensinniger 72
– gleichsinniger 72
– monotoner 73
– zwischen 2 Merkmalen 72
Zweitgutachten 132
Zweitgutachter 136

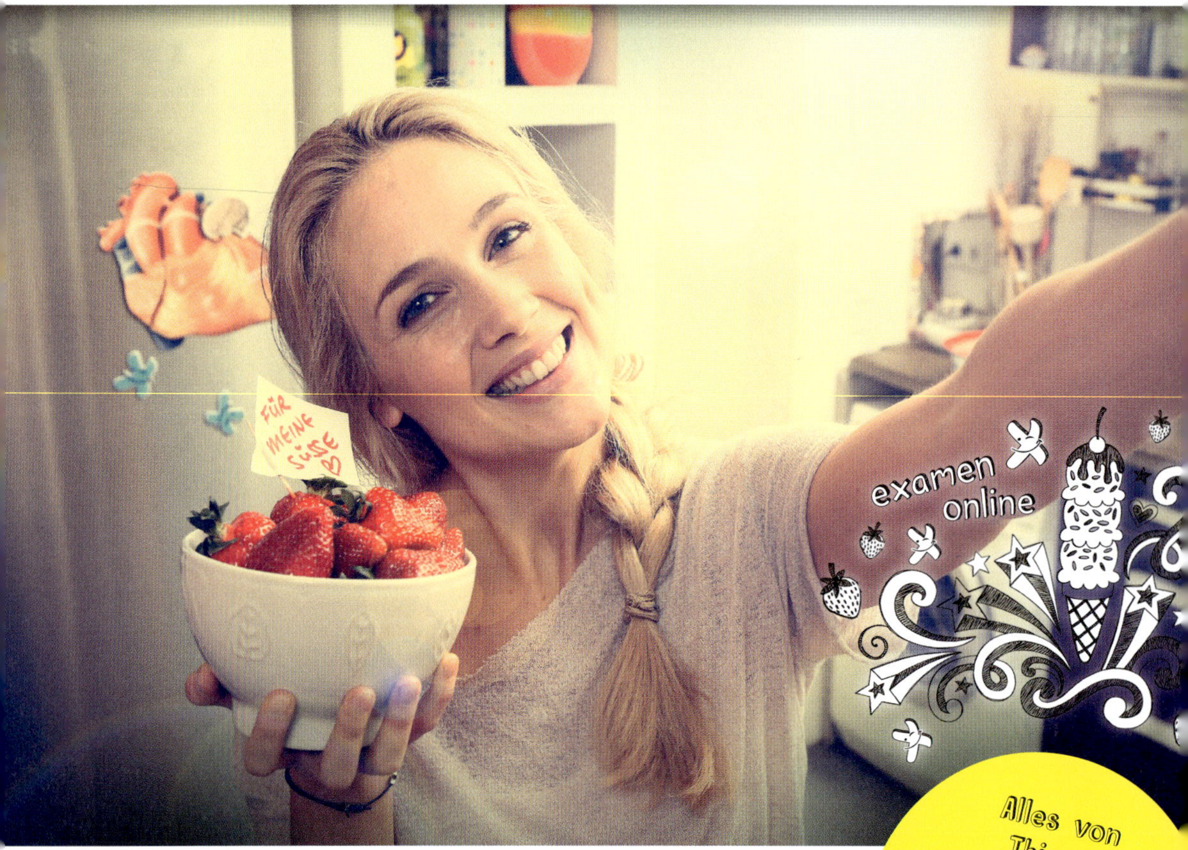

Heart Times
Examen? Ich bleib heart.

Eben noch vom Lernstoff erschlagen, jetzt von der Muse geküsst. Eben noch schreiend durch das Zimmer gerannt, jetzt von Deiner Nummer Eins mit einer Überraschung aufgemuntert. Die Prüfungszeit ist hart? Bleibe herzlich! Ob liebevolle Geste oder perfekt aufbereitetes Wissen: Mit dem richtigen Partner an Deiner Seite schaffst Du alles, was Du anpackst.

UNSER TIPP: MEHR ALS NUR KREUZEN!
Du willst nicht nur alte Prüfungsfragen studieren, sondern auch für alle neuen Fragen gewappnet sein? Dann ist Kreuzen mit examen online Pflicht! Jetzt komplett überarbeitet mit Videos und Auskultationsbefunden, interaktiven Radiologie-Bildern und Spickern zu allen heißen Prüfungsthemen.

Alles von Thieme zur PRÜFUNGS-VORBEREITUNG auf www.thieme.de/hearttimes

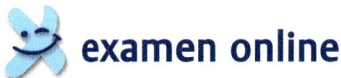
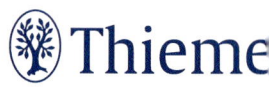